常见骨科疾病
实用诊治技术
CHANGJIAN GUKE JIBING SHIYONG ZHENZHI JISHU

主编 刘 哲 封 海 王谦军

中国出版集团有限公司

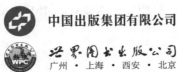

世界图书出版公司

广州·上海·西安·北京

图书在版编目（CIP）数据

常见骨科疾病实用诊治技术 / 刘哲, 封海, 王谦军

主编. -- 广州 : 世界图书出版广东有限公司, 2024. 6.

ISBN 978-7-5232-1351-3

Ⅰ. R68

中国国家版本馆CIP数据核字第202436T4M2号

书　　名	常见骨科疾病实用诊治技术
	CHANGJIAN GUKE JIBING SHIYONG ZHENZHI JISHU
主　　编	刘　哲　封　海　王谦军
责任编辑	刘　旭
责任技编	刘上锦
装帧设计	品雅传媒
出版发行	世界图书出版有限公司　世界图书出版广东有限公司
地　　址	广州市海珠区新港西路大江冲25号
邮　　编	510300
电　　话	（020）84460408
网　　址	http://www.gdst.com.cn/
邮　　箱	wpc_gdst@163.com
经　　销	新华书店
印　　刷	广州小明数码印刷有限公司
开　　本	889 mm × 1 194 mm　1/16
印　　张	13
字　　数	360千字
版　　次	2024年6月第1版　2024年6月第1次印刷
国际书号	ISBN 978-7-5232-1351-3
定　　价	138.00元

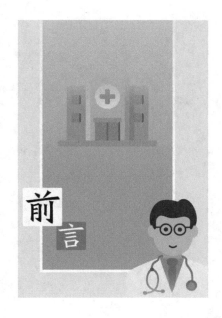

近年来，骨科学的理论和技术已取得了突飞猛进的发展，在指导诊断、治疗骨科疾病方面发挥了重要作用。在骨科领域，不仅治疗方法日益增多，而且治疗原则和学术思想也有了不同程度的改变。多年来，我国骨科学工作者坚持不懈，始终与新技术的发展保持同步，不断引进国内外最新的技术，并不断创新，取得了许多新的成果。

本书内容丰富，先简单介绍了骨科疾病诊断的基础知识，包括骨科体格检查、影像学检查以及实验室检查等，然后重点阐述了各类骨与关节常见骨折、脱位以及其他常见骨疾病的发病机制、临床特点、诊断依据、鉴别诊断及治疗手段，这部分内容为全书重点内容，分章节详细介绍了上肢骨与关节疾病、下肢骨与关节疾病、脊柱疾病与盆骨疾病的诊断与治疗方法，最后对其他常见骨疾病和骨肿瘤也做了相应的介绍。在选取疾病时，我们根据作者擅长的骨科领域，摒弃了面面俱到，特地选取了临床最常见的并且具有代表性的疾病加以介绍，并就临床诊疗中的思路、策略及经验体会进行深入地探讨和分析。希望本书能为各级医疗单位的临床骨科医师和相关专业医学生在临床工作和研究学习中提供有益的参考。

本书是各位作者根据自己多年的临床经验，保留了被视为"金标准"的经典手术技术，并秉承了严谨求实的风格撰写而成。由于参编人员较多，行文风格各异，叙述简繁不同，加之医学发展日新月异，书中若有疏漏，希望广大同仁不吝赐教，使我们得以改进和提高。

编　者
2024 年 5 月

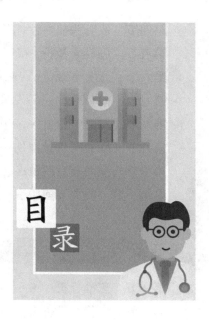

目录

第一章　骨科诊断基础

第二章　上肢骨与关节疾病

第三章　下肢骨与关节疾病

第四章　脊柱疾病

第五章　盆骨疾病

第六章　其他常见骨病

骨科诊断基础

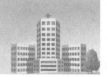

第一节　骨科体格检查

一、基本原则

（一）全身状况

人体作为一个整体，不能只注意检查局部而忽略了整体及全身的情况。尤其是多发创伤患者往往骨折、脱位、伤口出血表现得比较明显。如果只注意局部骨折、脱位情况，而忽略了内出血、胸、腹、颅内等情况，就会造成漏诊。所以一定要注意外伤患者的生命体征，争取时间而不至于延误病情，做到准确、及时地诊断和处理。

（二）检查顺序

一般先进行全身检查再重点进行局部检查，也可先检查有关的重要部分。既注意局部症状、体征明显的部位，又不放过全身其他部位的病变或其他有意义的变化，如膝关节的疼痛可能来自腰髋的疾病。膝、髋关节的窦道可能来自腰椎等。检查者对每一部位要建立一套完整的检查程序和顺序，从而避免遗漏一些资料。

检查一般按视诊、触诊、动诊、量诊顺序进行。

1. 先健侧后患侧　有健侧做对照，可发现患侧的异常。

2. 先主动后被动　先让患者自己活动患肢，以了解其活动范围、受限程度、痛点等，然后再由医生做被动检查。反之，则因被动检查引起的疼痛和不适会影响检查结果的准确性。

（三）充分暴露、两侧对比

检查室温度要适宜，光线充足。充分暴露检查的部位是为了全面了解病变的情况，也便于两侧对比。两侧对比即要有确切的两侧同一的解剖标志，对患者进行比较性检查，如长度、宽度、周径、活动度、步态等。

（四）全面、反复、轻柔、到位、多体位

1. 全面　不可忽视全身检查，不能放过任何异常体征，有助于诊断以防止漏诊。

2. 反复　每一次主动、被动或对抗运动等检查都应重复几次以明确症状有无加重或减轻，及时发现新症状和体征。尤其对于神经系统定位，应反复检查。

3. 轻柔　检查操作时动作要轻柔，尽量不给患者增加痛苦。

4. 到位　检查关节活动范围时，主动或被动活动都应达到最大限度。检查肌力时肌肉收缩应至少5秒，以明确有无肌力减弱。

5. 多体位检查　包括站立、行走、坐位、仰卧、俯卧、侧卧、截石位等姿势。特殊检查可采取特殊体位。

（五）综合分析

物理学检查只是一种诊断方法，必须结合病史、辅助检查及化验等获得的各种信息，综合分析，才能得出正确诊断。任何疾病在发展过程中，其症状和体征也会随之发生变化。同一疾病在不同阶段有不同的症状和体征。同一症状和体征在不同阶段其表现和意义也各不相同。必须综合考虑病史、物理检查、辅助检查综合做出诊断。

二、基本内容

（一）视诊

观察步态有无异常，患部皮肤有无创面、窦道、瘢痕、静脉曲张及色泽异常，脊柱有无侧凸、前后凸，肢体有无畸形，肌肉有无肥大和萎缩，软组织有无肿胀及肿物，与健侧相应部位是否对称等。

（二）触诊

①检查病变的部位、范围，肿物的大小、硬度、活动度、压痛，皮肤感觉及温度等。②检查压痛时，应先让被检查者指明疼痛部位及范围，检查者用手从病变外周向中央逐步触诊。应先轻后重、由浅入深，注意压痛部位、范围、深浅程度、有无放射痛等，并注意患者的表情和反应。③有无异常感觉，如骨擦感、骨擦音、皮下捻发感、肌腱弹响等。④各骨性标志有无异常，检查脊柱有无侧凸可用棘突滑动触诊法。

（三）叩诊

主要检查有无叩击痛。为明确骨折、脊柱病变或做反射检查时常用叩诊，如四肢骨折时常有纵向叩击痛；脊柱病变常有棘突叩痛；神经干叩击征（Tinel征）即叩击损伤神经的近端时其末端出现疼痛，并逐日向远端推移，表示神经再生现象。

（四）动诊

包括检查主动运动、被动运动和异常活动情况，并注意分析活动与疼痛的关系。注意检查关节的活动范围和肌肉的收缩力。先观察患者的主动活动，再进行被动检查。当神经麻痹或肌腱断裂时，关节均不能主动活动，但可以被动活动。当关节强直、僵硬或有肌痉挛、皮肤瘢痕挛缩时，则主动和被动活动均受限。异常活动包括以下几种情况：①关节强直，运动功能完全丧失。②关节运动范围减小，见于肌肉痉挛或与关节相关联的软组织挛缩。③关节运动范围超常，见于关节囊破坏，关节囊及支持韧带过度松弛和断裂。④假关节活动，见于肢体骨折不愈合或骨缺损。

（五）量诊

根据检查原则测量肢体长度、周径、关节的活动范围、肌力和感觉障碍的范围。

1. 肢体长度测量　测量时患肢和健肢必须放在对称位置，以相同的解剖标志为起止点，双侧对比测量。

（1）上肢长度：肩峰至桡骨茎突或肩峰至中指尖。

（2）上臂长度：肩峰至肱骨外上髁。

（3）前臂长度：肱骨外上髁至桡骨茎突或尺骨鹰嘴至尺骨茎突。

（4）下肢长度：绝对长度测量自髂前上棘至内踝尖；相对长度测量自肚脐至内踝尖。

（5）大腿长度：次转子至膝关节外侧间隙。

（6）小腿长度：膝关节内侧间隙至内踝下缘，或外侧间隙至外踝下缘。

2. 肢体周径测量

（1）上肢周径：通常测两侧肱二头肌腹周径。

（2）大腿周径：通常在髌骨上 10 cm 或 15 cm 处测量。

（3）小腿周径：通常测腓肠肌腹周径。

3. 关节活动范围测量　用量角器较准确地测量，采用目前国际通用的中立位作为 0° 的记录方法。以关节中立位为 0°，测量各方向的活动度。记录方法：四肢关节可记为 0°（伸）= 150°（屈），数字代表屈伸角度，两数之差代表活动范围，"="代表活动方向。脊柱活动范围记录如图 1-1。

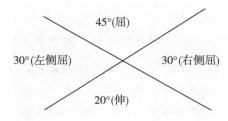

图 1-1　脊柱活动范围记录法

（六）神经系统检查

1. 肌张力检查　肌张力指肌肉松弛状态下做被动运动时检查者所遇到的阻力。肌张力降低可见于下运动神经元病变及肌源性病变等。肌张力增高见于锥体束病变和锥体外系病变，前者表现为痉挛性肌张力增高，即上肢的屈肌及下肢的伸肌肌张力增高明显，开始做被动运动时阻力较大，然后迅速减小，称折刀样肌张力增高；后者表现为强直性肌张力增高，即伸肌和屈肌的肌张力均增高，做被动运动时向各个方向的阻力是均匀一致的，亦称铅管样肌张力增高（不伴震颤），如伴有震颤则出现规律而断续的停顿，称齿轮样肌张力增高。

2. 肌力检查　需要结合视诊、触诊和动诊来了解随意运动肌的功能状态。许多疾病使某一肌肉或一条运动神经支配的肌群发生不同程度的肌力减弱。根据抗引力或阻力的程度可将肌力分级（表 1-1）。

表 1-1　肌力测定的分级（Code 六级分法）

级别	运动
0 级	肌力完全消失，无活动
Ⅰ 级	肌肉能收缩，但无关节活动
Ⅱ 级	肌肉能收缩，关节稍有活动，但不能对抗重力
Ⅲ 级	能对抗肢体重力使关节活动，但不能抗外来阻力
Ⅳ 级	能对抗外来阻力使关节活动，但肌力较弱
Ⅴ 级	肌力正常

3. 感觉检查　一般只检查痛觉及触觉，必要时还要检查温觉、位置觉、两点辨别觉等。常用棉花测触觉；用注射针头测痛觉；用分别盛有冷热水的试管测温度觉。用以了解神经病损的部位和程度，并

可观察疾病的发展情况和治疗结果。

4. 反射检查 应在肌肉放松体位下进行，两侧对比，检查特定反射。常用的有以下几种。

（1）深反射：肱二头肌（腱）反射（$C_{5\sim6}$，肌皮神经），肱三头肌（腱）反射（$C_{6\sim7}$，桡神经），桡反射（$C_{5\sim6}$，桡神经），膝（腱）反射（$L_{2\sim4}$，股神经），踝反射或跟腱反射（$S_{1\sim2}$，胫神经）。深反射减弱或消失表示反射弧抑制或中断；深反射亢进通常由上运动神经元病变所致，如锥体束病损，致脊髓反射弧的抑制释放；深反射对称性改变不一定是神经系统病损所致，而不对称性改变则是神经系统病损的重要体征；髌阵挛和踝阵挛是腱反射亢进的表现，在锥体束损害时出现。

（2）浅反射：腹壁反射，上方（$T_{7\sim8}$），中部（$T_{9\sim10}$），下方（$T_{11\sim12}$）；提睾反射（$L_{1\sim2}$）；跖反射（$S_{1\sim2}$）；肛门反射（$S_{4\sim5}$）；球海绵体反射。

（3）病理反射：一般在中枢神经系统受损时出现，主要是锥体束受损，对脊髓的抑制作用丧失而出现的异常反射。常见的有霍夫曼（Hoffmann）征、巴宾斯基（Babinski）征、查多克（Chaddock）征、奥本海姆（Oppenheim）征、戈登（Gordon）征、罗索利莫（Rossolimo）征。

5. 自主神经检查 又称植物神经检查。

（1）皮肤、毛发、指甲营养状态：自主神经损害时，表现为皮肤粗糙、失去正常的光泽、表皮脱落、发凉、无汗；毛发脱落；指（趾）甲增厚、失去光泽、易裂。此外，可显示血管舒缩变化：毛细血管充盈迟缓。

（2）皮肤划痕试验：用光滑小木签在皮肤上划线，数秒后出现先白后红的条纹，为正常。若划后出现白色线条并持续时间较长，超过 5 分钟，则提示有交感神经兴奋性增高。如红色条纹持续时间较长，而且逐渐增宽甚至隆起，提示副交感神经兴奋增高或交感神经麻痹。

三、各部位检查法

（一）脊柱检查

脊柱由 7 个颈椎、12 个胸椎、5 个腰椎、5 个骶椎、4 个尾椎构成。常见的脊柱疾病多发生于颈椎和腰椎。

1. 视诊 脊柱居体轴的中央，并有颈、胸、腰段的生理弯曲。先观察脊柱的生理弧度是否正常，检查棘突连线是否在一条直线上。正常人第 7 颈椎棘突最突出。如有异常的前凸、后凸和侧凸则应记明其方向和部位。脊柱侧凸如继发于神经纤维瘤病，则皮肤上常可见到咖啡斑，为该病的诊断依据之一。腰骶部如有丛毛或膨出是脊椎裂的表现。常见的脊柱畸形：角状后凸（结核、肿瘤、骨折等），圆弧状后凸（强直性脊柱炎、青年圆背等），侧凸（特发性脊柱侧凸、先天性脊柱侧凸、椎间盘突出症等）。还应观察患者的姿势和步态。腰扭伤或腰椎结核的患者常以双手扶腰行走；腰椎间盘突出症的患者，行走时身体常向前侧方倾斜。

2. 触诊 颈椎从枕骨结节向下，第一个触及的是第 2 颈椎棘突。颈前屈时第 7 颈椎棘突最明显，故又称隆椎。两肩胛下角连线，通过第 7 胸椎棘突，约平第 8 胸椎椎体。两髂嵴最高点连线通过第 4 腰椎棘突或第 4、5 腰椎椎体间隙，常依此确定胸腰椎位置。棘突上压痛常见于棘上韧带损伤、棘突骨折；棘间韧带压痛常见于棘间韧带损伤；腰背肌压痛常见于腰肌劳损；腰部肌肉痉挛常是腰椎结核、急性腰扭伤及腰椎滑脱等的保护性现象。

3. 叩诊 脊柱疾患，如结核、肿瘤、脊柱炎，以手指（或握拳）、叩诊锤叩打局部时可出现深部疼痛，而压痛不明显或较轻。这可与浅部韧带损伤进行区别。

4. 动诊和量诊　脊柱中立位是身体直立，目视前方。颈段活动范围：前屈后伸均45°，侧屈45°。腰段活动范围：前屈45°，后伸20°，侧屈30°。腰椎间盘突出症患者，脊柱侧屈及前屈受限；脊椎结核或强直性脊柱炎的患者，脊柱的各个方向活动均受限制，失去正常的运动曲线。腰椎管狭窄症的患者主观症状多而客观体征较少，脊柱后伸多受限。

5. 特殊检查

（1）臂丛牵拉试验：患者坐位，检查者一手将患者头部推向健侧，另一手握住患者腕部向外下牵引，如出现患肢疼痛、麻木感为阳性。见于颈椎病。

（2）压头试验：患者端坐，头后仰并偏向患侧，术者用手掌在其头顶加压，出现颈痛并向患手放射为阳性，颈椎病时，可出现此征。

（3）幼儿脊柱活动检查法：患儿俯卧，检查者双手抓住患儿双踝上提，如有椎旁肌痉挛，则脊柱生理前凸消失，呈板样强直为阳性，常见于脊柱结核患儿。

（4）拾物试验：在地上放一物品，嘱患儿去拾，如骶棘肌有痉挛，患儿拾物时只能屈曲两侧膝、髋关节而不能弯腰，多见于下胸椎及腰椎病变。

（5）髋关节过伸试验：患者俯卧，检查者一手压在患者骶部，一手将患侧膝关节屈至90°，握住踝部，向上提起，使髋过伸，此时必扭动骶髂关节，如有疼痛即为阳性。此试验可同时检查髋关节及骶髂关节的病变。

（6）骶髂关节扭转试验：患者仰卧，屈健侧髋、膝，让患者抱住；病侧大腿垂于床缘外。检查者一手按健侧膝，一手压病侧膝，出现骶髂关节痛者为阳性，说明腰骶关节有病变。

（7）腰骶关节过伸试验：患者俯卧，检查者的前臂插在患者两大腿的前侧，另一手压住腰部，将患者大腿向上抬，若骶髂关节有病，即有疼痛。

（8）Addison征：患者坐位，昂首转向患侧，深吸气后屏气，检查者一手抵患侧下颌，给以阻力，一手摸患侧桡动脉。动脉搏动减弱或消失，则为阳性，表示血管受挤压，常见于前斜角肌综合征等。

（9）直腿抬高试验：患者仰卧，检查者一手托患者足跟，另一手保持膝关节伸直，缓慢抬高患肢，如在60°范围之内即出现坐骨神经的放射痛，称为直腿抬高试验阳性。在直腿抬高试验阳性时，缓慢放低患肢高度，待放射痛消失后，再将踝关节被动背屈，如再度出现放射痛，则称为直腿抬高加强试验（Bragard征）阳性。

（10）股神经牵拉试验：患者俯卧、屈膝，检查者将其小腿上提或尽力屈膝，出现大腿前侧放射性疼痛者为阳性，见于股神经受压，多为腰$_{3\sim4}$椎间盘突出症。

（二）肩部检查

肩关节也称盂肱关节，是全身最灵活的关节。它由肩胛骨的关节盂和肱骨头构成。由于肱骨头大而关节盂浅，因而其既灵活又缺乏稳定性，是肩关节易脱位的原因之一。肩部的运动很少是由肩关节单独进行的，常常是肩关节、肩锁关节、胸锁关节及肩胛骨 – 胸壁连接均参与的复合运动，因此检查肩部活动时需兼顾各方面。

1. 视诊　肩的正常外形呈圆弧形，两侧对称。三角肌萎缩或肩关节脱位后弧度变平，称为"方肩"。先天性高肩胛患者患侧明显高于健侧。斜方肌瘫痪表现为垂肩，肩胛骨内上角稍升高。前锯肌瘫痪向前平举上肢时表现为翼状肩胛。

2. 触诊　锁骨位置表浅，全长均可触到。喙突尖在锁骨下方肱骨头内侧，与肩峰和肱骨大结节形成肩等边三角称为肩三角。骨折、脱位时此三角有异常改变。

3. 动诊和量诊　检查肩关节活动范围时，须先将肩胛骨下角固定，以鉴别是盂肱关节的单独活动还是包括其他两个关节的广义的肩关节活动。肩关节的运动包括内收、外展、前屈、后伸、内旋和外旋。肩关节中立位为上臂下垂屈肘 90°，前臂指向前。正常活动范围：外展 80°～90°，内收 20°～40°，前屈 70°～90°，后伸 40°，内旋 45°～70°，外旋 45°～60°。

肩外展超过 90°时称为上举（160°～180°），须有肱骨和肩胛骨共同参与才能完成。如为肩周炎仅外展、外旋明显受限；关节炎则各个方向运动均受限。

4. 特殊检查

（1）杜加氏（Dugas）征：正常人将手搭在对侧肩上，肘部能贴近胸壁。肩关节前脱位时肘部内收受限，伤侧的手搭在对侧肩上，肘部则不能贴近胸壁，或肘部贴近胸部时，则手搭不到对侧肩，此为 Dugas 征阳性。

（2）痛弧：冈上肌腱有病损时，在肩外展 60°～120°有疼痛，因为在此范围内肌腱与肩峰下面摩擦、撞击，此范围以外则无疼痛。常用于肩周炎的检查判定。

（三）肘部检查

肘关节包括肱尺关节、肱桡关节、上尺桡关节 3 个关节。除具有屈伸活动功能外，还有前臂的旋转功能。

1. 视诊　正常肘关节完全伸直时，肱骨内、外上髁和尺骨鹰嘴在一直线上；肘关节完全屈曲时，这 3 个骨突构成一等腰三角形（称肘后三角）。肘关节脱位时，三点关系发生改变；肱骨髁上骨折时，此三点关系不变。前臂充分旋后时，上臂与前臂之间有 10°～15°外翻角，又称提携角。该角度减小时称为肘内翻，增大时称为肘外翻。肘关节伸直时，鹰嘴的桡侧有一小凹陷，为肱桡关节的部位。桡骨头骨折或肘关节肿胀时此凹陷消失，并有压痛。桡骨头脱位在此部位可见到异常骨突，旋转前臂时可触到突出的桡骨头转动。肘关节积液或积血时，患者屈肘从后面观察，可见鹰嘴之上肱三头肌腱的两侧胀满。肿胀严重者，如化脓性或结核性关节炎时，肘关节成梭形。

2. 触诊　肱骨干可在肱二头肌与肱三头肌之间触知。肱骨内、外上髁和尺骨鹰嘴位置表浅容易触知。肘部慢性劳损常见的部位在肱骨内、外上髁处。外上髁处为伸肌总腱的起点，肱骨外上髁炎时，局部明显压痛。

3. 动诊和量诊　肘关节屈伸运动通常以完全伸直为中立位 0°。活动范围：屈曲 135°～150°，伸 0°，可有 5°～10°过伸。肘关节的屈伸活动幅度，取决于关节面的角度和周围软组织的制约。在肘关节完全伸直位时，因侧副韧带被拉紧，不可能有侧方运动，如果出现异常的侧方运动，则提示侧副韧带断裂或内、外上髁骨折。

4. 特殊检查　伸肌腱牵拉试验：患者肘部伸直，腕部屈曲，将前臂旋前时，肱骨外上髁处疼痛为阳性，常见于肱骨外上髁炎，或称网球肘。

（四）腕部检查

腕关节是前臂与手之间的移行区，包括桡尺骨远端、腕骨掌骨基底、桡腕关节、腕中关节、腕掌关节及有关的软组织。前臂的肌腱及腱鞘均经过腕部。这些结构被坚实的深筋膜包被，与腕骨保持密切的联系，使腕部保持有力并容许广泛的运动以适应手的多种复杂功能。

1. 视诊　微屈腕时，腕前区有 2～3 条腕前皮肤横纹。用力屈腕时，由于肌腱收缩，掌侧有 3 条明显的纵行皮肤隆起，中央为掌长肌腱，桡侧为桡侧腕屈肌腱，尺侧为尺侧腕屈肌腱。桡侧腕屈肌腱的外侧是扪桡动脉的常用位置，皮下脂肪少的人可见桡动脉搏动。解剖学"鼻烟窝"是腕背侧的明显标志，它由拇长展肌和拇短伸肌腱、拇长伸肌腱围成，其底由舟骨、大多角骨、桡骨茎突和桡侧腕长、短伸肌组成。其深部是舟骨，舟骨骨折时该窝肿胀。腕关节结核和类风湿关节炎表现为全关节肿胀。腕背皮下半球形肿物多为腱鞘囊肿。月骨脱位后腕背或掌侧肿胀，握拳时可见第 3 掌骨头向近侧回缩（正常时较突出）。

2. 触诊　舟骨骨折时"鼻烟窝"有压痛。正常时桡骨茎突比尺骨茎突低 1 cm，当桡骨远端骨折时这种关系有改变。腱鞘囊肿常发生于手腕背部，为圆形、质韧、囊性感明显的肿物。疑有舟骨或月骨病变时，让患者半握拳尺偏，叩击第 3 掌骨头时腕部近中线处疼痛。

3. 动诊和量诊　通常以第 3 掌骨与前臂纵轴成一直线为腕关节中立位 0°。正常活动范围：背屈 35°～60°，掌屈 50°～60°，桡偏 25°～30°，尺偏 30°～40°。腕关节的正常运动对手的活动有重要意义，因而其功能障碍有可能影响到手的功能，利用合掌法容易查出其轻微异常。

4. 特殊检查

（1）芬科斯（Finkelsein）试验：患者拇指握于掌心，使腕关节被动尺偏，桡骨茎突处疼痛为阳性，是桡骨茎突狭窄性腱鞘炎的典型体征。

（2）腕关节尺侧挤压试验：腕关节中立位，使之被动向尺侧偏并挤压，下尺桡关节疼痛为阳性，多见于腕三角软骨损伤或尺骨茎突骨折。

（五）手部检查

手是人类劳动的器官，具有复杂而重要的功能，由 5 个掌骨和 14 个指骨组成。人类的拇指具有对掌功能是区别于其他哺乳动物的重要特征。

1. 视诊　常见的畸形有并指、多指、巨指（多由脂肪瘤、淋巴瘤、血管瘤引起）等。钮孔畸形见于手指近侧指间关节背面中央腱束断裂；鹅颈畸形系因手内在肌萎缩或作用过强所致；爪形手是前臂肌群缺血性挛缩的结果；梭形指多为结核、内生软骨瘤或指间关节损伤。类风湿关节炎呈双侧多发性掌指、指间和腕关节肿大，晚期掌指关节尺偏。

2. 触诊　指骨、掌骨均可触到。手部瘢痕检查需配合动诊，观察是否与肌腱、神经粘连。

3. 动诊和量诊　手指各关节完全伸直为中立位 0°。活动范围掌指关节屈 60°～90°，伸 0°，过伸 20°；近侧指间关节屈 90°，伸 0°，远侧指间关节屈 60°～90°，伸 0°。手的休息位：是手休息时所处的自然静止的姿势，即腕关节背屈 10°～15°，示指至小指呈半握拳状，拇指部分外展，拇指尖接近示指远侧指间关节。手的功能位：腕背屈 20°～35°，拇指外展、对掌，其他手指略分开，掌指关节及近侧指间关节半屈曲，而远侧指间关节微屈曲，相当于握小球的体位。该体位使手能根据不同需要迅速做出不同的动作，发挥其功能，外伤后的功能位固定即以此为标准。

手指常发生屈肌腱鞘炎，屈伸患指可听到弹响，称为弹响指或扳机指。

（六）骨盆和髋部检查

髋关节是人体最大、最稳定的关节之一，属典型的球窝关节。它由股骨头、髋臼和股骨颈形成关节，下方与股骨相连。其结构与人体直立所需的负重与行走功能相适应。髋关节远较肩关节稳定，没有强大暴力一般脱位机会很少。负重和行走是髋关节的主要功能，其中负重功能更重要，保持一个稳定的髋关节是各种矫形手术的原则。由于人类直立行走，髋关节是下肢最易受累的关节。

1. 视诊 应先注意髋部疾病所致的病理步态，常需行走、站立和卧位结合检查。特殊的步态，骨科医生应明了其机制，对诊断疾病十分重要。髋关节患慢性感染时，常呈屈曲内收畸形；髋关节后脱位时，常呈屈曲内收内旋畸形；股骨颈及转子间骨折时，伤肢呈外旋畸形。

2. 触诊 先天性髋关节脱位和股骨头缺血性坏死的患者，多有内收肌挛缩，可触及紧张的内收肌。骨折的患者有局部肿胀压痛；髋关节感染性疾病局部多有红肿、发热且有压痛。外伤性脱位的患者可有明显的局部不对称性突出。挤压分离试验对骨盆骨折的诊断具有重要意义。

3. 叩诊 髋部有骨折或炎症，握拳轻叩大粗隆或在下肢伸直位叩击足跟部时，可引起髋关节疼痛。

4. 动诊 髋关节中立位 0° 为髋膝伸直，髌骨向上。正常活动范围：屈 130°～140°，伸 0°，过伸可达 15°；内收 20°～30°，外展 30°～45°；内旋 40°～50°，外旋 30°～40°。除检查活动范围外，还应注意在双腿并拢时能否下蹲，有无弹响。臀肌挛缩症的患者，双膝并拢不能下蹲，活动髋关节时会出现弹响，常称为弹响髋（snapping hip）。

5. 量诊 发生股骨颈骨折、髋脱位、髋关节结核或化脓性关节炎股骨头破坏时，大转子向上移位。测定方法：①Shoemaker 线，正常时，大转子尖与髂前上棘的连线延伸，在脐上与腹中线相交；大转子上移后，该延线与腹中线相交在脐下。②Nelaton 线，患者侧卧并半屈髋，在髂前上棘和坐骨结节之间画线。正常时此线通过大转子尖。③Bryant 三角，患者仰卧，从髂前上棘垂直向下和向大转子尖各画一线，再从大转子尖向近侧画一水平线，该三线构成一三角形。大转子上移时底边比健侧缩短。

6. 特殊检查

（1）滚动试验：患者仰卧位，检查者将一手掌放患者大腿上轻轻使其反复滚动，急性关节炎时可引起疼痛或滚动受限。

（2）"4" 字试验（Patrick sign）：患者仰卧位，健肢伸直，患侧髋与膝屈曲，大腿外展、外旋将小腿置于健侧大腿上，形成一个 "4" 字，一手固定骨盆，另一手下压患肢，出现疼痛为阳性。见于骶髂关节及髋关节内有病变或内收肌有痉挛的患者。

（3）托马斯（Thomas）征：患者仰卧位，充分屈曲健侧髋膝，并使腰部贴于床面，若患肢自动抬高离开床面或迫使患肢与床面接触则腰部前凸时，称 Thomas 征阳性。见于髋部病变和腰肌挛缩。

（4）骨盆挤压分离试验：患者仰卧位，从双侧髂前上棘处对向挤压或向后外分离骨盆，引起骨盆疼痛为阳性。见于骨盆骨折。须注意检查时手法要轻柔以免加重骨折端出血。

（5）单腿站立（Trendelenburg）试验：患者背向检查者，健肢屈髋、屈膝上提，用患肢站立，如健侧骨盆及臀褶下降为阳性。多见于臀中、小肌麻痹，髋关节脱位及陈旧性股骨颈骨折等。

（6）艾利斯（Allis）征：患者仰卧位，屈髋、屈膝，两足平行放于床面，足跟对齐，观察双膝的高度，如一侧膝比另一侧高时，即为阳性。见于髋关节脱位、股骨或胫骨短缩。

（7）望远镜试验：患者仰卧位，下肢伸直，检查者一手握住患侧小腿，沿身体纵轴上下推拉，另一手触摸同侧大转子，如出现活塞样滑动感为阳性，多见于儿童先天性髋关节脱位。

（七）膝部检查

膝关节是人体最复杂的关节，解剖学上被列为屈戌关节。主要功能为屈伸活动，膝部内外侧韧带、关节囊、半月板和周围的软组织保持其稳定。

1. 视诊 检查时患者首先呈立正姿势站立。正常时，两膝和两踝应能同时并拢互相接触，若两踝能并拢而两膝不能互相接触，则为膝内翻（genu varum），又称"O形腿"；若两膝并拢而两踝不能接触，则为膝外翻（genu valgum），又称"X形腿"。膝内、外翻是指远侧肢体的指向。在伸膝位，髌韧带两侧稍凹陷。有关节积液或滑膜增厚时，凹陷消失。比较两侧股四头肌有无萎缩，早期萎缩可见内侧头稍平坦，用软尺测量更为准确。

2. 触诊　触诊的顺序为先检查前侧，如股四头肌、髌骨、髌腱和胫骨结节之间的关系等，然后再俯卧位检查膝后侧，在屈曲位检查腘窝、外侧的股二头肌、内侧的半腱肌半膜肌有无压痛或挛缩。

髌骨前方出现囊性肿物，多为髌前滑囊炎。膝前外侧有囊性肿物，多为半月板囊肿；膝后部的肿物，多为腘窝囊肿。考虑膝关节积血或积液，可行浮髌试验。膝关节表面软组织较少，压痛点的位置往往就是病灶的位置，所以，检查压痛点对定位诊断有很大的帮助。髌骨下缘的平面正是关节间隙，关节间隙的压痛点可以考虑是半月板的损伤处或有骨赘之处。

内侧副韧带的压痛点往往不在关节间隙，而在股骨内髁结节处；外侧副韧带的压痛点在腓骨小头上方。髌骨上方的压痛点代表髌上囊的病灶。另外，膝关节的疼痛，要注意检查髋关节，因为髋关节疾病可刺激闭孔神经，引起膝关节牵涉痛。如果膝关节持续性疼痛、进行性加重，可考虑股骨下端和胫骨上端肿瘤的可能性。

3. 动诊和量诊　膝伸直为中立位0°。正常活动范围：屈120°～150°，伸0°，过伸5°～10°。膝关节伸直时产生疼痛的原因是由于肌肉和韧带紧张，导致关节面的压力加大所致。可考虑为关节面负重部位的病变。如果最大屈曲时有胀痛，可推测是由于股四头肌的紧张，髌上滑囊内的压力增高和肿胀的滑膜被挤压而引起，这是关节内有积液的表现。总之，一般情况下伸直痛是关节面的病变，屈曲痛是膝关节水肿或滑膜炎的表现。

当膝关节处于向外翻的压力下，并做膝关节屈曲动作时，若产生外侧疼痛，则说明股骨外髁和外侧半月板有病变。反之，内翻同时有屈曲疼痛者，病变在股骨内髁或内侧半月板。

4. 特殊检查

（1）侧方应力试验：患者仰卧位，将膝关节置于完全伸直位，分别做膝关节的被动外翻和内翻检查，与健侧对比。若超出正常外翻或内翻范围，则为阳性。说明有内侧或外侧副韧带损伤。

（2）抽屉试验：患者仰卧屈膝90°，检查者轻坐在患侧足背上（固定），双手握住小腿上段，向后推，再向前拉。前交叉韧带断裂时，可向前拉0.5 cm以上；后交叉韧带断裂者可向后推0.5 cm以上。将膝置于屈曲10°～15°进行拉赫曼试验（Lachman试验），则可增加本试验的阳性率，有利于判断前交叉韧带的前内束或后外束损伤。

（3）麦克马瑞（McMurray）试验：患者仰卧位，检查者一手按住患膝，另一手握住踝部，将膝完全屈曲，足踝抵住臀部，然后将小腿极度外展外旋，或内收内旋，在保持这种应力的情况下，逐渐伸直，在伸直过程中若能听到或感到响声，或出现疼痛为阳性。说明半月板有病变。

（4）浮髌试验：患者仰卧位，伸膝，放松股四头肌，检查者的一手放在髌骨近侧，将髌上囊的液体挤向关节腔，同时另一手示指、中指急速下压。若感到髌骨碰击股骨髁部时，为浮髌试验阳性。一般中等量积液时（50 mL），浮髌试验才呈阳性。

（八）踝和足部检查

踝关节属于屈戌关节，其主要功能是负重，运动功能主要限于屈伸，可有部分内外翻运动。与其他负重关节相比，踝关节活动范围小，但更为稳定。其周围多为韧带附着，有数条较强壮肌腱。由于其承担较大负重功能，故扭伤发病率较高。足由骨和关节形成内纵弓、外纵弓及前部的横弓，是维持身体平衡的重要结构。足弓还具有吸收震荡，负重，完成行走、跑跳动作等功能。

1. 视诊　观察双足大小和外形是否正常一致。足先天性、后天性畸形很多，常见的有：马蹄内翻足、高弓足、平足、蹬外翻等。脚印对检查足弓、足的负重点及足的宽度均有重要意义。外伤时踝及足均有明显肿胀。

2. 触诊　主要注意疼痛的部位、性质，肿物的大小、质地。注意检查足背动脉，以了解足和下肢的血循环状态。一般可在足背第1、2跖骨之间触及其搏动。足背的软组织较薄，根据压痛点的位置，可估计疼痛位于某一骨骼、关节、肌腱和韧带。然后再根据主动和被动运动所引起的疼痛，就可以推测病变的部位。例如，跟痛症多在足跟跟骨前下方偏内侧，相当于跖腱膜附着于跟骨结节部。踝内翻时踝疼痛，而外翻时没有疼痛，压痛点在外踝，则推断病变在外踝的韧带上。

3. 动诊和量诊　踝关节中立位为小腿与足外缘垂直，正常活动范围：背屈20°～30°，跖屈40°～50°。足内、外翻活动主要在胫距关节；内收、外展在距跗和距间关节，范围很小。跖趾关节的中立位为足与地面平行。正常活动范围：背屈30°～40°，跖屈30°～40°。

（九）上肢神经检查

上肢的神经支配主要来自臂丛神经，由 $C_5 \sim T_1$ 神经根组成。主要有桡神经、正中神经、尺神经和腋神经。通过对神经支配区感觉运动的检查可明确病变部位。

1. 桡神经　发自臂丛后束，为臂丛神经最大的一支，在肘关节水平分为深、浅二支。根据损伤水平及深、浅支受累不同，其表现亦不同，是上肢手术中最易损伤的神经之一。在肘关节以上损伤，出现垂腕畸形（drop-wrist deformity），手背"虎口"区皮肤麻木，掌指关节不能伸直。在肘关节以下，桡神经深支损伤时，因桡侧腕长伸肌功能存在，所以无垂腕畸形。单纯浅支损伤可发生子前臂下1/3，仅有拇指背侧及手桡侧感觉障碍。

2. 正中神经　由臂丛内侧束和外侧束组成。损伤多发生于肘部和腕部，在腕关节水平损伤时，大鱼际瘫痪，桡侧三个半手指掌侧皮肤感觉消失，不能用拇指和示指捡起一根细针；损伤水平高于肘关节时，还表现为前臂旋前和拇指示指的指间关节不能屈曲。陈旧损伤还有大鱼际萎缩，拇指伸直与其他手指在同一水平面上，且不能对掌，称为"平手"或"猿手"畸形。

3. 尺神经　发自臂丛内侧束，在肘关节以下发出分支支配尺侧腕屈肌和指深屈肌尺侧半；在腕以下分支支配骨间肌、小鱼际、拇收肌、第3蚓状肌、4蚓状肌。尺神经在腕部损伤后，上述肌麻痹。查Fro-ment征可知有无拇收肌瘫痪。肘部尺神经损伤，尺侧腕屈肌瘫痪（患者抗阻力屈腕时，在腕部掌尺侧摸不到）。陈旧损伤出现典型的"爪形手"（claw fingers）：小鱼际和骨间肌萎缩（其中第1骨间背侧肌萎缩出现最早且最明显），小指和环指指间关节屈曲，掌指关节过伸。

4. 腋神经　发自臂丛后束，肌支支配三角肌和小圆肌，皮支分布于肩部和上臂后部的皮肤。肱骨外科颈骨折、肩关节脱位或使用腋杖不当时，都可损伤腋神经，导致三角肌瘫痪，臂不能外展、肩部感觉丧失。如三角肌萎缩，则可出现方肩畸形。

5. 腱反射　肱二头肌腱反射（$C_{5\sim6}$）：患者屈肘90°，检查者手握其肘部，拇指置于肱二头肌腱上，用叩诊锤轻叩该指，可感到该肌收缩和肘关节屈曲。肱三头肌反射（$C_{6\sim7}$）：患者屈肘60°，用叩诊锤轻叩肱三头肌腱，可见到肱三头肌收缩及伸肘。

（十）下肢神经检查

1. 坐骨神经　损伤后，下肢后侧、小腿前外侧、足底和足背外侧皮肤感觉障碍，不能屈伸足踝各关节。损伤平面高者尚不能主动屈膝。

2. 胫神经　损伤后，出现仰趾畸形，不能主动跖屈踝关节，足底皮肤感觉障碍。

3. 腓总神经　损伤后，足下垂内翻，不能主动背屈和外翻，小腿外侧及足背皮肤感觉障碍。

4. 腱反射

（1）膝（腱）反射（$L_{2\sim4}$）：患者仰卧位，下肢肌肉放松。检查者一手托腘窝部使膝半屈，另一手以叩诊锤轻叩髌腱，可见股四头肌收缩并有小腿上弹。

（2）踝反射或跟腱反射（$S_{1\sim2}$）：患者仰卧位，肌肉放松，两髋膝屈曲，两大腿外展。检查者一手掌抵足底使足轻度背屈，另一手以叩诊锤轻叩跟腱，可见小腿屈肌收缩及足跖屈。

（十一）脊髓损伤检查

脊柱骨折、脱位及脊髓损伤的发病率在逐年升高，神经系统检查对脊髓损伤的部位、程度的初步判断及进一步检查和治疗具有重要意义。其检查包括感觉、运动、反射、交感神经和括约肌功能等。

1. 视诊　检查时应尽量不搬动患者，去除衣服，注意观察：①呼吸，若胸腹式主动呼吸均消失，仅有腹部反常活动者为颈髓损伤。仅有胸部呼吸而无主动腹式呼吸者，为胸髓中段以下的损伤。②伤肢姿势，上肢完全瘫痪显示上颈髓损伤；屈肘位瘫为第7颈髓损伤。③阴茎可勃起者，反映脊髓休克已解除，尚保持骶神经功能。

2. 触诊和动诊　一般检查躯干、肢体的痛觉、触觉，根据脊髓节段分布判断感觉障碍平面所反映的损伤部位，做好记录；可反复检查几次，前后对比，以增强准确性并为观察疗效作依据。麻痹平面的上升或下降表示病情的加重或好转。不能忽视会阴部及肛周感觉检查。检查膀胱有无尿潴留。肛门指诊以检查肛门括约肌功能。触诊脊柱棘突及棘突旁有无压痛及后凸畸形，判断是否与脊髓损伤平面相符。

详细检查肌力、腱反射和其他反射。①腹壁反射：用钝针在上、中、下腹皮肤上轻划。正常者可见同侧腹肌收缩，上、中、下各段分别相当于胸髓$_{7\sim8}$、胸髓$_{9\sim10}$、胸髓$_{11\sim12}$。②提睾反射：用钝针划大腿内侧上1/3皮肤，正常时同侧睾丸上提。③肛门反射：针刺肛门周围皮肤，肛门皮肤出现皱缩或肛诊时感到肛门括约肌收缩。④球海绵体反射：用拇、示指两指挤压龟头或阴蒂，或牵拉插在膀胱内的蕈状导尿管，球海绵体和肛门外括约肌收缩。肛门反射、肛周感觉、球海绵体反射和屈趾肌自主运动的消失，合称为脊髓损伤四征。

（刘　哲）

第二节　骨科影像学检查

现代科学技术高速发展，影像学发生了革命性变化。CT和MRI的应用从不同切层显示各种不同解剖结构及病理变化，为临床提供了更加直观的影像解剖上的变化。但是，迄今为止，还没完全取代放射线技术。由于X线的特殊穿透能力，足以将人体某一骨骼及其周围组织摄在一张菲薄胶片上，人们可以从这种影像观察、思考和辨别所见判断的损伤或疾病。X线检查虽有不少优点，但并不是完美无缺的。由于X线检查只能从影像的变化来判断，不会十分准确显示伤病的实质变化情况，有不少病变的X线征象往往比临床症状出现得迟，如急性化脓性骨髓炎、结核、转移性肿瘤，早期破坏的是骨内软组织而不是骨小梁结构，所以早期X线检查可无明确的骨质变化；又如类风湿关节炎的早期病变均在滑膜韧带，尚未影响骨质，所以早期X线检查亦难看出变化；还有外伤性关节积血，血友病性关节积血和炎症性关节积液或积脓，在X线检查的影像上早期也无法分辨；此外，当X线投照时未对准病变部位或 X 线投照的影像质量不好，也会看不清病变，所以 X 线检查要医师掌握，根据临床病变，按最需要的部位申请 X 线检查，若获得的 X 线照片符合临床病变，可进一步检查。所以，不可单纯依赖影像表现确定诊断和选择治疗方法。它仅是临床诊断手段之一。

一、摄片位置选择

根据实际需要，临床医师经物理检查明确需要 X 线检查的病变部位，再提出正确的书面申请。

摄照 X 线片位置正确，能够及时获得正确的诊断，防止误诊及漏诊，避免不必要拍摄和减少病员的痛苦。临床医师应根据临床检查结果，认真填写 X 线申请检查单，包括检查部位、X 线投照体位侧别和常规摄影及特殊摄影，尤其脊柱节段必须填写十分明确，否则错误的拍照位置导致诊断偏差。

（一）临床常规拍摄位置

通常在临床工作中，采用常规摄片就可以满足要求，尤其作为体检，或临床某种需要常规拍摄 X 线片可以初步掌握某部位健康状况。

1. 正位　又分前后正位和后前正位，X 线球管在患者前方、照相底片在体后是前后位；若 X 线球管在后方向前投照，则为后前位。常规是采用前后位，特殊申请方用后前位。

2. 侧位　是 X 线球管置侧方，X 线底片置另一侧，投照后获得侧位照片结合起来，即可获得被检查部位的完整的影像。要求关节、肢体侧位应将其置放位置处于标准侧位，否则影响 X 线影像。

3. 斜位　因侧位片上重叠阴影太多，有时申请斜位片；为显示椎间孔或椎板病变，在脊柱有时也申请斜位片。骶髂关节解剖上是偏斜的，也只有斜位片上方能看清骶髂关节间隙。腰椎斜位应在摄片时，将球管倾斜 30°～45°。除常规斜位外，有些骨质不同斜位显示不出来，如肩胛骨关节盂、腕舟状骨、腕大多角骨、胫腓骨上关节等。

（二）特殊位置

1. 轴位　常规正侧位 X 线片上，不能观察到该部位的全貌，可加照部位片，如髌骨、跟骨正侧位上常常看不出病变，在部位片上可获得确诊。其他如肩胛骨喙突、尺骨鹰嘴、腕关节、足跖趾关节也经常用轴位片来协助诊断。

2. 双侧对比　当人体对称结构某一侧损伤或疾病为诊断骨损害的程度和性质，有时需与健侧对比，如儿童股骨头骨骺疾患，一定要对比方可看得出来。肩锁关节半脱位、踝关节韧带松弛等，有时也要对比方能做出诊断。

3. 开口位　C1～2 正位被门齿和下颌重叠，无法看清，开口位 X 线片可以看到寰枢椎脱位、齿状突骨折、齿状突发育畸形等病变。

4. 脊椎动力位检查　为观察脊柱稳定程度，例如颈椎或腰椎，除常规 X 线检查外，为了解椎间盘退变情形、椎体间稳定情况等，可将 X 线球管由侧方投照，令患者过度伸展和屈曲颈椎或腰椎，拍摄 X 线侧位片，对诊断有很大帮助。但需指出，有些部位损伤拍摄动力位时，应有医师在场，以防止意外。

5. 断层摄影　本项技术目前已较少应用，是利用 X 线焦距不同，使病变分层显示影像减少组织重叠，可以观察到病变中心的情况，如肿瘤、椎体爆裂性骨折有时采用。

二、阅片方法和要求

骨科医师离不开 X 线片，必须熟练掌握阅片技能，以下是读片时注意的事项。

1. 姓名和拍摄时间　必须严格读片顺序，姓名、性别、摄片时间和摄片医疗机构，防止误将他人 X 线片作为医师阅片的对象，避免发生医疗上的错误。

2. 质量评价　读 X 线片时，先要评价此 X 线片质量如何，质量不好的 X 线片常常会使病变显示不出来，或无病变区看似有病变，引起误差。只有质量好的 X 线片才能帮助诊断。好的 X 线片黑白对比清晰，骨小梁、软组织的纹理清楚，儿童骨骺发育状况必须熟悉。还要排除片上有无手印等污染，甚至衣物异形金属片。目前已广泛用于临床的有 CR、DR，影像多数相当清楚。

3. 骨骼的形态及大小比例　因为 X 线检查时对各部位检查的 X 线焦距和片距是一定的，所以 X 线片上的影像大体也一致，只要平时掌握了骨骼的正常形态，阅片时对异常情况很容易分辨出来，大小比例虽按年龄有所不同，但也大致可以看出正常或不正常，必要时可与健侧对比，CR、DR 摄片常有缩小比例，不同时间摄片应将缩小比例保持相同，避免因比例不同引起误读。

4. 骨结构　骨骼不同结构在 X 线显示有区别，骨膜在 X 线下不显影，若在长管骨骨皮质外有骨膜阴影，只有骨过度生长时出现骨膜阴影，恶性肿瘤可先有骨膜被肿瘤掀起的阴影，雅司病、青枝骨折或疲劳骨折后也会出现阴影。

（1）骨皮质：是致密骨，呈透亮白色，骨干中部厚两端较薄，表面光滑，但肌肉韧带附着处可有局限性隆起或粗糙或凹陷，是解剖上的骨沟或骨嵴，不要误认为是骨膜反应。

（2）骨松质：长管状骨的内层或两端、扁平骨，如髂骨、椎体、跟骨等均系骨松质。良好 X 线片上可以看到按力线排列的骨小梁；若排列紊乱可能有炎症或新生物。若骨小梁透明皮质变薄，可能是骨质疏松。有时在骨松质内看到有局限的疏松区或致密区，可能无临床意义的软骨岛或骨岛，但要注意随访，以免遗漏了新生物；通常，在干骺端看到有一条或数条横行的白色骨致密阴影，这是发育期发生疾病或营养不良等原因产生的发育障碍线，也无临床意义。骨松质在肢体髂骨及长管骨内变现也有差异。

5. 关节及关节周围软组织

（1）关节面透明软骨不显影，故 X 线片上可看到关节间隙，此有一定厚度，过宽可能有积液，关节间隙变窄，表示关节软骨有退变或破坏。

（2）骨关节周围软组织如肌腱、肌肉、脂肪虽显影不明显，但它们的密度不一样，若 X 线片质量好，可以看到关节周围脂肪阴影，并可判断关节囊是否肿胀、腋窝淋巴结是否肿大等，对诊断关节内疾患有帮助。在某些熟悉部位如发生炎症可将肌肉等掀起显示肿胀。

三、主要部位骨、关节 X 线摄片

人体不同部位所要的拍片条件有一定差异，为观察需要，骨、关节摄片角度躯干、肢体位置也有区别。

（一）肩关节和肩胛带

肩关节是人体活动度最大的关节，包括肩胛骨在内是一个活动总体的肩胛带，有多种骨关节相互重叠（图 1－2）。肩胛带包括的骨性结构较多，在投照位置和读片时应加以注意。尤其肩锁关节骨折脱位及喙锁韧带损伤，容易疏漏。必要时拍摄健侧对比 X 线片，以资对照。

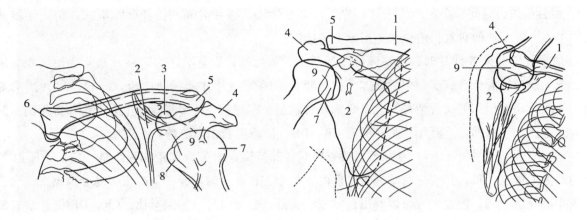

图 1－2　正常肩胛带结构不同拍摄位置的 X 线

1. 锁骨；2. 肩胛骨；3. 喙突；4. 肩峰；5. 锁骨肩峰端；6. 锁骨胸骨端；7. 大结节；8. 小结节；9. 肱骨头

（二）肘关节

肘关节是屈戊关节，解剖结构相对简单（图 1－3），发育阶段其各部骨化中心出现与闭合时间在观察时应非常仔细。比较隐蔽的小骨性突起，如喙突骨折容易忽视。有时为确认是否发育异常或损伤，应拍摄健侧对比 X 线片，以资对照。

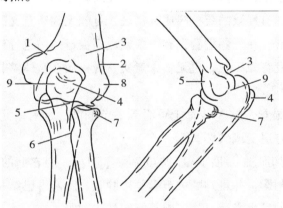

图 1－3　正常肘关节 X 线表现

1. 肱骨内上髁；2. 肱骨外上髁；3. 鹰嘴窝；
4. 尺骨鹰嘴；5. 足骨喙突；6. 桡骨切迹；7. 桡骨小头；8. 肱骨小头；9. 肱骨滑车

（三）腕关节及手

近排腕骨与尺桡骨远端组成腕关节（图 1－4），腕骨排列在 X 线片的排列与解剖学一致。近、远二排腕骨形状差别大，但活动时其位置始终保持一定规律（图 1－5）。

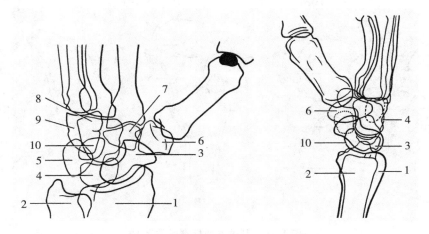

图 1-4 正常腕骨和手指各骨 X 线表现

1. 桡骨远端；2. 尺骨远端；3. 舟状骨；4. 月骨；5. 三角骨；6. 大多角骨；7. 小多角骨；8. 头状骨；9. 钩骨；10. 豌豆骨

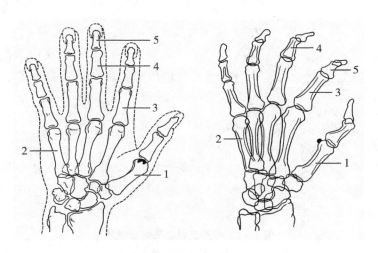

图 1-5 正常手指 X 线表现

1. 第 1 掌骨；2. 第 2 掌骨；3. 近侧指骨；4 中节指骨；5. 末节指骨

（四）髋关节及周围组织

髋关节周围肌肉丰富，髋关节由股骨头与髋臼组成，骨性结构在 X 线平片上有重叠（图 1-6）。在临床上需要拍摄骨盆的正位、侧位和髋关节平片。如果股骨颈骨折，必须做侧位拍片。

临床上，为了查清髋关节及其周围骨性结构损伤情况。可能需要拍摄包括骶椎、骨盆及髋关节侧位 X 线片，必要时应该拍摄髋关节外展位 X 线片，以显示髋臼前后缘损伤情况（图 1-7），这种投照技术的要求较高。

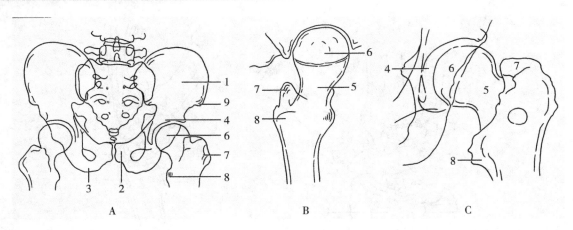

图 1-6　髋关节前标准后位 X 线

A. 骨盆；B. 髋关节前后位；C. 髋关节侧位

1. 髂骨翼；2. 耻骨；3. 坐骨；4. 髋臼；5. 股骨颈；6. 股骨头；7. 大粗隆；8. 小粗隆；9. 髂前上棘

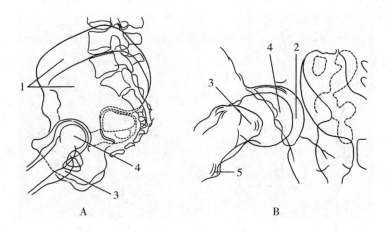

图 1-7　骨盆及髋关节特殊投照

A. 髋关节侧位；B. 髋关节外展位

1. 髂骨翼；2. 髋臼；3. 大粗隆；4. 股骨头；5. 小粗隆

（五）膝关节

膝关节 X 线摄片，通常取正侧位足以显示膝关节各结构影像，偶有需要做屈膝位和轴位摄片。当临床检查发现膝关节可能存在某些部位损伤，但常规正侧片不能显示出来，应该摄特殊位 X 线，可能将细微变化显示出来（图 1-8）。

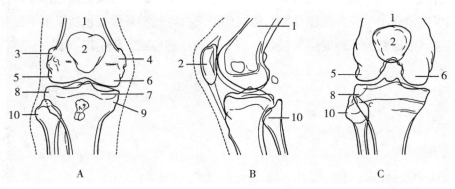

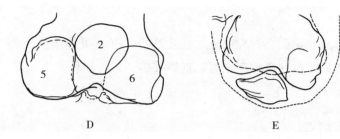

图 1-8 正常膝关节不同 X 线表现

A. 正位；B. 侧位；C. 前后屈位；D. 前后近位；E. 轴位

1. 股骨；2. 髌骨；3. 股骨外上髁；4. 股骨内上髁；5. 股骨外髁；6. 股骨内髁；

7. 胫骨平台；8. 胫骨外髁；9. 胫骨内髁；10. 腓骨小头

（六）踝及跗骨关节

踝关节涉及足跗骨，需要拍摄位置较多，但常规正侧位片是最基本也是最重要的摄片（图 1-9）。有时需要显示后踝及其周围关系包括跟骨、距骨在内，则应拍摄卧位轴位、站立轴位和足的侧位片（图1-10）。

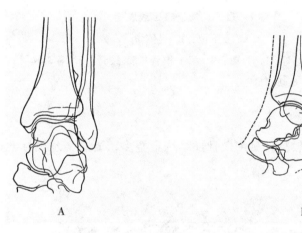

图 1-9 正常足踝部线

A. 正位；B. 侧位

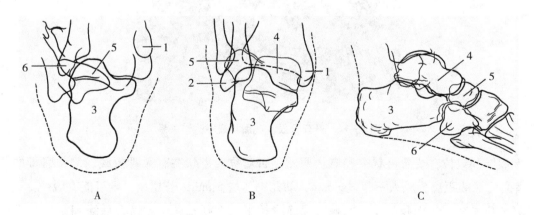

图 1-10 正常足踝特殊位投照位置

A. 卧位轴位；B. 站位轴位；C. 侧位

1. 内踝；2. 外踝；3. 跟骨；4. 距骨；5. 舟骨；6. 骰骨

（七）足跗关节

骨骼较多，而各骨骼形态差别很大，X线摄片相互遮掩，有时很难辨认（图1-11）。因此，对其解剖特点和解剖位置充分掌握，良好摄片完全可以观察并确认某骨损伤。

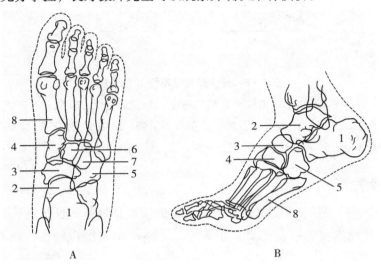

图1-11　正常足部X线表现

A. 上下位；B. 足侧位

1. 跟骨；2. 距骨；3. 舟骨；4. 第1楔骨；5. 骰骨；6. 第2楔骨；

7. 第3楔骨；8. 跖骨

（八）脊柱

1. 颈椎　颈椎X线摄片要求较高，具细微骨性结构重叠多，要求全颈椎标准正侧位，以显示各个骨性结构状况（图1-12）。

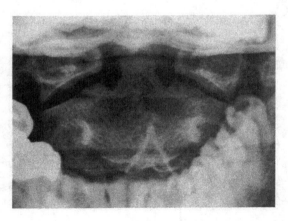

图1-12　开口位显示此图与寰椎侧块关系

（1）上颈椎开口位，要看齿状突和侧块两侧是否对称，齿状突有无骨折线，侧位寰椎的位置。寰椎前弓和齿突前缘的距离，成人不超过3 mm，幼儿不超过5 mm，若超过，则可能有脱位。

（2）寰椎前弓结节前缘和第2颈椎棘突根前缘相平，否则是脱位。齿突后缘和第2颈椎体后缘相平，若不平，则可能是骨折、脱位。其他颈椎正位呈两侧稍突起，此是钩椎关节；若此突起较尖而高，甚或呈鸡嘴样向侧方突出，这在临床上可压迫神经根或椎动脉，故应重视。侧位片先看椎体，小关节的排列，全颈椎生理弧度是否正常，有无中断现象，还要看椎间隙有无狭窄，椎体缘有无增生，运动照片上颈椎弧度有无异常，椎体间有无前后错动形成台阶状（图1－13）。还要测量椎管的前后径，椎弓根的横径，过大可能是椎管内肿瘤，过小可能是椎管狭窄。后纵韧带骨化只有侧位X线片上能看到。

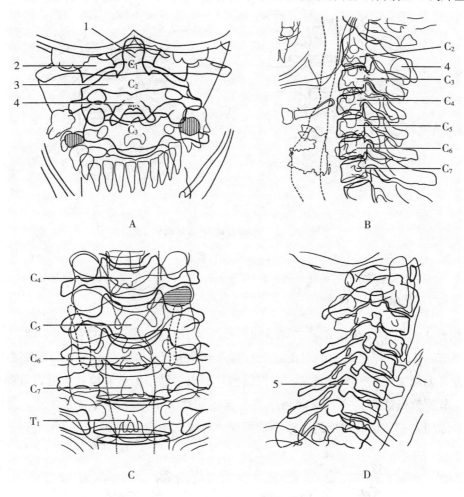

图1－13 正常颈椎不同投照位置X线表现

A. 开口位；B. 侧位；C. 正位；D. 斜位

1. 齿突；2. 寰椎侧块；3. 枢椎椎体；4. 棘突；5. 椎间孔

（3）颈椎前方为食管、气管，侧位片上椎体和气管间软组织阴影有一定厚度，若增厚应怀疑有血肿或炎症。

2. 胸椎　胸椎正位片要注意椎体形态，椎弓根的厚度，椎弓根的距离。若椎弓根变狭窄，椎弓根距离增大，可能椎管内有新生物，正位片上要注意全长脊柱是否正侧，椎体是否正方或有无异常的半椎体，还要注意两侧软组织阴影，寒性脓疡常使椎旁出现阴影或腰大肌肿胀（图1－14）。

3. 腰椎　腰椎X线片的阅读应注意腰椎排列、形态、生理弧度、棘突、椎弓根、横突等。

（1）侧位片先看排列弧度，常见下腰椎前凸较大。下腰椎有时会看到过度前凸，这是腰痛的原因，这种病人仔细观察常发现并有滑脱或反滑脱，可能是椎间盘退变的后果。看椎体有无变形，单个的变形以外伤多见，但转移病变也不能除外。椎体的骨小梁在质量良好的X线片应当看得清，若看不见或呈透明样。

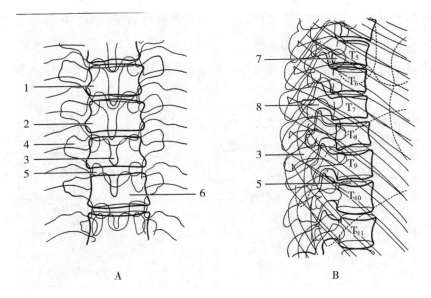

图 1 - 14　正常胸椎 X 线片表现

A. 前后位；B. 侧位

1. 上关节突；2. 下关节突；3. 棘突；4. 横突；5. 椎间盘；6. 椎体；

7. 椎间孔；8. 椎弓

（2）正常腰椎 X 线片：结构清楚，主要结构都可以显示出来（图 1 - 15）。椎间盘的厚度应当上下一致，而且愈到 L3 ~ 5，其厚度愈大。对比之下若其一节段狭窄，可能是病变。下腰部看到有滑脱，则还要进一步检查有无崩裂或先天发育异常。斜位腰椎片可以帮助诊断。斜位片上可以看到小关节和关节对合情况，小关节面致密或不整齐，可能是小关节有创伤性关节炎或小关节综合征。腰椎运动侧位 X 线片，可发现椎体间某一节段有过度运动或不稳情况，以决定治疗方案。

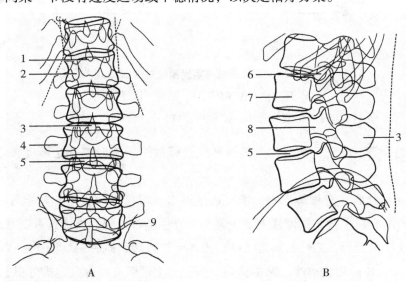

图 1 - 15　正常腰椎 X 线片表现

A. 正位；B. 侧位

1. 上关节突；2. 下关节突；3. 棘突；4. 横突；5. 椎间盘；6. 椎间孔；

7. 椎体；8. 椎弓根；9. 腰骶关节

4. 腰骶部 腰骶部摄片对了解下腰椎及与骶骨联结，骶骨尾骨状况十分有益，该部病变通常相互影响。在了解下腰损伤或疾病时，腰和骶骨必须作为一个整体考虑（图1-16）。

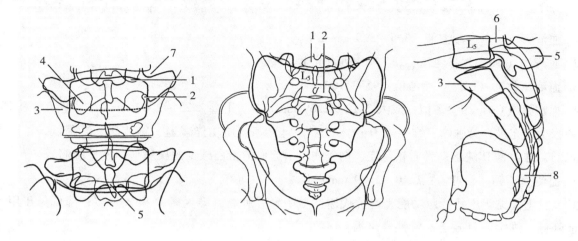

图1-16 腰骶部X线

1. 上关节突；2. 下关节突；3. 骶骨；4. 骶骨孔；5. 棘突；6. 椎弓根；7. 骶髂关节；8. 尾骨

（刘 哲）

第三节 骨科相关实验室检查

与其他疾病一样，除了临床检查和影像学检查外，实验室检查也是骨科疾病诊疗过程中必不可少的工具。以下所讨论的是骨科有关实验室检查的参考值及其意义。

一、红细胞沉降率（ESR）

1. 参考值 男性0~15 mm/h，女性0~20 mm/h（魏氏法）。
2. 意义 增快：①风湿性疾病活动期。②活动性肺结核。③恶性肿瘤。④结缔组织病。⑤高球蛋白症，如多发性骨髓瘤。⑥妇女绝经期、妊娠期等。

二、出、凝血功能检查

1. 血浆凝血酶原时间（PT）和国际标准化比值（INR） 参考值：PT 11~13秒，INR 0.82~1.15。

PT比参考值延长3秒以上有意义。凝血酶原时间延长见于：①先天性凝血因子缺乏，如凝血酶原（因子Ⅱ）、因子Ⅴ、因子Ⅶ、因子Ⅹ及纤维蛋白原缺乏。②获得性凝血因子缺乏，如继发性/原发性纤维蛋白溶解功能亢进、严重肝病等。③抗凝治疗。④维生素K缺乏。

PT缩短或INR减小见于：先天性凝血因子Ⅴ增多症、妇女口服避孕药、血栓栓塞性疾病及高凝状态等。

2. 部分活化的凝血活酶时间（APTT）和比值（APTT-R） 参考值：32~43秒，APTT-R 0.8~1.2。

APTT延长10秒以上有意义，见于凝血因子Ⅷ、Ⅸ和Ⅺ显著减少，血友病甲、乙、丙；凝血因子Ⅱ、Ⅴ、Ⅹ和纤维蛋白原显著减少，如先天性凝血酶原缺乏症、重症肝病等；纤溶系统活性亢进，如DIC、抗凝治疗、SLE。APTT缩短见于血栓前状态和血栓性疾病。

3. 血浆纤维蛋白原（fibrinogen，FIB） 参考值：2.0~4.0 g/L。

升高见于肺炎、胆囊炎、肾炎、风湿性关节炎、脑血栓、心肌梗死、糖尿病、恶性肿瘤等。

降低见于严重肝病、大量出血、DIC 等。

三、血液生化

1. 血清钾（K）　参考值：3.5～5.5 mmol/L。

2. 血清钠（Na）　参考值：135～145 mmol/L。

3. 血清氯化物（Cl）　参考值：95～110 mmol/L。

4. 血清钙（Ca）　参考值：成人 2.12～2.69 mmol/L，儿童 2.25～2.69 mmol/L。意义：①增高，甲状旁腺功能亢进、骨肿瘤、维生素 D 摄入过多，肾上腺皮质功能减退、结节病。②降低，甲状旁腺功能降低、维生素 D 缺乏、骨质软化症、佝偻病、引起血清蛋白减少的疾病（如恶性肿瘤）。

5. 血清离子钙　参考值：1.10～1.34 mmol/L。

意义：增高见于甲状旁腺功能亢进、代谢性酸中毒、肿瘤、维生素 D 摄入过多；降低见于甲状旁腺功能降低、维生素 D 缺乏、慢性肾衰竭。

6. 血清无机磷（P）　参考值：成人 0.80～1.60 mmol/L，儿童 1.50～2.08 mmol/L。

意义：①增高，甲状旁腺功能降低、急慢性肾功能不全、多发性骨髓瘤、维生素 D 摄入过多、骨折愈合期。②降低，甲状旁腺功能亢进、骨质软化症、佝偻病、长期腹泻及吸收不良。

7. 血清硒（Se）　参考值：1.02～2.29 μmol/L。

降低：克山病、大骨节病、肝硬化、糖尿病等。

8. 尿酸（UA）　参考值：男性 149～416 μmol/L，女性 89～357 μmol/L。

增高：痛风、肾脏疾病、慢性白血病、红细胞增多症、多发骨髓瘤。

9. 血清碱性磷酸酶（ALP）　参考值：40～160 U/L。

增高：①肝内外阻塞性黄疸明显增高。②肝脏疾病。③佝偻病、骨质软化症、成骨肉瘤、肿瘤的骨转移等。④甲状旁腺功能亢进、妊娠后期。⑤骨折恢复期。⑥生长发育期的儿童。

10. C 反应蛋白（CRP）　参考值：420～5 200 μg/L。

阳性：急性化脓性感染、菌血症、组织坏死、恶性肿瘤、类风湿关节炎、结缔组织病、创伤及手术后。

11. 血清蛋白电泳　参考值：白蛋白，60%～70%；α_1 球蛋白，1.7%～5.0%；α_2 球蛋白，6.7%～12.5%；β 球蛋白，8.3%～16.3%；γ 球蛋白，10.7%～20.0%。

α_1 球蛋白升高：肝癌、肝硬化、肾病综合征、营养不良。

α_2 球蛋白升高：肾病综合征、胆汁性肝硬化、肝脓肿、营养不良。

β 球蛋白升高：高脂血症、阻塞性黄疸、胆汁性肝硬化。

γ 球蛋白升高：慢性感染、肝硬化、多发性骨髓瘤、肿瘤。

γ 球蛋白降低：肾病综合征、慢性肝炎。

四、血清免疫学检查

1. 单克隆丙种球蛋白（M 蛋白）　参考值：阴性。

阳性见于多发性骨髓瘤、巨球蛋白血症、恶性淋巴瘤、冷球蛋白血症等。

2. 抗链球菌溶血素"O"（ASO）　参考值：250 kU/L。

增高：风湿性关节炎、风湿性心肌炎、扁桃体炎、猩红热等。

3. 类风湿因子（RF）　参考值：阴性。

RF 有 IgA、IgG、IgM、IgD 和 IgE 五类。

IgM 类 RF 与类风湿关节炎（RA）活动性无关。

IgG 类 RF 与 RA 患者的滑膜炎、血管炎、关节外症状密切相关。

IgA 类 RF 见于 RA、硬皮病、Felty 综合征、系统性红斑狼疮，是 RA 的活动性指标。

4. 人类白细胞抗原 B27（HLA－B27）　参考值：阴性。

意义：大约 90% 的强直性脊柱炎患者 HLA－B27 阳性，故 HLA－B27 阳性对强直性脊柱炎的诊断有参考价值，尤其对临床高度疑似病例。但仍有 10% 强直性脊柱炎患者 HLA－B27 阴性，因此 HLA－B27 阴性也不能除外强直性脊柱炎。

五、脑脊液检查

（一）常规检查

1. 压力　成人在侧卧位时脑脊液正常压力为 0.785～1.766 kPa（80～180 mmH$_2$O），椎管阻塞时脑脊液压力增高。

2. 外观　为无色透明水样液体。蛋白含量高时则呈黄色。如为血色者，应考虑蛛网膜下隙出血或穿刺损伤。

3. 潘氏（Pandy's）试验　又名石炭酸试验，为脑脊液中蛋白含量的定性试验，极为灵敏。根据白色混浊或沉淀物的多少用"＋"号的多少表示，正常为阴性，用"－"号；如遇有椎管梗阻则由于蛋白含量增高而出现阳性反应，最高为"＋＋＋＋"，表示强度白色浑浊和沉淀。

4. 正常脑脊液　白细胞数为（0～5）×10^5/L（0～5/mm），多为单个核的白细胞（小淋巴细胞和单核细胞）。6～10 个为界限状态，10 个以上即为异常。白细胞的增大见于脑脊髓膜或其实质的炎症。

（二）生物化学检查

1. 蛋白质定量　正常脑脊液中含有相当于 0.5% 的血浆蛋白，即 45 g/L。蛋白质增高多见于中枢神经系统感染、脑肿瘤、脑出血、脊髓压迫症、吉兰－巴雷综合征等。

2. 糖　正常脑脊液含有相当于 60%～70% 的血糖，即 2.5～4.2 mmol/L（45～75 mg/dl）。各种椎管炎症时减少，糖量增高见于糖尿病。

3. 氯化物　正常脑脊液含有的氯化物为 120～130 mmol/L，较血氯为高，细菌性和真菌性脑膜炎时含量减少，结核性脑膜炎时尤其明显。

（三）特殊检查

1. 细菌学检查　为查明致病菌的种类及其抗药性与药敏试验，必要时行涂片、细菌培养或动物接种。

2. 脑脊液蛋白电泳　主要判定 γ 蛋白是否增高，有助于对恶性肿瘤的诊断。

3. 酶　观察其活性以判定脑组织受损程度及提高与预后之关系。

4. 免疫学方法测定　主要用于神经内科疾患的诊断和鉴别诊断。

六、尿液检查

1. 尿蛋白　参考值：0～0.15 g/24 h。

中度尿蛋白（0.5～4.0 g/24 h）见于多发性骨髓瘤、肾炎。

2. 尿钙　参考值：2.5 ~ 7.5 mmol/24 h。

增高：甲状旁腺功能亢进、维生素 D 中毒、多发性骨髓瘤等。

降低：甲状旁腺功能降低、恶性肿瘤骨转移、维生素 D 缺乏、肾病综合征等。

3. 尿磷　参考值：9.7 ~ 42 mmol/L。

增高：肾小管佝偻病、甲状旁腺功能降低、代谢性酸中毒等；降低：急慢性肾功能不全、维生素 D 中毒等。

七、肺功能检查与血气分析

（一）肺功能的测定及分级

肺功能测定包括肺容量及通气功能的测定项目，包括肺活量、功能残气量、肺总量、每分通气量、最大通气量、第一秒用力呼出量、用力呼气肺活量及用力呼气中期流速等。还需根据肺活量，最大通气量的预计值公式，按年龄、性别、身高、体重等，算出相应的值，然后以实测值与预计值相比，算出所占百分比，根据比值，来评定肺功能的损害程度并分级。肺功能评定参考标准见表 1 - 2。

表 1 - 2　肺功能评定参考标准

肺功能评定	最大通气量	残气/肺总量	第 1 秒最大呼气流量
正常	>75%	<35%	>70%
轻度损害	60 ~ 74	36 ~ 50	55 ~ 69
中度损害	45 ~ 59	51 ~ 65	40 ~ 54
重度损害	30 ~ 44	66 ~ 80	25 ~ 39
极重度损害	<29	>81	<24

注：总评定重度，3 项中，至少有 2 项达重度以上损害。中度：①3 项中，至少有 2 项为中度损害。②3 项中，轻、中、重度损害各 1 项。轻度，不足中度者。

（二）血气分析参考值

血液 pH 7.40（7.35 ~ 7.45）；PCO_2 40 mmHg（35 ~ 45）；PO_2 90 mmHg（80 ~ 110）；SaO_2 96% ±1%。

八、关节液检查

关节液检查是关节炎鉴别诊断中最重要的方法之一。所有滑膜关节内部都有滑液（关节液），是由滑膜毛细血管内的血浆滤过液加上滑膜衬里细胞产生分泌的透明质酸而形成。正常关节腔内滑液量较少，其功能是帮助关节润滑和营养关节软骨。正常滑液清亮、透明、无色、黏稠度高。正常滑液细胞数低于 $200 \times 10^6/L$（200/mm³），且以单核细胞为主。滑液检查有助于鉴别诊断，尤其是对感染性或晶体性关节炎，滑液检查有助于确定诊断。

由于滑膜的炎症或其他的病理变化可以改变滑液的成分、细胞内容和滑液的物理生化特点，因此不同疾病的滑液表现各不相同，为此滑液检查应包括：①滑液物理性质的分析如颜色、清亮度、黏性、自发黏集试验及黏蛋白凝集试验等。②滑液的细胞计数及分类。③滑液内晶体的检查。④滑液病原体的培养、分离。⑤生化项目的测定，葡萄糖、免疫球蛋白、总蛋白定量等。⑥特殊检查，滑液类风湿因子、抗核抗体、补体等。

临床上常将滑液分为四类：Ⅰ类非炎症性；Ⅱ类炎症性；Ⅲ类感染性；Ⅳ类出血性，各类滑液的物理生化性质特点见表 1 - 3。

表 1 - 3 滑液的分类及特点

	正常	Ⅰ类非炎症性	Ⅱ类炎症性	Ⅲ类化脓性
肉眼观察	清亮透明	透明黄色	透明或浑浊黄色	浑浊黄-白色
黏性	很高	高	低	很低，凝固酶阳性
白细胞数（/L）	$<0.15 \times 10^9$	$<3 \times 10^9$	$<（3 \sim 5）\times 10^9$	$（50 \sim 300）\times 10^9$
中性粒细胞	<25%	<25%	>50%	>75%
黏蛋白凝集试验	很好	很好-好	好-较差	很差
葡萄糖浓度	接近血糖水平	接近血糖水平	低于血糖水平差别>1.4 mmol/L	低于血糖水平差别>2.8 mmol/L
细菌涂片	-	-	-	有时可找到
细菌培养	-	-	-	可为 +

Ⅰ类非炎症性滑液常见于骨关节炎和创伤性关节炎；Ⅱ类炎症性滑液最常见于以下三组疾病：①类风湿关节炎或其他结缔组织病。②血清阴性脊柱关节病，如强直性脊柱炎、赖特综合征。③晶体性关节炎，如痛风、假痛风；Ⅲ类化脓性滑液最常见的疾病为细菌感染性关节炎及结核性关节炎；Ⅳ类滑液为出血性，可由全身疾病或局部原因所致。最常见的原因是血友病、出凝血机制障碍或抗凝过度、创伤、绒毛结节性滑膜炎和神经病性关节病等。

（封 海）

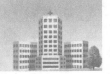

第二章

上肢骨与关节疾病

第一节　肱骨干骨折

　　肱骨干骨折是一种常见的损伤，约占全身骨折的1%，常由典型的直接暴力所致，也可见于旋转暴力较大的体育运动，如投掷、摔跤等。尽管大多数肱骨干骨折可以采用非手术治疗，但仍然有很多关于手术治疗适应证的报道。最终患者能否获得满意的疗效，取决于是否能在骨折类型和患者的要求之间选择一个合适的治疗方案。

一、解剖

　　肱骨干近端呈圆柱形，起于胸大肌止点的上缘，远端至肱骨髁上，近似于三棱柱形。3条边缘将肱骨干分成三个面：前缘，从肱骨大结节嵴到冠突窝；内侧缘，从小结节嵴到内上髁嵴；外侧缘，从大结节后部到外上髁嵴。前外侧面有三角肌粗隆和桡神经沟，桡神经和肱深动脉从此沟经过。前内侧面形成平坦的结节间沟。前外侧面和前内侧面远端相邻的部位为肱肌的附着点，后面形成一个螺旋形桡神经沟，其上方和下方分别为肱三头肌的外侧头和内侧头。

　　肱骨干的血液供应来自肱动脉的分支。从肱动脉发出的一支或多支营养血管、肱深动脉或旋肱后动脉提供肱骨干远端和髓内的血液供应。鼓膜周围的血液循环也是由这些血管和许多小的肌支以及肘部动脉吻合支构成的。在手术治疗骨折的时候必须小心避免同时破坏髓内和骨膜周围的血液供应。

二、分型

　　肱骨干骨折通常是以骨折线的位置和形态、损伤暴力的大小以及合并软组织损伤的程度来分类。

　　根据解剖部位可将肱骨干骨折分为：胸大肌止点近端的骨折、胸大肌和三角肌止点之间的骨折以及三角肌止点远端的骨折。不同位置水平的骨折，由于肱骨干肌肉附着的不同而产生不同角度的移位。发生在胸大肌止点近端的骨折，近骨折段在肩袖肌的作用下外展外旋；发生在胸大肌和三角肌止点之间的骨折，三角肌牵拉远骨折端而向近端和外侧移位，近骨折端在胸大肌的作用下内收；发生在三角肌止点远端的骨折，近骨折段外展，远骨折段在肱三头肌和肱二头肌收缩的作用下向近端移位。

　　目前应用最为广泛的是AO分型，将其分为简单型（A型）、楔形（B型）和复杂型，每一种骨折类型又根据骨折线的位置和形态分为不同的亚型（表2－1~表2－3）。

表 2 - 1　肱骨干简单骨折（12 - A）

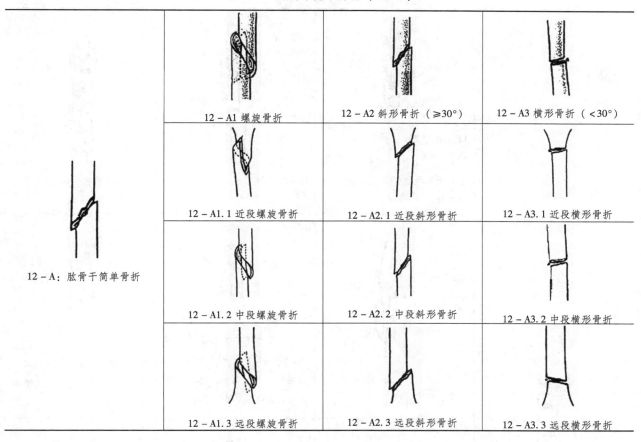

12 - A：肱骨干简单骨折	12 - A1 螺旋骨折	12 - A2 斜形骨折（≥30°）	12 - A3 横形骨折（＜30°）
	12 - A1.1 近段螺旋骨折	12 - A2.1 近段斜形骨折	12 - A3.1 近段横形骨折
	12 - A1.2 中段螺旋骨折	12 - A2.2 中段斜形骨折	12 - A3.2 中段横形骨折
	12 - A1.3 远段螺旋骨折	12 - A2.3 远段斜形骨折	12 - A3.3 远段横形骨折

表 2 - 2　肱骨干楔形骨折（12 - B）

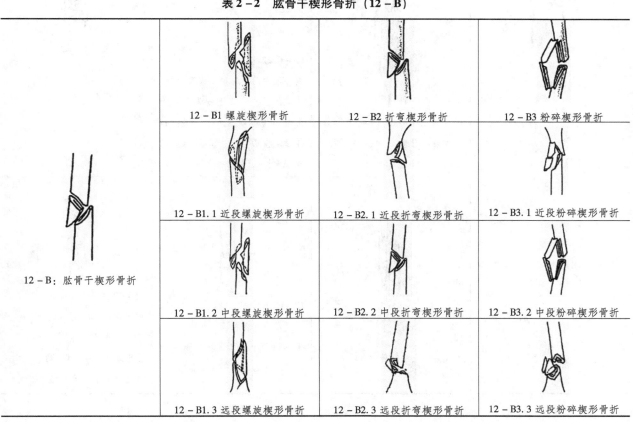

12 - B：肱骨干楔形骨折	12 - B1 螺旋楔形骨折	12 - B2 折弯楔形骨折	12 - B3 粉碎楔形骨折
	12 - B1.1 近段螺旋楔形骨折	12 - B2.1 近段折弯楔形骨折	12 - B3.1 近段粉碎楔形骨折
	12 - B1.2 中段螺旋楔形骨折	12 - B2.2 中段折弯楔形骨折	12 - B3.2 中段粉碎楔形骨折
	12 - B1.3 远段螺旋楔形骨折	12 - B2.3 远段折弯楔形骨折	12 - B3.3 远段粉碎楔形骨折

表 2-3　肱骨干复杂骨折（12-C）

12-C：肱骨干复杂骨折	12-C1 螺旋骨折： （1）单纯骨干；（2）近端骨干-干骺端；（3）远端骨干-干骺端	12-C2 多段骨折	12-C3 不规则骨折
	12-C1.1 有2块中间骨块	12-C2.1 有一段中间骨折段：①单纯骨干。②近端骨干-干骺端。③远端骨干-干骺端。④斜形骨折线。⑤斜形+横形骨折线	12-C3.1 有2或3块中间骨块：①2块主要中间骨块。②3块主要中间骨块
	12-C1.2 有3块中间骨块	12-C2.2 有一段中间骨折段+楔形骨块：①单纯骨干。②近端骨干-干骺端。③远端骨干-干骺端。④远端楔形骨块。⑤近、远端2楔形骨块	12-C3.2 局限粉碎<4 cm： ①近端； ②中间； ③远端
	12-C1.3 有3块以上中间骨块	12-C2.3 有两段中间骨折段：①单纯骨干。②近端骨干-干骺端。③远端骨干-干骺端	12-C3.3 广泛粉碎>4 cm： ①单纯骨干； ②近端骨干-干骺端； ③远端骨干-干骺端

三、诊断

1. 病史及体格检查 首先要明确受伤机制，以便对患者病情的判断提供重要线索。对于多发伤患者，应该依据进展性创伤生命维持（ATLS）原则进行体格检查，观察患者的呼吸道是否通畅，评估呼吸、循环的复苏，控制出血，评估肢体的活动能力，在进行完这些基本的步骤之后，才可以将注意力集中于损伤的肢体上。仔细检查上臂肿胀、淤血及畸形情况。应该在不同的水平对整个肢体的神经血管功能分别进行评估。必须仔细检查桡神经、尺神经和正中神经的运动、感觉功能。

2. 影像学检查 肱骨的标准影像学检查应该包括正位像、侧位像，同时将肩、肘关节包括在内，必要时加拍斜位片。在病理性骨折中，还需要进行骨扫描、CT 和 MRI 等检查。

四、治疗

在制定治疗方案时，应当综合考虑患者的骨折类型、软组织损伤程度、相应的神经损伤、年龄和并发症等，以期取得良好的疗效，并降低并发症的风险。

1. 非手术治疗 绝大多数肱骨干骨折能采用非手术治疗。肱骨 20°的向前成角和 30°的向内成角畸形可由正常的肩、肘关节活动度代偿，肱骨也可以接受 15°的旋转对位不良和 3 cm 以内的短缩畸形而几乎不影响功能。

非手术治疗措施主要包括：悬垂石膏、接骨夹板、Velpeau 吊带、外展架、U 形石膏骨牵引以及功能性支具。表 2-4 列出了各种治疗措施的优缺点。目前，功能性支具已经基本上取代了其他的治疗措施，最常见的治疗是在骨折后的 3~7 天应用悬垂石膏或夹板，至疼痛减轻后换成功能性支具。

表 2-4 肱骨干骨折的非手术治疗

治疗方法	优点	缺点	适应证
悬垂石膏	可以复位	不适用于横形骨折	多用于短缩骨折早期治疗
接骨夹板	操作简便、允许腕手活动	无法限制骨折短缩	无移位或轻微移位骨折的早期治疗
Velpeau 吊带	在无法合作的儿童和老年患者中非常有用	限制了所有关节的活动	用于无法耐受其他治疗方式的儿童和老年人
外展架	无明显优点	很难耐受	极少应用
骨牵引	可以用于卧床患者；可以用于大面积软组织缺损	感染风险；需要严密观察；有尺神经操作可能	很少应用
功能性支具	允许各个关节活动；轻便，耐受性好；降低骨不连发生率	不适用于骨折早期复位或恢复长度	在早期使用悬垂石膏或接骨夹板后，功能性支具是大多数肱骨干骨折治疗的金标准

（1）悬垂石膏：应用悬垂石膏的指征包括短缩移位，特别是斜形或者螺旋形的肱骨中段骨折，目前多用于早期治疗以获得复位。横形骨折由于存在骨折端分离和不愈合的风险，因此不宜使用悬垂石膏。

应用悬垂石膏应当遵循以下几个原则：应使用轻质的石膏；石膏的近端应该超过骨折断端 2 cm，远端必须跨越肘关节和腕关节，屈肘 90°，前臂旋转中立位；尽量保持手臂处于下垂状态。

（2）功能性支具：功能性支具是一种通过软组织的挤压达到骨折复位的矫形器具，通过前后两个夹板，分别和肱二头肌、肱三头肌相贴附，对骨折产生足够的压力和支撑，然后用有弹性的绷带将支具固定在合适的位置，支具套袖的远端应该露出肱骨内外髁。

应用悬垂石膏固定骨折的患者应该在 3 ~ 7 天，也就是急性疼痛和肿胀消失后换用功能性支具，在患者能够耐受的前提下，鼓励活动和使用伤肢。支具通常要使用 8 周以上，在骨折初步愈合之前，外展活动不应超过 60° ~ 70°。

功能性支具的缺点在于仍有可能发生成角畸形，特别是乳房下垂、肥胖的女性，容易出现内翻成角。其禁忌证包括：软组织损伤严重或有骨缺损；无法获得或维持良好对线的骨折以及遵从性较差的患者。

2. 手术治疗　尽管非手术治疗在大多数肱骨干骨折的患者中可以取得很好的效果，但在某些情况下，仍然需要手术治疗。手术固定有绝对和相对的手术指征（表 2 - 5）。必须充分考虑患者的年龄、骨折类型、伴随损伤和疾病以及患者对手术的耐受程度。对于活动较多的患者，如果发生横形或短斜形骨折，非手术治疗又具有相对愈合延迟的倾向，也可以考虑手术治疗。

表 2 - 5　肱骨干骨折的手术指征

相对指征	绝对指征
多发创伤	长螺旋骨折
开放性骨折	横形骨折
双侧肱骨干骨折、多段端骨折	臂丛神经损伤
病理性骨折	主要神经麻痹
漂浮肘	闭合复位不满意
合并血管损伤	神经缺损
闭合复位后桡神经麻痹	合并帕金森病
骨不连、畸形愈合	患者无法耐受非手术治疗或依从性不好
合并关节内骨折	肥胖、巨乳症

手术治疗的方式包括接骨钢板、髓内钉以及外固定支架。其中，钢板几乎可以应用于所有的肱骨骨折，特别是骨干的近、远端骨折以及累及关节的粉碎性骨折，通常可以取得良好的疗效，而且术后很少残留肩肘关节的僵硬，对于肱骨干畸形愈合或不愈合，钢板固定也是一个标准的治疗方法。

（1）接骨钢板

1）手术入路：肱骨干骨折钢板内固定有几个手术入路可以使用，包括前外侧入路、外侧入路、后侧入路和前内侧入路。

前外侧入路通常用于肱骨干近、中 1/3 的骨折。切口从喙突远端 5 cm 开始，沿胸肌三角肌间沟走行，沿肱二头肌外侧向远端延伸至肘关节上方 7.5 cm，将肱二头肌向内侧牵开，于中轴线偏外侧将肱肌纵行劈开显露肱骨干。肱肌的外侧部分受桡神经支配，内侧由肌皮神经支配，因此应用此入路时要保护好支配肱肌的神经。如果将该入路用于远端 1/3 的骨折，必须小心避免在远端将桡神经压在钢板下。

后侧入路通过劈开肱三头肌显露从鹰嘴窝到中上 1/3 的肱骨。该入路特别适用于肱骨干远端 1/3 骨折，同时也适用于需要对桡神经进行探查和修复的患者。该入路缺点在于桡神经和肱深动脉跨越切口和钢板，因此存在损伤的风险。

可延伸的外侧入路于肱三头肌和上臂屈肌群之间的肌肉平面显露远端 2/3 的肱骨。该入路的优点在于不仅可以显露肘关节，还可以根据手术需要进一步向近端或前外侧延长。

前内侧入路通过内侧肌间隔暴露肱骨干的前内侧面，术中需从三头肌内游离尺神经并牵向内侧。该入路有损伤正中神经和肱动脉的风险，在骨折的内固定中很少使用这种切口，但在治疗伴有神经血管损伤的骨折时非常有用。

2）手术方法：术前应仔细分析骨折的特点及手术部位的软组织条件，并根据骨折部位采用相应的手术入路。通常肱骨干近端2/3的骨折采用前外侧入路。远端1/3的骨折建议采用后侧入路，并将钢板放在肱骨的后侧，因为肱骨后面比较平坦，而且钢板可以向远端放置而不影响肘关节功能。

通常选用宽4.5 mm系列动力加压钢板（DCP），对于肱骨比较狭窄的患者也可用窄4.5 mm系列DCP。肱骨干远端移行部位的骨折固定比较困难，可以通过使用两块3.5 mm动力加压钢板获得有效的固定，其中，采用有限接触性动力加压钢板（LC－DCP）对骨皮质血液循环破坏小，更有利于新生骨的形成。对横形骨折，断端之间的加压主要依靠动力加压钢板，如果是斜形或螺旋形骨折，应尽可能可在骨折端使用拉力螺钉，并用钢板加以保护。对于粉碎严重的骨折，应采用间接复位技术和桥接接骨板技术，并使用锁定钢板。在所有肱骨干骨折的内固定手术中，骨折远近两端都必须至少要有6层皮质，最好是8层皮质被穿透固定，以获得足够的稳定性。需要特别注意的是，在放置钢板之前应确认没有将桡神经压在钢板远端下。

术后第1周，如果内固定可靠稳定，患者就可以开始肩关节和肘关节的功能锻炼，在患者能够耐受的前提下，逐渐增加活动量。4～6周通常禁止负重锻炼。

（2）髓内钉：在肱骨干多段骨折、骨质疏松性骨折以及病理性骨折的治疗中，髓内钉更为合适。与钢板相比，髓内钉由于更接近肱骨干的中轴，因此比钢板承受更小的折弯应力，也大大减小了在钢板和螺钉上常见的应力遮挡。肱骨髓内钉可以分为膨胀钉（内稳定方式，例如Seidel钉和Truflex钉）和交锁钉（如Russell－Taylor钉）。当合并神经损伤、开放性骨折、伴有骨缺损或萎缩性骨不连时，如果选择该技术，应该进行切开复位置入髓内钉。

髓内钉可采用顺行入路或逆行入路。在肱骨干远端骨折中，和顺行髓内钉相比，逆行髓内钉可以显著增加早期的稳定性，提供更好的抗折弯性能和抗旋转强度。肱骨干近端骨折恰好相反，顺行髓内钉有更好的生物力学特性。

顺行入路用于治疗肱骨干中段和近端1/3骨折。近端呈弧形的髓内钉从大结节插入，要求骨折线距大结节至少5～6 cm。直的髓内钉顺着髓腔插入，可用于治疗更偏近端的骨折，但这种髓内钉会影响到肩袖和肩关节外侧关节软骨。入钉点在肩关节伸30°时于肩峰前方平行于肱骨干做纵形切口，切开喙肩韧带即可达肱骨髓腔，选取该入钉点可以避免损伤肩袖。远端锁钉可以从后向前（对与周围神经来说是最安全）、从前向后或者从外向内置入，但对于多发伤患者，从后向前置入锁钉会有一定困难。当使用外侧入路置入锁钉时，必须小心使用钝性分离到达骨面，确保桡神经不会受到损伤。

肱骨逆行髓内钉适用于累及中段和远端1/3的肱骨干骨折。进钉点位于距鹰嘴窝上方1.5～2 cm的后侧皮质，并将髓内钉顺肱骨干插到距离肱骨头1～1.5 cm的地方。

使用肱骨髓内钉有损伤神经血管的可能，主要包括三部分：在开髓和插入髓内钉时可能损伤桡神经；近端锁定时损伤腋神经；远端锁定时损伤桡神经、肌皮神经、正中神经和肱动脉。此外，使用顺行髓内钉常会在进钉点引起一些症状，如肩关节疼痛和僵硬，而逆行髓内钉则有发生肘关节功能受限以及肱骨远端部位医源性骨折的风险。

（3）外固定架：外固定架很少使用，通常应用在其他现有治疗方法禁忌使用的时候，主要为严重的开放性骨折伴有大面积软组织和损伤骨缺损。外固定架采用单侧、半钉结构即可稳定骨折端，在骨折上下方各置入2枚螺钉，螺钉应该穿透两层皮质并在同一平面，并在直视下置入以防止神经血管损伤。

其常见的并发症为钉道感染，部分患者会出现骨不连。

五、小结

肱骨干骨折是较为常见的损伤。尽管大多数可以采用非手术治疗，但要取得良好的疗效仍需要根据骨折类型与患者需要来选择恰当的治疗方式。如果选择切开复位，对于有移位的肱骨干骨折采用钢板内固定仍然是金标准。

（王谦军）

第二节 肱骨远端骨折

肱骨远端骨折发生率相对较低，约占所有骨折的2%以及肱骨骨折的1/3，最多见于12～19岁的男性以及80岁以上的老年女性。低能量损伤多由摔倒时肘部受到直接撞击或伸直位受到轴向的间接暴力所致，高能量损伤多见于遭受车祸或高空坠落伤的年轻患者，常为开放性骨折，且伴有合并损伤。

肱骨远端骨折的治疗常较为困难，特别是那些粉碎严重的关节内骨折，而在伴有明显骨质疏松的老年人群中，这一类型骨折的发生率呈上升趋势，因此对其治疗方式的选择提出了新的挑战。无论成人或儿童患者，对骨折不正确的治疗皆可导致显著的疼痛、畸形以及关节僵硬。为避免这一问题就需要对骨折进行切开复位以重建正常的肘关节，并进行牢固的内固定，以利关节早期的主动活动，从而达到良好的功能恢复。

一、解剖学

肱骨远端呈Y形分开，形成两个支撑滑车的圆柱，可依此划分为内外侧柱，这些柱终止在与滑车相连的点上，其中内侧柱的终止点较滑车远端约近1 cm，而外侧柱延伸到滑车的远侧面。滑车的功能就像肱骨远端的关节轴，位于两个骨柱之间，形成一个三角形。破坏这个三角形的任意一边，其整体结构的稳固性就明显减弱。

肱骨远端的三角形结构在后方形成一近似于三角形的凹陷，即鹰嘴窝，在肘关节完全伸直时容纳鹰嘴尖的近端。肱骨的髓腔在鹰嘴窝近侧2～3 cm处逐渐变细，同时肱骨在内外侧柱间开始变得很薄。桡骨远端前方凹陷被一纵向骨嵴分开，分别为尺侧的冠状窝和桡侧的桡窝。这一纵嵴和滑车外侧唇缘构成内外侧柱的解剖分界线，冠状窝和滑车位于两柱之间，构成一对称的柱间弓。鹰嘴窝和冠状窝与柱间的滑车相联系，而桡窝及肱骨小头是外侧柱的一部分。

内侧柱始于此弓的内侧界，在肱骨远端以45°角从肱骨干上分出。此柱的近侧2/3为骨皮质，远侧1/3为骨松质构成的内上髁，截面为椭圆形，内上髁的内侧面和上方是前臂屈肌群的起点，因此内上髁骨块的准确复位和固定有助于重建肘关节的稳定性。尺神经从内上髁下方的尺神经沟通过，将尺神经前置后，可以将内固定物放于后内侧柱，而且内侧柱的前侧面没有关节面，螺钉不会影响关节功能。

外侧柱在肱骨干上和内侧柱同一水平的远端分出，但方向相反，与肱骨干长轴成20°。此柱近侧半为骨皮质，后侧面宽阔平坦，是放置钢板的理想位置。外侧柱的远侧半为骨松质，起始于鹰嘴窝的中央，在向远侧延伸的过程中开始逐渐向前弯曲，在此弯曲的最远点出现肱骨小头软骨。肱骨小头向前突出，在矢状面呈180°弓形，其旋转中心在肱骨干轴心线前方12～15 mm，但在滑车轴心的延长线上，此为尺桡骨同轴屈伸的解剖基础。肱骨远端的柱状概念在决定何处放置内固定物时很重要，因为术中不能从后面直接看到外侧柱的前面。

滑车是肱骨两柱间的"连接杆"，由内外侧唇缘和其间的沟组成。此沟与尺骨近端的半尺切迹相关节，两唇缘给肱尺关节提供内外侧稳定。

二、分型

1. 肱骨远端骨折　AO 分型将其分为关节外骨折（A 型）、部分关节内骨折（B 型）和完全关节内骨折，每一种骨折类型又根据骨折线的位置和形态分为不同的亚型（表 2－6～表 2－8）。

表 2－6　肱骨远端关节外骨折（13－A）

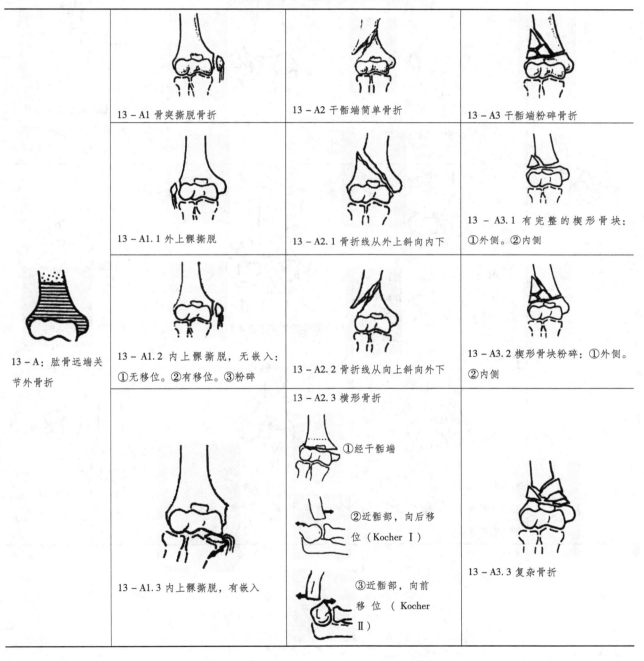

表 2 - 7　肱骨远端部分关节内骨折（13 - B）

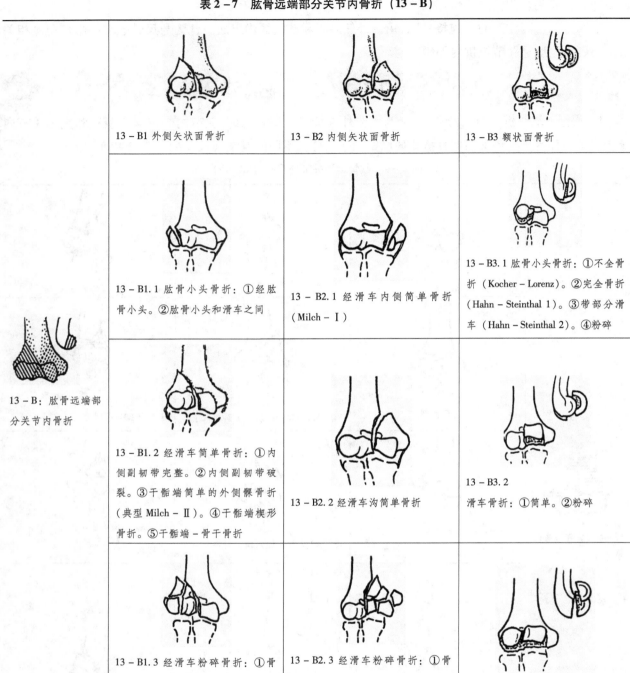

13 - B：肱骨远端部分关节内骨折

13 - B1 外侧矢状面骨折

13 - B2 内侧矢状面骨折

13 - B3 额状面骨折

13 - B1.1 肱骨小头骨折：①经肱骨小头。②肱骨小头和滑车之间

13 - B2.1 经滑车内侧简单骨折（Milch - Ⅰ）

13 - B3.1 肱骨小头骨折：①不全骨折（Kocher - Lorenz）。②完全骨折（Hahn - Steinthal 1）。③带部分滑车（Hahn - Steinthal 2）。④粉碎

13 - B1.2 经滑车简单骨折：①内侧副韧带完整。②内侧副韧带破裂。③干骺端简单的外侧髁骨折（典型 Milch - Ⅱ）。④干骺端楔形骨折。⑤干骺端 - 骨干骨折

13 - B2.2 经滑车沟简单骨折

13 - B3.2 滑车骨折：①简单。②粉碎

13 - B1.3 经滑车粉碎骨折：①骨骺 - 干骺端骨折。②骨骺 - 干骺端 - 骨干骨折

13 - B2.3 经滑车粉碎骨折：①骨骺 - 干骺端骨折。②骨骺 - 干骺端 - 骨干骨折

13 - B3.3 肱骨小头 + 滑车骨折

表2-8 肱骨远端完全关节内骨折（13-C）

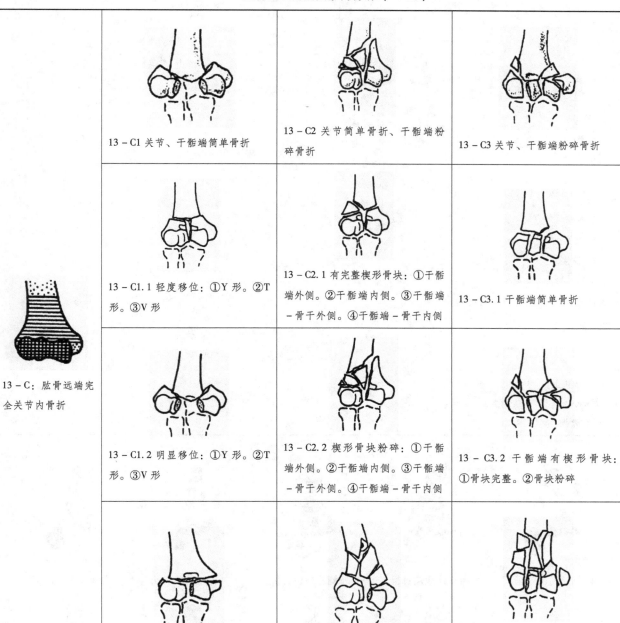

13-C：肱骨远端完全关节内骨折

13-C1 关节、干骺端简单骨折	13-C2 关节简单骨折、干骺端粉碎骨折	13-C3 关节、干骺端粉碎骨折
13-C1.1 轻度移位：①Y形。②T形。③V形	13-C2.1 有完整楔形骨块：①干骺端外侧。②干骺端内侧。③干骺端－骨干外侧。④干骺端－骨干内侧	13-C3.1 干骺端简单骨折
13-C1.2 明显移位：①Y形。②T形。③V形	13-C2.2 楔形骨块粉碎：①干骺端外侧。②干骺端内侧。③干骺端－骨干外侧。④干骺端－骨干内侧	13-C3.2 干骺端有楔形骨块：①骨块完整。②骨块粉碎
13-C1.3 骨骺T形骨折	13-C2.3 复杂骨折	13-C3.3 干骺端复杂骨折：①局限于干骺端。②累及骨干

2. Jupiter 分型（表2-9） 建立在肱骨远端双柱概念以及对肘关节稳定性理解的基础上，对重建手术的指导意义更大。其中，高位骨折的特征为：骨折柱包括滑车的大部分；尺骨或桡骨髓骨折而移位；远侧骨块上有足够的空间放置内固定。而低位骨折特征与此相反（图2-1）。

表 2 - 9 肱骨远端骨折的 Jupiter 分型

Ⅰ. 关节内骨折	Ⅱ. 关节外囊内骨折	Ⅲ. 关节囊外骨折
A. 单柱骨折	贯穿骨柱骨折	A. 内上髁
1. 内侧	1. 高位	B. 外上髁
a. 高位	a. 伸展	
b. 低位	b. 屈曲	
2. 外侧	c. 外展	
a. 高位	d. 内收	
b. 低位	2. 低位	
3. 分叉处	a. 伸展	
B. 双柱骨折	b. 屈曲	
1. T 形		
a. 高位		
b. 低位		
2. Y 形		
3. H 形		
4. λ 形		
a. 内侧		
b. 外侧		
5. 多平面型		
C. 肱骨小头骨折		
D. 滑车骨折		

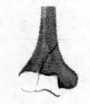 内侧柱高位骨折   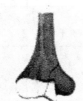 内侧柱地位骨折   外侧柱高位骨折   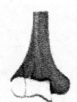 外侧柱低位骨折   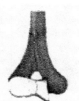 分叉单柱骨折

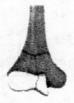 高位T形双柱骨折   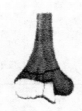 低位T形双柱骨折   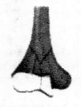 Y形双柱骨折   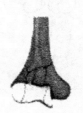 H形双柱骨折   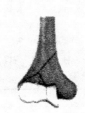 内侧λ形双柱骨折

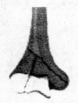 外侧λ形双柱骨折   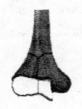 多平面双柱骨折   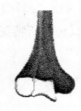 关节面骨折(肱骨小头或滑车)   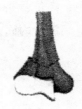 高位伸展型贯穿骨柱骨折(正位)   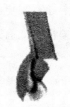 高位伸展型贯穿骨柱骨折(侧位)

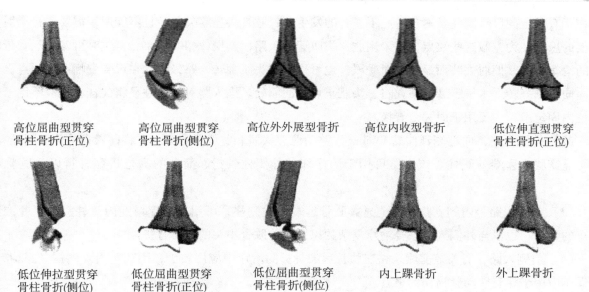

| 高位屈曲型贯穿骨柱骨折(正位) | 高位屈曲型贯穿骨柱骨折(侧位) | 高位外外展型骨折 | 高位内收型骨折 | 低位伸直型贯穿骨柱骨折(正位) |

| 低位伸拉型贯穿骨柱骨折(侧位) | 低位屈曲型贯穿骨柱骨折(正位) | 低位屈曲型贯穿骨柱骨折(侧位) | 内上踝骨折 | 外上踝骨折 |

图 2 - 1 肱骨远端骨折的 Jupiter 分型

三、诊断

1. 病史及体格检查　仔细询问病史有助于分析损伤时组织受到外力的能量大小。患者骨质强度是关键因素，老年患者一次简单的摔倒即可造成粉碎性骨折。患者的总体病史同样十分重要，内固定手术要达到良好的效果需要患者对术后主动功能锻炼具有良好的合作性。

通常肘关节会出现肿胀，并可能有短缩畸形。查体时必须仔细检查肢体末端的血管神经状况。此外，还应注意有无开放性伤口，有 1/3 以上的病例会出现这种情况，一般在肘关节后侧或后外侧，由髁劈开后尖锐的肱骨干断端横行刺穿伸肌结构和皮肤造成的。

2. 影像学检查　应拍摄骨折部位的正侧位 X 线片，必要时加拍斜位片。在麻醉状态下拍片或透视时对患肢施加轻柔的牵引，有助于辨别骨折的形态以制订术前计划，投照健侧作为对比也有助于手术设计。隐蔽的骨折块可导致术前计划不足，对其正确的诊断依赖于丰富的临床经验。目前 CT 和 MRI 的应用价值不大，但三维重建有助于精确诊断。内固定的方式和手术入路因不同的骨折类型而异，因此对骨折进行精确分型十分关键。应力位摄片有助于骨折分型与术前计划的确定。

四、治疗

20 世纪 70 年代以前，针对这种骨折绝大多数医者倾向于采用保守治疗，包括牵引及石膏外固定。手术也是建立在有限内固定的基础上，切开复位和充分的内固定不容易做到，因此手术效果通常不佳。然而随着对肱骨远端双柱状结构的认识，通过钢板和螺钉内固定能够获得足够的稳定性，从而可以在早期进行功能锻炼，因此手术治疗已成为肱骨远端骨折的常规治疗方法。

1. 手术入路　手术入路的选择取决于骨折类型。

（1）后侧入路：对于双柱骨折，最常采用鹰嘴旁肘后正中切口。患者取侧卧位或仰卧位，从鹰嘴尖近侧 15～20 cm 向远端做纵行切口，在肘部向内侧弯曲以绕过鹰嘴，然后返回中线并延伸到鹰嘴尖远侧 5 cm，尺神经需游离。要充分显露肱骨远端，通常需要尖端向下的 V 形尺骨鹰嘴截骨，手术结束时截骨处可用克氏针加张力带或 2 枚 6.5 mm 的骨松质螺钉固定。该入路的优点在于关节面显露充分，缺点在于有一定的尺骨鹰嘴延迟愈合、不愈合的发生率，肱骨头显露欠佳，且不能用于需要实行全肘关节置换的患者。为克服这些缺点，可采用肱三头肌劈开入路，其操作相对简单，复位时可参照尺骨近端完整的滑车切迹，但肘关节面显露相对受限。也可采用三头肌翻转入路，将其在尺骨鹰嘴上的止点剥下并自内向外侧翻转，术毕于鹰嘴钻孔将三头肌止点缝回原处。该入路对外侧柱显露欠佳，一般不用于切开复位内固定术，主要用于肘关节置换。

（2）外侧入路：向近端延伸的 Kocher 入路沿肱三头肌和肱桡肌分离，并将前者自外侧肌间隔剥离，即可显露肱骨远端外侧柱。该入路可用于治疗部分外侧柱骨折、简单的高位贯穿骨折以及肱骨小头骨折。

（3）内侧入路：内侧入路可完全显露肱骨远端的内侧柱，可用于治疗单纯内侧柱、内上髁或肱骨滑车的骨折，也可与外侧入路联合治疗复杂的以及合并肱骨小头的滑车骨折。

（4）前侧入路：肘关节前侧入路在肱骨远端骨折的治疗中应用较少，因其对内外侧柱显露均有限，仅偶尔应用于伴有肱动脉损伤的患者。

2. 手术方法　应根据骨折类型仔细地进行术前计划，包括整个手术操作（抗生素应用、手术入路、植骨等）。如不能精确计划内固定方式，应对所有可能采用的方法做充分准备。

（1）复位：复位是手术过程中最困难的部分，必要时可采用牵开器，临时的克氏针固定可在复位过程中提供帮助，但一般不作为最终的固定。手术过程中应做出充分的计划，以保证临时内固定物不会妨碍最终内固定物的安放。标准的方法是复位和固定髁间骨块，但如果存在大骨折块与肱骨干对合关系明显，则无论涉及关节面的大小，均应先将其与肱骨干复位和固定。

（2）固定：这些骨折的固定原则是重建正常的解剖关系以及肱骨远端三角每个边的稳定性。但必须记住，由于解剖方面的原因，使某些骨折很难牢固固定，包括以下几个方面：远侧骨折块太小，限制了应用螺钉的数目；远侧骨块是骨松质，使得螺钉难以牢固固定；为保持最大的功能，内固定放置需避开关节面和三个窝（鹰嘴窝、冠状窝、桡窝）；该区域骨骼和关节面的复杂性导致钢板预弯困难。

对于累及双柱的骨折，一般采用两块接骨板才可达到牢固的固定，最常选用 3.5 mm 重建接骨板或DCP，两块接骨板垂直放置可增加固定强度。如果两块钢板位置均靠后，那样钢板较弱的一侧便处于肘关节运动平面上，容易造成骨折延迟愈合及钢板疲劳断裂。固定的顺序可有多种变化，并且必须与各骨折类型相适应。通常先固定较长的骨折平面，这个骨折通常累及集中的一个柱。此外，钢板塑形及螺钉固定应当从远到近，因为远侧钢板的放置位置对最大限度发挥远侧螺钉的作用极为重要。后外侧接骨板在屈肘时起到张力带的作用，远端要达到关节间隙水平，对于肱骨小头骨折，可通过外侧接骨板应用全螺纹骨松质螺钉进行固定，需根据骨骼外形进行预弯以重建肱骨小头的前倾，最远端的螺钉指向近端以避开肱骨小头并可提供机械的交锁结构。内侧接骨板要置于较窄的肱骨髁上嵴部位，内上髁可以作为"支点"把钢板远端弯曲90°，这样远侧的两个螺钉相互垂直，形成机械交锁结构，其力量大于两个螺钉螺纹的组合拔出力量。滑车骨折可以用加压螺钉进行牢固固定，但如果为粉碎骨折，必须小心，以防在滑车切迹上用力过度造成关节面不平整，这种情况下螺钉要在没有压力的模式下拧入。术中应尽可能保护骨块的软组织附丽。

固定完成后对肘关节进行全范围的关节活动，包括前臂的旋转。仔细检查是否存在螺钉或钢针穿出关节面而发生撞击的情况，并检查骨折块间是否存在活动。

对于骨质疏松明显、骨折严重粉碎以及骨折线非常靠近远端的老年患者，全肘关节置换也是一种选择。

（3）特殊类型骨折的固定

1）高位 T 形骨折：高位 T 形骨折是最简单的可以牢固固定的类型，因其远侧骨块相对较大。其垂直骨折线最长，因而通常先用贯穿拉力螺钉固定。

2）低位 T 形骨折：该型最为常见，一个特殊的难题是外侧骨块常难以固定。因此通常先固定内侧柱，用长的髁螺钉通过钢板远侧孔把内侧柱牢固固定于外侧柱，这样外侧柱上可以获得一个更近的支点。

3）Y 形骨折：斜行骨折平面可使用加压螺钉固定骨块。对 Y 形骨折，钢板只能起到中和的功能。

4）H 形骨折：原则上讲，滑车碎块必须在远侧柱上重新对位。远侧骨块用点状复位钳复位到两个柱上。在用 4.0 mm 或 6.5 mm 螺钉固定骨块时，先用克氏针临时固定，以协助稳定滑车和防止碎块移位。

5）内侧入形骨折：该型骨折的困难之处在于外侧骨块上可利用的区域很小，内侧滑车碎块即使用螺钉固定也太小。外侧柱用 2 根 4.0 mm 螺钉把肱骨小头固定到内侧柱，完成远端贯穿固定。然后用 2 根外侧 4.0 mm 螺钉把同一碎骨块固定到外侧钢板，这样便可固定整个外侧柱。内侧柱用标准 3.5 mm 重建钢板牢固固定。

6）外侧 λ 形骨折：在该型骨折中，滑车是一个游离碎块，但其内侧柱完整。因此，应先把滑车骨块固定于内侧柱上，用 2 枚 4.0 mm 螺钉通过钢板钉孔直接拧入滑车和小头，可以确保钢板稳定并把远侧骨块拉到一起。

7）开放性骨折：常见于高能量创伤，如果伤口在前侧，肱动脉和正中神经有损伤的风险，应仔细检查神经血管。如果伤口在后侧，在设计手术入路时可利用肱三头肌的伤口，在这种情况下肱骨末端可能有大量的污物和碎片存在，因此需要仔细清创。

（4）术后处理：对骨折进行有效的固定后不需要石膏的辅助外固定。术后肿胀十分常见，绷带或石膏过紧可增加发生骨筋膜室综合征的风险。术后 24 小时拔出引流管后开始肘关节主动活动，但禁止对肘关节进行间断性的被动牵拉。抗阻锻炼需延迟至术后 4 周开始。

五、并发症

肱骨远端骨折常见并发症包括关节僵硬、骨不连和畸形愈合、感染以及尺神经麻痹。鹰嘴截骨的患者还有可能出现截骨部位的骨不连，应用尖端指向远侧的"V"形截骨可增加截骨面的接触面积以降低该并发症的发生率。骨质疏松严重的老年患者还容易出现内固定失败。

（王谦军）

第三节　尺骨鹰嘴骨折

尺骨鹰嘴位于皮下，很容易在受到直接暴力而骨折。单独的尺骨鹰嘴骨折约占肘关节骨折的 10%。肱三头肌止于尺骨鹰嘴，其筋膜由内外侧向尺骨远端延伸止于尺骨近段骨膜。因此，在没有移位的尺骨鹰嘴骨折时，完整的肱三头肌筋膜能维持骨折不进一步移位。

一、发病机制

直接暴力是尺骨鹰嘴骨折最常见的原因。肘关节屈曲、前臂伸展位撑地以及高能量损伤都可以造成鹰嘴骨折，有时可合并桡骨头骨折以及肘关节脱位。

二、分型

鹰嘴骨折除了撕脱骨折都是关节内骨折，常见的分型有 Colton 分型、Schatzker 分型、AO 分型以及 Mayo 分型等。

Colton 把鹰嘴骨折分成两个大类：无移位骨折（Type Ⅰ）和有移位骨折（Type Ⅱ）。骨折移位小于 2 mm 且屈肘 90°时骨折仍无移位的称为 Ⅰ 型，患肢能对抗重力伸肘。Type Ⅱ分四个亚型——撕脱骨折，ⅡA；斜形和横形骨折，ⅡB；粉碎骨折，ⅡC；骨折脱位，ⅡD（图 2 - 2）。

Horne 和 Tanzer 根据他们对 100 例尺骨鹰嘴骨折的病例总结得出一种分型，并根据分型提出了相应的治疗方案。在这一分型体系里，Type Ⅰ 型骨折包括鹰嘴近端 1/3 的横形骨折和尖端撕脱骨折。Type Ⅱ型骨折指累及鹰嘴窝中 1/3 部分的横形或斜形骨折，其中ⅡA 型为简单骨折，ⅡB 型存在第二条向远端和后方延伸的骨折线。Type Ⅲ指累及远端 1/3 鹰嘴窝的骨折。根据他们的经验，Ⅰ 型和Ⅱ型骨折宜采用切开复位张力带内固定治疗，关节外的撕脱骨折宜采取骨块切除的治疗方法。对于ⅡB 型骨折，他们建议抬起压缩的关节面并植骨，然后用张力带钢丝固定。对Ⅲ型骨折应该采用钢板而不适宜张力带钢丝固定，因为张力带钢丝对这个部位的骨折固定效果较差。

Mayo 分型简单实用，有助于手术方案的确立。它主要基于以下 3 个要素：①有无骨折移位。②关节的稳定性。③骨折粉碎的程度（图 2 - 3）。

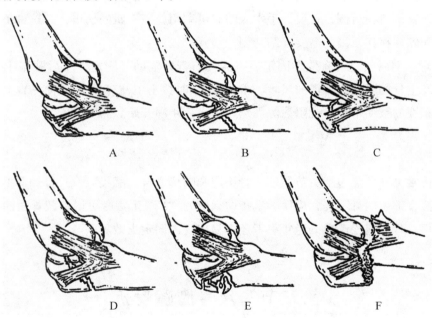

图 2 - 2 尺骨鹰嘴骨折的 Colton 分型（Ⅱ型）

A. 撕脱骨折；B. 斜形骨折；C. 横形骨折；D. 斜形粉碎骨折；E. 粉碎型骨折；F. 骨折 - 脱位型

Type Ⅰ：无移位骨折通常是简单骨折，移位＜2 mm，约占鹰嘴骨折的 5% 。

Type Ⅱ：有移位但肘关节稳定的骨折。分两个亚型：简单型和粉碎性。该类骨折的一个基本特点是内侧副韧带前束仍保持完整。

Type Ⅲ：有移位且肘关节不稳定的骨折。也分两个亚型：简单型和粉碎型。这类骨折常合并桡骨头骨折，有时会因肘关节自动复位而使骨科医生误认为是稳定型骨折，容易造成误治。所幸这类骨折也仅占鹰嘴骨折的 5% 左右。

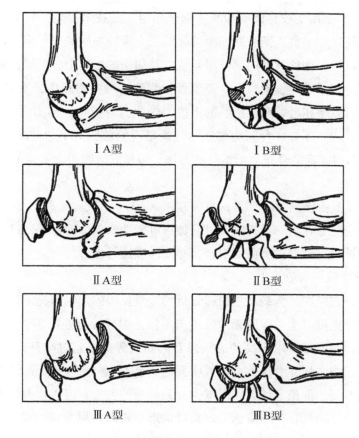

图 2-3 尺骨鹰嘴骨折的 Mayo 分型

ⅠA 型.无移位简单骨折;ⅠB 型.无移位粉碎骨折;ⅡA 型.简单骨折伴移位,肘关节稳
定;ⅡB 型.粉碎骨折伴移位,肘关节稳定;ⅢA 型.简单骨折,肘关节不稳定;ⅢB 型.粉碎
骨折,肘关节不稳定

三、临床表现和诊断

鹰嘴全长均位于皮下,骨折后往往疼痛、肿胀、畸形明显,可以扪及骨折线。正、侧位 X 线多可
以清楚显示骨折的类型和关节面的情况,标准的侧位片非常重要,有助于判断有无肘关节脱位的存在。

四、治疗

尺骨鹰嘴骨折的治疗目标:①重建关节的完整性。②保护伸肘动力。③重建肘关节稳定性。④恢复
肘关节的活动范围。⑤避免和减少并发症。⑥快速康复。基于以上这几个目标,原则上所有的尺骨鹰嘴
骨折都应进行内固定治疗,尤其是有移位的骨折。下面主要依据 Mayo 分型介绍一下治疗方案。

Type Ⅰ:无移位骨折。

严格来讲,为达到早期活动的目的,尺骨鹰嘴骨折都宜进行手术治疗。对于老年人的无移位骨折,
也可以行肘关节半屈中立位长臂石膏后托固定。通常固定 1~2 周即可开始肘关节屈伸锻炼,治疗时应
严密跟踪 X 线表现,一旦发现骨折移位应及时调整治疗方案。6 周内避免 90°以上的屈肘活动。

Type Ⅱ:移位骨折,肘关节稳定。

1. 切开复位内固定 大部分横形骨折,无论是简单的还是伴有关节面轻度粉碎或压缩的,都可采
用张力带钢丝技术固定。张力带技术通过屈肘活动将骨折间分离的力量转化为压缩力,从而使骨折块间

得到加压。AO 张力带技术采用 2 枚克氏针和 8 字钢丝固定，其技术要点为：2 枚克氏针平行由近端背侧向远端前方置入，克氏针如果贯入髓腔并不明显降低张力带的加压效率，但克氏针穿过前方皮质可以防止针尾向近端滑出的风险。钢丝放置的部位对复位以及加压的影响十分关键：钻孔部位应位于距尺骨中轴偏背侧的部位，距离骨折线的位置应至少等于骨折线到鹰嘴尖的距离，不应 < 2.5 ~ 3 cm。钢丝在肘关节伸直位抽紧，才可以使屈肘时肱三头肌的牵拉力转化为骨折间的加压力。当有较大的碎骨块时，可以加用螺钉单独固定骨块。还有一种张力带技术，就是根据髓腔大小的情况采用 6.5 mm 或 7.3 mm 直径的 AO 骨松质螺钉髓内固定结合张力带钢丝的方法，虽然有生物力学实验的支持，但临床结果报道较少。

ⅡB 型骨折，如果骨折粉碎程度较严重，患者年龄 < 60 岁，或者骨折线位于冠状突远端的，宜用塑形钢板固定。复位时应注意在粉碎骨折时，过分加压可能造成关节面短缩。这时可以参考尺骨背侧皮质的对位情况，而不应该盲目相信关节面的对合，必要时应进行植骨。

2. 切除骨折块，重建肱三头肌止点。

切除鹰嘴重建止点，在撕脱骨折或严重粉碎骨折无法复位内固定的情况下仍然是一种选择。需要注意的是，重建肱三头肌止点可以造成伸肘无力、关节不稳、僵硬、可能出现骨关节炎等并发症。因此，这种治疗方案多限于对伸肘力量要求不高的老年患者。如果骨折不超过半月切迹近端 50% 的范围，尺骨近端附着的韧带没有断裂，切除骨块不会造成明显的关节不稳。另外，大部分学者都建议将肱三头肌止点前移至靠近鹰嘴关节面的部位，认为可以减少骨关节炎的发生，但生物力学实验证明，止于前方大大地减弱肱三头肌的肌力，相反，止于后侧可以获得接近正常的伸肘力量，只在屈肘 90°位时伸肘力量才有明显减弱。

Type Ⅲ：移位骨折，肘关节不稳。

因为同时存在侧副韧带断裂，所以肘关节不稳甚至脱位。尤其是ⅢB 型骨折，往往同时合并冠状突或桡骨头骨折或桡骨头脱位，这是一种极为复杂和不稳定的骨折类型，治疗结果也最难预料。手术的目的仍然是关节面解剖复位，坚强内固定，早期功能锻炼。在固定鹰嘴的同时，还需要处理相应的桡骨头或冠状突骨折等。对ⅢA 型和ⅢB 型骨折，因其固有的不稳定的特性，均宜采用钢板固定。O'Driscoll 等提出采用后正中入路，将钢板塑形后放置在背侧固定。生物力学实验表明，单块后置钢板的抗弯强度比在内外侧同时放置两块钢板的强度更大。1/3 管型钢板不能提供早期操练所需的固定强度，且有早期松动或疲劳折断的风险，因此应选用 LC - DCP 或重建钢板。如果在后侧钢板的近端螺孔加一枚长螺钉行髓内固定，可以有效增加抗弯强度。在合并大的尺骨冠突骨块的情况下，可先通过鹰嘴部的骨折线暴露和固定冠突，然后再完成尺骨鹰嘴的固定。这样可以防止因尺骨冠突骨折而肘关节后方不稳的情况发生。另外，如果骨折太碎，钢板和螺钉仍不足以牢固固定骨折，可以在近端加用张力带钢丝。对于部分ⅢB 型骨折也可以切除骨折块，这包括年老、皮肤软组织活力较差，以及近端骨块严重粉碎等情况。

行后侧钢板及张力带钢丝加强固定，桡骨头假体置换后肘关节稳定。

内固定选择：张力带钢丝 vs 钢板螺钉系统张力带钢丝技术被广泛应用于尺骨鹰嘴骨折的治疗。张力带钢丝将牵张力转化为骨折端的压应力，起到复位和促进骨折愈合的作用。但由于尺骨鹰嘴位于皮下部分，内固定物对软组织和皮肤的刺激较大。一项调查表明约 24% 的患者主诉与内置物有关的疼痛，32% 的人因为内置物的刺激而影响关节功能恢复。当然，其中约有一半的患者在去除内置物后症状得到改善。

钢板固定同时兼有张力带和支撑的作用，材料的发展使钢板比以前更薄但强度并不减弱，所以内置物的刺激相对张力带钢丝系统为小。Bailey 等随访 25 例用钢板固定的 Mayo Ⅱ型和Ⅲ型的患者，结果除了旋后活动与健肢相比有统计学差异，其他方向的活动及肘关节力量都没有统计学差异。

Hume 等做过一个前瞻性研究，他们分别采用钢板和张力带钢丝固定移位的尺骨鹰嘴骨折，结果发现钢板与张力带相比，在维持骨折复位（没有台阶或分离）方面（95% vs 47%）、影像学结果（86% vs 47%）、临床结果（63% vs 37%）均优于后者。6 个月后两者的活动度相等，张力带固定组有 42% 的患者存在内置物刺激症状。在一项比较各种固定方法力学强度的实验中，人们发现双侧打结的张力带钢丝对横形骨折最为稳定，钢板和张力带对斜形骨折的固定同样有效，而对粉碎骨折宜采用钢板固定，因为其固定稳定性最好。

五、术后处理

如果骨折固定稳定，应在术后第二天开始肘关节屈伸活动。有条件的话可以在术后 3 天内，在臂丛神经持续阻滞下进行肘关节锻炼。罗比卡因对运动的阻滞作用较弱，适合术后镇痛使用。早期肘关节屈伸以主动活动为主、被动活动为辅，练习应缓慢到位，到达屈、伸极限位时维持 3~5 秒，每次练习重复 5 组，每天重复 3 次。4 周内应避免过度屈肘，8 周后可以适当增加力量训练，但要避免强力被动活动以防止异位骨化的发生。操练的强度控制在练习后患部不出现明显的发热、肿胀、疼痛情况下。一旦出现这种现象，应减少运动强度，局部冷敷和服用非甾体消炎类药治疗。如果骨折固定的强度不太可靠，或仍然存在肘关节不稳定的因素，可以石膏固定 2~3 周逐渐开始功能操练。肘关节对长期固定的耐受要弱于膝关节和腕关节，早期活动对恢复关节功能意义重大。

六、并发症

鹰嘴骨折的并发症包括肘关节屈伸活动受限，畸形愈合、骨不连、尺神经症状以及创伤性关节炎等。前臂伸直受限 10°~15° 十分常见，这常常与关节制动和内置物刺激疼痛影响操练有关。克氏针置入对侧皮质可以有效地防止克氏针尾部退出对三头肌及皮肤软组织的刺激，有利于减少内置物刺激引发的并发症。另外，15~25 年后肱尺关节骨关节炎的发生率高达 20%~50%。

（简 伟）

第四节 桡骨头骨折

桡骨头骨折占全身骨折的 1.7%~5.4%，约占肘部骨折的 33%，其中 1/3 合并其他损伤。

一、发病机制

常见于手掌向下，前臂伸展、旋前撑地，力量由掌心传递至肱桡关节，多引起桡骨头前外侧部分骨折。骨折的严重程度取决于肱桡关节承受的应力，最大可达身体重量的 90%。内侧副韧带可因受到强大的外翻应力而撕裂，造成更严重的外翻不稳；或因上臂的内旋，外侧副韧带、关节囊相继撕裂，肱骨滑车撞击尺骨冠状突造成尺骨冠状突骨折，造成肘关节骨折脱位，即所谓"恐怖三联症"；当受到以纵向应力为主的外力时，下尺桡关节的韧带、骨间韧带相继断裂，形成典型的桡骨轴向不稳定（Essex-Lopresti 损伤）。

二、分型

桡骨头骨折的分型众多，目前常用 Mason – Hotchkiss 分型（图2 – 4）。

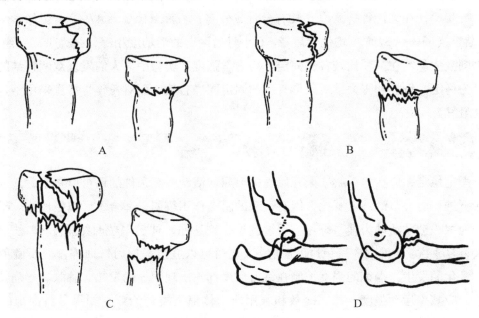

A   B

C   D

图2 – 4　Mason – Hotchkiss 分型

A（Mason Ⅰ型）. 骨折无移位或移位 < 2 mm；B（Mason Ⅱ型）. 骨折移位 >
2 mm或骨折块面积 > 1/3 关节面；C（Mason Ⅲ型）. 粉碎性骨折，无法通过内固定加
以重建；D（Mason Ⅳ型）. 桡骨头骨折合并肘关节脱位

Type Ⅰ 型：没有移位的骨折，桡骨头或桡骨颈骨折没有移位或移位 < 2 mm，无须手术治疗。

Type Ⅱ 型：有移位的桡骨头骨折或桡骨颈骨折，包括以下几种情况：①关节面骨折移位 > 2 mm，关节活动受到机械性阻挡。②骨折粉碎程度不严重，允许内固定治疗。③有移位的简单骨折，骨折块较大（ > 30% 关节面）。

Type Ⅲ 型：严重的桡骨头粉碎骨折或桡骨颈骨折，无法重建，需要行桡骨头切除。

Type Ⅳ 型：桡骨头骨折合并肘关节周围其他损伤，包括尺骨鹰嘴骨折、尺骨冠状突骨折、内、外侧副韧带损伤、肘关节脱位、骨间膜损伤联合下尺、桡关节脱位等。

三、临床表现和诊断

患者往往有明确的撑地外伤史，肘关节外侧肿胀、压痛明显。前臂旋转和屈伸受限，如果合并肘关节脱位或侧副韧带损伤，肘关节可明显畸形。对桡骨头骨折的患者还要重点检查前臂和腕关节，在 Essex – Lopresti 损伤的病例中，患者的远端尺桡关节有压痛，旋转时疼痛加重，前臂有胀痛感，此时需对比拍摄双侧的腕关节中立位正位片，以判断有无桡骨的上移。MRI 可有助于判断骨间膜的撕裂。X 线片包括常规的肘关节前后位和侧位片，如果患者桡骨头处压痛明显而 X 线平片无法看到明确的骨折线，可以加拍肘关节的外斜45°位片。另外，拍摄前后位时球管投照方向略向近端倾斜，投射中心仍位于肘关节处（肘关节斜正位片），可以清楚地看到桡骨头的关节面以及在关节面上的骨折线情况。标准侧位片上的脂肪垫阴影，特别是在桡骨头前方和肱骨髁后方的阴影表明有关节腔内血肿存在，是桡骨头隐匿性骨折的一个线索，是加拍桡骨头特殊位 X 线片的指征，必要时也可以拍摄 CT 以明确诊断。

四、治疗

1. 功能治疗　对 I 型骨折采用短暂固定后早期进行屈伸和旋转功能操练（功能治疗）可以获得更好的肘关节功能，操练以主动活动为主，辅以适当的被动活动。操练方法：以屈肘为例，患肘达到屈曲极限时在健肢或理疗师帮助下维持 5 秒左右为一组，重复 5 组，每天 3 次。如患肢出现明显肿胀、发热等现象，则需减少运动量并适当辅以局部冷敷。治疗过程中可每周随访 X 线表现，防止操练中出现骨折移位。

2. 内固定治疗

（1）内固定治疗的指征：关节面塌陷或分离超过 2 mm、骨折类型不太复杂的 Mason II 型骨折是切开复位内固定的最佳适应证。对于大部分 Mason IV 型骨折，固定桡骨头更可以改善肘关节的稳定性并允许肘关节早期操练。但是采取内固定治疗方法的前提是手术能够提供足够强度的固定，允许早期活动而不用担心骨折移位或坏死。这取决于骨折粉碎的情况以及手术医生的手术能力，也取决于采用的内固定方式。

（2）手术入路：最常用的是 Kocher 入路，由肘肌和尺侧腕伸肌之间进入，在关节囊的浅面锐性分离尺侧腕伸肌和指总伸肌、桡侧腕伸肌。由于神经界面位于肘肌（桡神经）与尺侧腕伸肌（骨间后神经）之间，不会干扰相关肌肉的神经支配，分离软组织时注意保持前臂旋前以使骨间背侧神经向前方移位，防止神经损伤。关节囊切口应位于外侧副韧带尺骨束（LUCL）的前方，这样可以防止切断 LUCL 造成肘关节不稳，并能在术后缝合环状韧带后保证外侧副韧带复合体的完整性。骨折通常位于桡骨头的前外侧，这通常就是桡骨头固定的安全区（非关节面区），手术中一个简易的判断方法是找到桡骨茎突和 Lister 结节组成的 90°区域，在桡骨头平面与之相对应的 90°范围即是桡骨头骨折内固定的安全区。在安全区内放置钢板不会引起术后撞击和前臂旋转受限。螺钉即使在安全区内置入时也应做埋头处理，以防前臂旋转时刺激环状韧带。

（3）内固定选择：克氏针没有螺纹，固定不牢且有滑出的风险，如果尾部留得过长会因刺激软组织而难以保证术后早期活动。因此，如果有条件，应尽可能选择有螺纹的内固定材料。空心螺钉、Herbert 钉、骨片钉、微型钢板等都是不错的选择。现在已经有专为桡骨头骨折设计的钢板，这是一种 2.0 mm 的 π 型锁定钢板，其生物力学强度要大于普通的 2.4 mm 系统的 T 型钢板和 2.0 mm 的 T 型 LCP 钢板，能对完全移位的桡骨颈骨折提供较高强度的固定，相信随着这种钢板的普及，更多的桡骨头骨折可以通过内固定治疗而非切除或假体置换。

3. 桡骨头切除和桡骨头假体置换　对于无法进行内固定重建的桡骨头骨折，或者无法固定的骨折，切除桡骨头是明智的决定。对单纯的桡骨头骨折进行桡骨头切除，远期效果的优良率为 78% ~ 95%。不过，Mason II 型和 III 型骨折合并内侧副韧带损伤的比例可能高达 50%，如果在内侧副韧带断裂的情况下切除桡骨头会造成肘关节的严重外翻，继而带来肘关节的无力和疼痛。Essex – Lopresti 损伤对整个前臂稳定性的危害极大，尤其是腕关节的活动和力量都会受到严重影响。桡骨头切除后桡骨向近端移位的发生率高达 20% ~ 90%，说明这种损伤的漏诊率极高，假体置换可以防止这些并发症的发生。不过，是否假体置换还取决于患者的年龄、经济条件、对肘部及腕关节力量的要求等因素，对于 Mason III 型骨折，如果并存有内侧副韧带损伤或骨间膜损伤，且患者年龄较轻，患肢是优势肘，应该考虑假体置换。

Mason IV 型骨折的治疗原则是尽可能地复位固定桡骨头以恢复肘关节的稳定。因为即使是现有的金属假体，仍不能完全模拟自然桡骨头的形态，生物力学实验证实自体桡骨头能够提供更有效的稳定作用。桡骨头假体安放不当会造成肱骨小头前方关节面磨损并限制屈曲活动。当然，如果内固定不足以允许肘关节早期活动，肘关节的功能不佳。此时应切除桡骨头，并可通过以下两种选择获得肘关节的即刻稳定性。

（1）使用带轴的外固定支架：使内、外侧副韧带在支架的保护下获得愈合，但这种方法不能确保不出现晚期的肘关节的外翻、不稳定以及桡骨上移、腕部尺侧嵌入综合征等。外固定支架的螺钉有损伤桡神经的风险，另外，如果支架的旋转中心不能正确地对准肘关节的旋转中心，肘关节的活动会受到影响。

（2）桡骨头假体置换：置入金属假体可以提供肘关节较好的外侧柱稳定性，目前为止，采用金属假体置换治疗复杂桡骨头骨折已经在临床上取得了较好的中短期疗效。

（简　伟）

第五节　孟氏骨折

孟氏骨折又称为 Monteggia 骨折脱位，为尺骨近端 1/3 骨折合并桡骨头脱位。Monteggia 于 1814 年首次对此种骨折脱位进行了描述，此后即以其名字称呼此种骨折脱位。这种骨折脱位的复合性损伤在治疗上常常看似简单，实则争议尚多。尺骨骨折合并桡骨近端脱位，伴或不伴有桡骨骨折。目前认为儿童的这种复合损伤一般可保守治疗，但成人需要常规切开复位内固定。

一、分型

Bado 将此类型骨折脱位归纳为 4 型（图 2 - 5）。

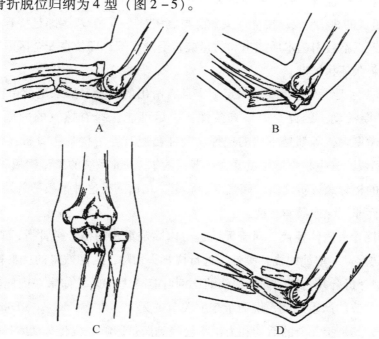

图 2 - 5　Monteggja 骨折 Bado 分类

A. Ⅰ型尺骨中或近 1/3 骨折伴桡骨头前脱位；B. Ⅱ型尺骨中或近 1/3 骨折伴桡骨头后脱位；C. Ⅲ型尺骨骨折为尺骨近侧干骺端骨折，于冠状突远侧，伴桡骨头侧方或前侧脱位；D. Ⅳ型尺骨中或近 1/3 骨折，桡骨头前脱位，桡骨近 1/3 骨折于肱二头肌结节下骨折

1. Ⅰ型：尺骨中或近1/3骨折伴桡骨头前脱位，其特点是尺骨向前成角。约占60%。

2. Ⅱ型：尺骨中或近1/3骨折伴桡骨头后脱位，其特点是尺骨向后成角，并常有桡骨头骨折。约占15%。

3. Ⅲ型：尺骨骨折为尺骨近侧干骺端骨折，在冠状突远侧，伴桡骨头侧方或前侧脱位。此型仅见于儿童。约占20%。

4. Ⅳ型：尺骨中或近1/3骨折，桡骨头前脱位，桡骨近1/3骨折在肱二头肌结节下。约占5%。

以总发生率计算，Ⅰ型骨折远比其他类型骨折脱位常见。值得注意的是，Bado分型没有将成人Monteggia骨折脱位与儿童损伤分开。尽管成人与儿童在Monteggia骨折脱位的损伤机制、临床预后等很多方面都有不同点，但以往众多文献并未将成人与儿童损伤分开讨论。成人Monteggia骨折脱位以Ⅱ型常见，但Eglseder等认为BadoⅠ型在成人Monteggia骨折脱位或经尺骨鹰嘴脱位病例中占大多数。依据文献，儿童Monteggia骨折脱位以BadoⅠ型和Ⅲ型最常见，其中Ⅰ型约占53%或60%，Ⅲ型约占26%或40%。儿童中Ⅱ型和Ⅳ型少见，主要原因是Ⅱ型多见于成人，而Ⅳ型极其罕见。

在Bado分型的Ⅰ型和Ⅱ型中还包括Monteggia骨折脱位的其他等同类型，它们没有桡骨头脱位，代之以桡骨头或桡骨颈骨折。有学者建议将此种等同类型从Monteggia骨折脱位典型类型中分出进行单独讨论。此种类型损伤存在关节内骨折，因而其临床预后与未涉及关节内的典型类型有很大差异。

Jupiter等还将BadoⅡ型骨折分为4个亚型。A亚型：尺骨近端骨折包括冠状突骨折；B亚型：尺骨骨折位于干骺端与骨干结合部，冠状突远端；C亚型：尺骨骨干骨折；D亚型：累及从尺骨鹰嘴至骨干的复杂尺骨骨折（图2-6）。

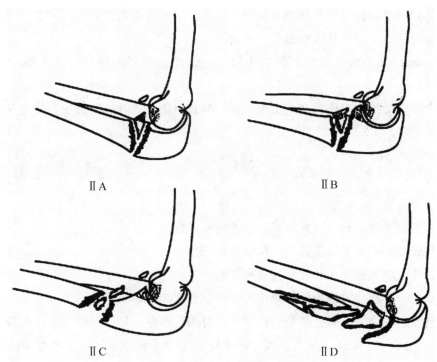

图2-6 MonteggiaⅡ型Jupiter分类

ⅡA亚型.尺骨近端骨折包括冠状突骨折；ⅡB亚型.尺骨骨折位于干骺端与骨干结合部，冠状突远端；ⅡC亚型.尺骨骨干骨折；ⅡD亚型.累及从尺骨鹰嘴至骨干的复杂尺骨骨折

除 Monteggia 骨折脱位典型类型外尚存在变异情况：桡骨头脱位或半脱位伴尺骨弹性弯曲变形而非骨折。由于儿童骨质的特点，此种损伤多见于儿童。在这种变异类型中尺骨局部发生微骨折，在一般 X 线影像中无法明确显示。

此外，根据损伤后桡骨头手法复位情况将 Monteggia 骨折脱位中桡骨头脱位情况分为：易复型和难复型。前者在前臂轴向牵拉过称过程中自动复位，但有再脱位的可能性。后者由于桡骨头脱位后存在阻挡复位的组织而导致复位困难，需要切开复位。一般阻挡桡骨头复位的结构可能有：关节囊和环状韧带、正中神经、桡神经、关节软骨碎块、短缩的尺骨以及肱二头肌腱。

二、发病机制

在所有类型中Ⅰ型居绝对多数。目前大多数学者认为Ⅰ型骨折主要有两种损伤机制。

1. 极度旋前位或过伸时跌倒，由跌倒产生的压力造成尺骨骨折，同时肱二头肌的强大旋后力向前牵拉桡骨头。Evans 进行尸体生物力学研究，将肱骨固定后强力使前臂旋前，结果造成了桡骨头前脱位和尺骨骨折。同时指出，跌倒时手和前臂通常是完全旋前的，当手固定于地面时，体重迫使上肢外旋，即造成了前臂的极度旋前而发生 Monteggia 骨折。Bado 同意 Evans 的观点，指出Ⅰ型骨折的肘关节侧位 X 线片上，桡骨结节处于后侧，表明桡骨处于完全旋前位。

2. Monteggia 骨折脱位的另一损伤机制是前臂遭受尺骨背侧的直接打击。因为在该类型损伤中并无跌伤史。

Peurose 描述了 MonteggiaⅡ型骨折脱位的损伤机制，他认为此种类型类似于肘关节后脱位，只是由于尺骨近端附着的韧带结构较尺骨骨质更为坚固。由此，当前臂遭受向后传到的暴力时造成了桡骨头后脱位，肱尺关节保持完整，而尺骨近端发生了骨折。

Bado 指出 MonteggiaⅢ型骨折脱位都是由于肘内侧面的直接打击暴力所造成的。此类损伤仅见于儿童。

多数学者认为Ⅳ型骨折的损伤机制与Ⅰ型相同，只是可能在桡骨头脱位后，桡骨又遭受了第二次创伤，故合并了桡骨骨折。

三、症状和体征

症状和体征与类型有关。

1. Ⅰ型可于肘窝触到桡骨头，前臂短缩，尺骨向前成角。

2. Ⅱ型可于肘后触及不完整的桡骨头，尺骨向后成角。

3. Ⅲ型可于肘外侧触及桡骨头和尺骨近端向外侧成角。

4. Ⅳ型桡骨头处于肘窝，尺桡骨骨折处均有畸形及异常活动。

所有 4 型典型骨折脱位中，肘关节及前臂均可伴有明显肿胀、压痛及肘关节和前臂主动旋转活动受限，被动活动疼痛加剧。在 Monteggia 骨折脱位的变异损伤中，前臂局部肿胀和疼痛的症状和体征相对于尺骨完全骨折不是很明显，因此查体时需要认真检查。

桡神经深支损伤为最常见的并发症，应检查相应的神经功能症状。

四、诊断

除依据症状和体征外，对此型骨折脱位损伤的确诊更多依赖于 X 线检查。虽然尺骨骨折和桡骨头脱位在 X 线片上极易判断，但 Monteggia 骨折的漏诊率却还是很高，有 20%~50% 的病例在初次就诊时出现漏诊。主要原因首先是 X 线片未包括肘关节；其次是摄片过程中 X 线球管未以肘关节为中心，以致桡骨头脱位变得很不明显；第三是体检不认真忽略了桡骨头脱位的存在，以致阅片漏诊；第四患者在伤后就诊前自行牵拉或制动，使脱位的桡骨头自动复位，以致就诊时忽略了脱位的可能，但在固定中可复发脱位。

此外，Monteggia 骨折脱位变异类型的漏诊率更高。因为此种类型多见于儿童前臂损伤，所以有学者提醒临床医师需要注意：①当前臂仅有单一尺骨或桡骨成角或重叠短缩骨折时，一定有尺桡近端或远端关节的脱位或半脱位（Monteggia 或 Galeazzi 骨折脱位）。②当儿童前臂损伤有尺骨头或桡骨头脱位时，必须仔细观察是否有尺桡骨骨折，即使仅有轻微青枝骨折或弯曲畸形。③在进行前臂 X 线摄片时必须包括尺桡近、远端关节。④必要时需要加拍对侧即正常侧前臂 X 线影像以便进行对照。

在肘关节前后位和侧位 X 线片中，确定桡骨头是否脱位的方法是，描画通过桡骨头的桡骨轴线——肱桡线，该轴线应该指向肱骨小头；如果桡骨轴线没有通过肱骨小头表明存在桡骨头半脱位或脱位。

五、治疗

儿童 Monteggia 骨折脱位，闭合复位治疗均可获得满意效果。但对成人 Monteggia 骨折脱位的治疗，尤其是桡骨头脱位的治疗一直存在争议。

Speed 发现切开复位桡骨头并修复或重建环状韧带，同时做尺骨内固定是效果最好的方法。Boyd 和 Boals 建议对尺骨骨折用加压钢板或髓内钉做坚强内固定，但桡骨头应闭合复位，除非闭合复位失败，否则并无切开复位的指征。前一组中多数桡骨头脱位可采用手法复位，急性损伤采用此法治疗，约 80% 效果优良。伴有桡骨头骨折的 Monteggia 骨折脱位可能难以处理。因此当桡骨头有明显骨折时 Boyd 和 Boals 建议切除桡骨头，他们治疗的病例优良率达 77%。

Reynders 等认为桡骨头早期切除与尺骨骨折延迟愈合或不愈合有关，可增加尺骨骨折固定所承载的成角应力。他们建议对桡骨头骨折进行修复、假体置换或原样保留直至尺骨骨折愈合。

对多数 I 型损伤可以采取如下方法处理：对尺骨骨折进行坚强的内固定、闭合复位桡骨头、前臂旋后位肘关节屈曲 90° 以上制动 6 周。

尺骨不愈合、骨性连接、肘关节活动受限是效果差的主要原因。建议对这种复杂的复合性损伤要仔细诊断，并迅速给予恰当的治疗。

长骨骨折的 X 线必须包括远端和近端关节。无论肢体处于什么姿势，在所有 X 线片上桡骨头与肱骨小头总是在一条线上。对于看似没有危险的尺骨近端 1/3 轻度一位骨折患者，必须密切观察有无尺骨成角增加和继发桡骨头脱位或半脱位。

目前常用的治疗方案如下：

1. 急性损伤　桡骨头脱位可用闭合方法复位者，就不应切开复位，但尺骨骨折需要坚强内固定。由于尺骨近端 1/3 的髓腔较大，需使用加压钢板；尺骨中 1/3 处髓腔较小，可用加压钢板或髓内钉。术中固定尺骨骨干骨折后，应仔细分析肱桡关节 X 线片。桡骨头半脱位需要切开复位。

手术方法：首先牵引前臂，在上臂做对抗牵引，将肘关节屈曲 120°，整复桡骨头脱位。通过 X 线片检查复位情况，如复位满意，可如前述进行下一步处理；若复位不满意，则进行切开复位。沿尺骨皮下缘做一切口，显露尺骨骨折部分。然后用加压钢板和螺钉或髓内钉固定骨折。创口缝合后，前臂旋后，肘关节屈曲 120°，防止桡骨头再脱位，用塑形的上臂后侧石膏托固定。复查 X 线片，确认桡骨头仍保持复位。

术后处理：术后 2 周，将后侧石膏托开窗或拆除，然后拆线。术后 4～6 周，必须保持肘关节屈曲 110°～120°。通常术后 2 周换用长臂管型石膏，术后 4 周去除管型石膏，改用颈腕带保护上肢，仍保持肘关节屈曲 110°～120°。允许轻柔地旋前和旋后活动，但在伤后 6 周内不能做 90°以下的伸肘活动。

2. 急性损伤　环状韧带或关节囊嵌入阻碍了桡骨头复位者，需要切开复位桡骨头脱位，修复或重建环状韧带，坚强固定尺骨骨折，手术采用 Boyd 入路。

手术方法：通过 Boyd 入路显露尺骨骨折和桡骨头脱位。确认环状韧带的情况，如韧带完整，可切开并牵开韧带，协助桡骨头复位。较常见的是环状撕裂或撕脱，并移位进入尺骨的桡骨切迹。如果为协助桡骨头复位已将环状韧带切开，且环状韧带破损不太严重，可用适当的不可吸收缝线予以缝合。若环状韧带已经不能修复，可予以韧带重建。具体方法：于前臂肌肉上切取一条筋膜，长约 11.4 cm，宽 1.3 cm。筋膜带的近端仍连接于尺骨近端，在鹰嘴三角形背侧面的远端深筋膜与骨膜混合在一起。在尺骨的桡骨切迹远侧与桡骨结节的近侧之间，将筋膜带绕过桡骨颈后面，继之环绕桡骨颈。在固定尺骨骨折之前进行这步操作较为容易。再整复尺骨骨折的骨块，按成人尺桡骨骨干骨折部分介绍的方法做牢固固定。如骨折粉碎严重，要用自体髂骨移植辅助内固定，注意不可在尺桡骨之间放置任何骨块。最后在桡骨颈处缝合新的环状韧带。韧带应收紧，但不要太紧以免磨损骨质和妨碍旋转。

术后处理与桡骨头闭合复位相同。

3. 成人陈旧性 Monteggia 骨折脱位损伤（6 周或更长时间）　从未复位的桡骨头脱位，或尺骨骨折固定不牢导致骨折成角和桡骨头再脱位者，应切除桡骨头。若尺骨成角明显或不愈合，则进行坚强固定（通常加压钢板），并附加骨松质移植。

用上肢后侧石膏托固定前臂于中立位，肘关节屈曲 90°。只要固定牢固及创口愈合满意，通常可于术后 4～5 天除去石膏托，然后用吊带保护上肢。可进行轻柔的肘关节主动活动练习以及旋转活动。骨折通常在 8～10 周牢固愈合。

儿童陈旧性损伤（6 周或更长时间）并发症较多，损伤一般等待成年后再进行处理，常见有桡骨头再脱位、尺骨骨折畸形愈合以及前臂骨筋膜室综合征出现尺神经或桡神经麻痹等。而且手术失败率较高，所以需要更多关注。手术方法较多，主要有两种：尺骨截骨桡骨头切开复位和尺骨外固定支架延长闭合复位桡骨头。

对儿童是否需要重建环状韧带仍存争议。Devani 报道对脱位桡骨头予克氏针贯穿复位固定肱桡关节而未进行环状韧带重建，取得了较好的临床效果。但有学者建议在修复环状韧带后需要应用克氏针对肱桡关节进行临时固定以保护韧带的有效愈合。

一般儿童禁止切除桡骨头。有学者建议对儿童陈旧性 Monteggia 损伤中有症状的脱位桡骨头可以在成年后进行切除。Freedman 等建议对有症状的脱位桡骨头可以进行切开复位。但由于脱位桡骨头过度生长或畸形生长导致切开复位非常困难，可以采用桡骨短缩截骨达到复位的目的。

六、预后

目前关于 Monteggia 骨折脱位手术治疗的长期预后尚无定论，Bado 分型与预后的关系也不明确。Givon 等认为 Bado Ⅰ型预后要较其他类型差。另一项多中心研究认为 Bado Ⅰ型和Ⅲ型预后优良，Ⅱ型和

Ⅳ型预后一般较差。Ring 等报道的 48 例成人 Monteggia 骨折脱位手术治疗后平均随访 6.5 年中有 6 例预后差，都为 Bado Ⅱ型。此外有许多学者认为 Monteggia 骨折脱位预后与 Bado 分型之间没有明确的对应关系。

Konrad 等对 63 例成人 Monteggia 骨折脱位病例进行了平均 8.4 年的随访。Bado Ⅱ型以及 Jupiter Ⅱ a 型骨折脱位常常伴有桡骨头或冠状突的骨折，因此他们认为在所有成人 Monteggia 骨折脱位类型中 Bado Ⅱ型特别是 Jupiter Ⅱ a 型长期预后最差。需要对此类型损伤的病例进行充分的解释，说明预后情况及患肢功能丧失情况，必要时需要进一步手术治疗。

（廖　臻）

第六节　盖氏骨折

盖氏骨折又称为 Galeazzi 骨折脱位，为桡骨远端 1/3 骨折合并远端尺桡关节（DRUJ）脱位。

Galeazzi 详细描述了此种损伤，并建议强力牵引拇指整复之。此后即称此种损伤为盖氏骨折。Compbell 称之为"必须骨折（Fracture of necessity）"，因其确信此种损伤必须手术治疗。此种损伤较 Monteggia 骨折脱位更为多见，其发生率约高于后者 6 倍。

一、发病机制

Galeazzi 骨折可因直接打击桡骨远端 1/3 段的桡背侧而造成；亦可因跌倒，手掌撑地的应力传导而造成；还可因机器绞轧而造成。损伤机制不同，其骨折特点也有不同。

二、分型

1. 桡骨远端青枝骨折合并尺骨小头骨骺分离，均为儿童。此型损伤轻，易于整复。

2. 桡骨远端 1/3 骨折　骨折一般位于肱二头肌结节远侧桡骨关节面近侧 4 cm 范围内。骨折可为横形、短缩形、斜形。骨折短缩移位明显，下尺桡关节脱位一般明显。多为跌倒手掌撑地所致。前臂旋前位致伤时，桡骨远折段向背侧移位；前臂旋后位致伤时桡骨远折段向掌侧移位。临床上以掌侧移位者多见。此型损伤较重，下尺桡关节背掌侧韧带、三角纤维软骨盘多已断裂，若三角纤维软骨盘无断裂时多有尺骨茎突骨折。骨间膜亦有一定的损伤。

3. 桡骨远端 1/3 骨折，下尺桡关节脱位，合并尺骨干骨折或尺骨干之外伤性弯曲。多为机器绞轧伤所致。损伤重，可能造成开放伤口。此时除下尺桡关节掌、背侧韧带，三角纤维软骨盘破裂外，骨间膜多有严重损伤。

三、症状和体征

与损伤严重程度有关。患者通常因为疼痛而拒绝前臂旋前或旋后活动。腕关节肿胀明显。如果尺桡远侧关节脱位严重，尺骨茎突突出明显或可以触及。如果骨折移位不显著时骨折局部仅有压痛、肿胀或畸形。移位明显时桡骨出现短缩和成角，下尺桡关节压痛，患者一般无诉腕关节疼痛。此型骨折脱位多为闭合性损伤，开放性损伤多为桡骨骨折近端穿破皮肤所致，伤口小。

与 Monteggia 骨折脱位相反，Galeazzi 骨折脱位中神经血管损伤罕见。

桡骨骨折通常在桡骨中下 1/3 处，可为横形或短斜形，很少严重粉碎。如桡骨骨折移位明显，则下尺桡关节将完全脱位。尺桡骨前后位 X 线片上，桡骨表现为短缩，桡骨向尺骨靠拢，尺桡骨远端骨间距离增宽。正常情况下，尺桡远端关节之间的宽度不大于 1～2 mm，如果超过此宽度表明尺桡远侧关节间韧带结构损伤。正常情况下前臂侧位 X 线片上，尺骨影被桡骨影遮盖，或尺骨影应不超过桡骨影背侧 3 mm。Galeazzi 骨折脱位中桡骨通常向掌侧成角，尺骨头向背侧突出。

儿童患者极少数情况下会出现尺骨远端干骺端分离而非尺桡远侧关节脱位或两者同时并存，所以要对 X 线影像精确分析，排除可能存在的干骺端分离。

Galeazzi 骨折脱位牵引下手法复位并不困难，但维持闭合复位比较困难。由于尺桡骨远端几种肌肉牵拉的力量造成复位难以维持。

1. 旋前方肌收缩使桡骨远折段向尺骨靠拢，并牵拉其向近侧及掌侧移位。

2. 肱桡肌牵拉桡骨远折段向近侧短缩移位。

3. 拇外展肌及拇伸肌使桡骨远折段向尺骨靠拢，向近侧移位短缩。

有上述几种移位力量的存在，因此闭合复位的成功率不高。此外，在极少数情况下，尺骨远端关节内骨折可以妨碍尺桡远侧关节复位。故为了获得良好的前臂旋转功能，避免尺桡远侧关节紊乱，桡骨骨折必须解剖复位。因此此种类型骨折必须予切开复位内固定。

由于 Galeazzi 骨折脱位中桡骨远端骨折处髓腔较宽大，髓内钉很难提供坚固的固定，对放置骨折端间的旋转作用微弱。因此该类型损伤中桡骨远端骨折不允许髓内钉固定。

目前成人首选的方法是通过前侧 Henry 手术入路对桡骨干骨折做切开复位和加压锁定钢板内固定，钢板置于桡骨掌面。因小的钢板难于对抗桡骨远端骨折端肌肉牵拉产生的移位力量，短小钢板在移位力量的作用下可能弯曲，螺钉可能松动造成骨折畸形愈合和不愈合，所以钢板必须有足够的长度和强度，目前多建议使用加压钢板。术后短臂石膏前后托，前臂旋转中立位制动 4～6 周，以使下尺桡关节周围被损的组织获得愈合。对桡骨干骨折做坚强的解剖固定，一般是远侧尺桡关节脱位复位。若该关节仍不稳定，应在前臂旋后位时使用 1 枚克氏针做临时横穿固定。6 周后去除克氏针，开始前臂主动旋转活动。

有学者通过回顾性研究认为对儿童和未成年人 Galeazzi 骨折脱位予以有效的手法复位并辅以石膏可以获得优良的临床结果，并认为即使在该类损伤初期对 Galeazzi 骨折脱位未及时诊断，闭合复位石膏固定仍可以作为有效的治疗方法。

（潘　登）

第七节　胸锁关节脱位

胸锁关节脱位较为少见。按损伤性质，可分为急性和慢性胸锁关节脱位；按脱位程度，分半脱位和全脱位两种；按锁骨内端脱出方向，分为前脱位和后脱位。胸锁关节脱位并不常见，仅占肩胸部脱位总数的 1%，其中胸锁关节前脱位较多，后脱位罕见。随着交通事故的增多，其发病率逐渐增加。

一、解剖

胸锁关节是由锁骨内端与胸骨柄的锁骨切迹与第1肋骨间所构成（图2-7），系双摩动关节，它被关节囊和韧带围绕固定，前后还有肌肉加强，故稳定不易脱位。胸锁关节是肩带与躯干相连接的唯一关节，肩肱关节无论向何方向运动，均需要胸锁关节和肩锁关节的协同。锁骨内侧端的大小与胸骨柄的锁骨切迹不匹配，锁骨关节面一半以上位于胸骨的上方，使得该关节存在不稳定因素，但是由于胸锁关节前韧带和关节囊内关节盘可以防止锁骨向前、向上脱位，后韧带、锁骨间韧带以及肋锁韧带可防止锁骨向后脱位，胸锁乳突肌和胸大肌对该关节亦有稳定作用，因此，胸锁关节脱位在临床上较为少见。

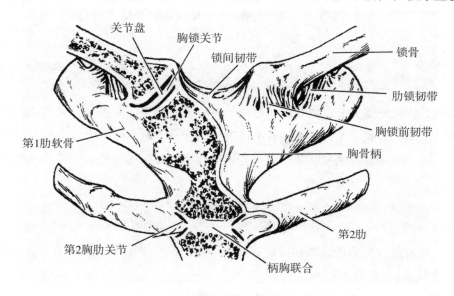

图2-7 胸锁关节解剖

二、病因病机与病理

1. 病因病机

（1）直接暴力：暴力直接冲击锁骨内端，使其向后、向下脱出，形成胸锁关节后脱位。

（2）间接暴力：暴力作用于肩部，使肩部急骤地向后、向下用力，在锁骨内端与第1肋上缘支点的杠杆作用下，可引起锁骨内端向前向上脱出，形成胸锁关节前脱位。胸锁关节脱位以间接暴力为主。

（3）持续劳损：劳动和运动中，经常地使锁骨过度外展，胸锁韧带受到一种慢性的强力拉伤，在轻微暴力作用下，胸锁关节逐渐形成慢性外伤性脱位。

2. 病理变化　胸锁关节脱位的病理变化是关节移位，关节囊和胸锁韧带的撕裂。严重者，肋锁韧带发生撕裂。严重的后脱位，可压迫纵隔内重要脏器，引起呼吸困难、咽下不便和颈部血管被压等症状。

三、临床分型

胸锁关节脱位主要以 Rockwood 分型为标准，可分为以下两型。①前脱位：最常见类型，锁骨近端脱位于胸骨柄前缘的前方或前上方。②后脱位：较少见，锁骨近端脱位于胸骨柄后缘的后方或后上方（图2-8）。

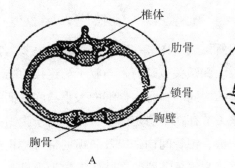
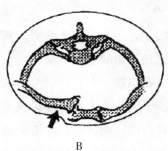
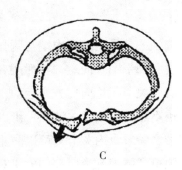

图 2 - 8　胸锁关节脱位的 Rockwood 分型
A. 正常；B. 后脱位；C. 前脱位

四、临床表现

有明显外伤史，伤后胸锁关节部位畸形、疼痛、肿胀或有瘀斑。前脱位，关节局部出现高突；后脱位则关节局部空虚凹陷。后脱位时，如果锁骨头压迫气管和食管时，可产生窒息感和吞咽困难，若刺破肺尖可产生皮下气肿，触诊时胸锁关节部空虚。若属慢性损伤而引起脱位者，关节出现高突疼痛，但常无明显的外伤史。

五、辅助检查

1. X 线检查　摄 X 线片可明确诊断和确定有无合并骨折。X 线摄片，最好拍摄斜位或侧位 X 线片，胸部正位 X 线片常漏诊。

2. CT 检查　常规做 CT 平扫，同时可了解有无并发症。

六、诊断与鉴别诊断

1. 诊断　患者有明显外伤史，伤后局部疼痛肿胀，交叉外展或同侧压迫时加重，同侧上肢活动受限，以托住患侧上肢、头偏向脱位侧来减轻疼痛。前脱位患者胸锁关节处有前凸畸形，可触及向前脱位的锁骨头；后脱位患者可触及胸锁关节前侧有空虚感，但视诊时可因软组织肿胀而无凹陷。后脱位常伴有严重的并发症：包括臂丛神经压迫、血管受压、气胸、呼吸窘迫、吞咽困难、声音嘶哑甚至死亡、胸廓出口综合征、锁骨下动脉受压等。

2. 鉴别诊断

（1）锁骨骨折：两者有相似的受伤机制，均有疼痛、肿胀、活动受限，而胸锁关节脱位两侧胸锁关节明显不对称，可有异常活动，锁骨内端可突出或空虚；而锁骨骨折可扪及骨擦音和骨擦感，在外观上锁骨有明显的台阶现象，X 线片可见明显的锁骨骨折线，以此鉴别。

（2）骨质疏松症胸锁关节疼痛：两者有相似的疼痛症状，骨质疏松症可引发胸锁关节疼痛，对于年长者尤其更年期女性患者较为明显。此外，骨质疏松症为慢性疾病，而胸锁关节脱位属于急性损伤，有明确外伤史。

（3）强直性脊柱炎胸锁关节疼痛：强直性脊柱炎可引发胸锁关节疼痛，但患者多较为年轻，强直性脊柱炎为慢性疾病，而胸锁关节脱位属于急性损伤，有明确外伤史。症状，强直性脊柱炎为持续性疼痛，且可累及全身多个关节疼痛；体征，锁骨头未扪及明显的凸起或空虚感；辅助检查，HLT - B27 实验室检查多为阳性。

七、治疗

轻度损伤，主要是对症处理。上肢做三角巾悬吊，最初 24～36 小时局部用冰袋冷敷，以后改用热敷，4～5 天逐渐实施练功活动，一般 10～14 天可恢复。

1. 手法复位

（1）急性胸锁关节脱位：应采用高度后伸外旋及轻度外展关节的方法来修复脱位，即与锁骨骨折的方法基本相同。①前脱位：操作简便，即将肩关节向上、后、外方推动，一人推挤其高突的锁骨远端，使之复位。②后脱位：大部分后脱位都可采用闭合复位。局部麻醉后患者仰卧，将沙袋垫于两肩胛骨之间，患者上臂悬于床外，由助手向下牵拉，术者双手捏住锁骨，将锁骨的内侧端向上、前、外牵拉，关节复位时可听到响声，而且立即能触及锁骨内侧。复位后肩部做"8"字石膏绷带固定，6 周后拆除。如手法复位不成功，可用毛巾钳夹住锁骨近端向前牵引复位。

（2）慢性外伤性胸锁关节脱位：慢性损伤者或一次性急性损伤后，没有明显症状，运动功能基本良好，或仅阴天或劳动后始有不适，疼痛严重者，可用泼尼松加普鲁卡因局部封闭治疗。不须手法整复，效果良好。若症状显著，运动功能丧失者，应采取上述手法修复。

2. 固定　用双圈固定两侧肩关节，与锁骨骨折固定方法相同。或将上肢屈肘 90°，用三角巾绕颈悬吊于胸前。固定 4 周左右。胸锁关节脱位整复容易，保持复位困难，除去固定后往往仍有半脱位，但对功能无大妨碍。

3. 辨证施治　初期肩部肿胀疼痛，宜活血祛瘀消肿镇痛，舒筋活血汤内服。中期肿痛减轻，宜舒筋活血、强壮筋骨，以壮筋养血汤内服。后期症状近消失，宜补肝肾、舒筋活络，以补肾壮筋汤加减内服。损伤后期，关节功能障碍者，以损伤洗方熏洗。

4. 手术疗法　适用于对于创伤性胸锁关节完全脱位闭合方法无法复位，或复位后无法维持固定者；后脱位压迫胸骨后方重要组织器官导致呼吸困难、声嘶及大血管功能障碍等严重并发症者；非手术治疗后发生习惯性脱位、持续性疼痛并致功能障碍者；存在小片骨折复位后不易维持关节对合关系者。

采取手术切开复位内固定，以克氏针暂时固定，待韧带关节囊修复后，再拔除钢针，克氏针固定有移位的风险；或者使用缝合锚钉或强力线缝合固定。陈旧性脱位无功能障碍且疼痛不严重者，不主张手术治疗。若须手术治疗，则采用锁骨内端切除术等。

八、并发症

胸锁关节后脱位常伴有严重的并发症，包括臂丛神经压迫、血管受压、气胸、呼吸窘迫、吞咽困难、声音嘶哑甚至死亡、胸廓出口综合征、锁骨下动脉受压，甚至劳力性呼吸困难和气管食管瘘形成致命性的败血症。

九、功能锻炼与预后

1. 功能锻炼　初期注意活动患肢关节，多做指、腕、肘关节的屈伸活动，以促进气血流畅。中后期或解除固定后，逐渐以"上提下按""前俯分掌"等动作锻炼其功能，促进损伤关节的功能恢复。

2. 预后　以往对于胸锁关节脱位多采取非手术治疗，或采用锁骨内端切除治疗，但由于关节脱位后关节囊及周边的重要韧带均受到不同程度的损害，复位后关节非常不稳定，再加上锁骨被强有力的胸大肌、胸锁乳突肌和斜方肌附着，肌肉的收缩很容易导致关节的再脱位。因此对于年轻或要求有一定活动能力的患者均建议手术治疗。

（夏计划）

第八节　肩关节脱位

肩关节脱位，亦称肩肱关节脱位。肩关节脱位是骨科常见病、多发病之一，占全身关节脱位的4%以上，多发生于青壮年，男性多于女性。肩关节脱位以前脱位最常见，后脱位只占全部肩关节脱位的1%～4%。古称肩胛骨出、髃骨骱失或肩骨脱臼。

一、解剖

肩部关节由肩肱关节、肩锁关节、胸锁关节及肩胛胸壁关节组成（图2-9）。肩肱关节即狭义肩关节，是人体最灵活的关节。由肱骨头与肩胛盂构成的杵臼关节，由于头大盂小，仅以肱骨头部分关节面与肩胛盂接触，周围关节囊较松弛使肩肱关节有较大的活动度，盂周有纤维软骨构成的盂唇围绕，加强关节的稳定性。肩肱关节的稳定还通过喙肩韧带、喙肱韧带、盂肱韧带和周围的肌肉肌腱增强。肩关节有丰富的滑膜囊，其中肩峰下滑囊在临床上意义最大，此滑膜囊紧密地连于肱骨大结节和肌腱袖的上外侧，其顶部与肩峰和喙肩韧带下面相接。肩部周围的肌肉有内外两层，外层为三角肌和大圆肌，内层为肌腱袖。肩峰下囊介于两层之间，以保证肱骨大结节顺利地通过肩峰下进行外展活动。

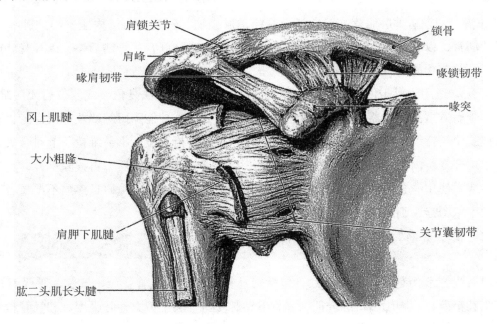

图2-9　肩关节周围结构

二、病因病机

1. 肩关节前脱位　新鲜性、外伤性肩关节前脱位，多由间接暴力引起，极少数为直接暴力所致。患者侧向跌倒，上肢呈高度外展、外旋位，手掌或肘部着地，地面的反作用力由下向上，经手掌沿肱骨纵轴传递到肱骨头，肱骨头向肩胛下肌与大圆肌的薄弱部分冲击，将关节囊的前下部顶破而脱出，加之喙肱肌、冈上肌等的痉挛，将肱骨头拉至喙突下凹陷处，形成喙突下脱位。若外力继续作用，肱骨头可被推至锁骨下部，形成锁骨下脱位。若暴力强大，则肱骨头可冲破肱间进入胸腔，形成胸腔内脱位。跌倒时，上肢过度上举、外旋、外展，肱骨外科颈受到肩峰冲击两成为杠杆的支点，由于杠杆的作用，迫使肱骨头向前下部滑脱，造成盂下脱位，但往往因胸大肌和肩胛下肌的牵拉，而滑至肩前部，转为喙突下脱位。偶因直接打击或冲撞肩关节后部，外力迫使肱骨头向前脱出，发生前脱位。

肩关节脱位的主要病理改变是关节囊撕裂和肱骨头移位。关节囊的破裂多在关节盂的前下缘或下缘，少数从关节囊附着处撕裂，甚至将纤维软骨唇或骨性盂缘一并撕裂；或在脱位时，肱骨头后侧遭到关节盂前线的挤压或冲击，发生肱骨头后外侧凹陷性骨折。由于肩袖、肩胛下肌腱及肱二头肌长头腱与关节囊紧密相连，这些肌腱可能与关节囊同时撕裂或撕脱，有时肱二头肌长腱可从结节间沟中滑至肱骨头的后侧，妨碍肱骨头的复位。肩关节前脱位伴有肱骨大结节撕脱骨折较为常见，占 30% ~ 40%，被撕脱的大结节骨块，多数仍以骨膜与骨干相连，向上移位较少，往往随肱骨头回归原位而得到复位。仅有少数大结节骨块与骨干完全分离，被冈上肌拉至肩峰下，手法复位则又不易成功。当肩关节在外展、外旋位置时，因肱骨头后侧的凹陷，肱骨头有向前的倾向，易发生再脱位肩关节前脱位合并腋神经、臂丛神经被牵拉或被肱骨头压迫损伤者少见。合并血管损伤者更为少见，但伴有血管硬化的老年患者，可因肱骨头挫伤腋动脉而形成动脉栓塞，出现患肢发凉、桡动脉搏动消失等供血不足的现象，应及时做血管探查，否则可发生肢体坏死，应引起警惕。

2. 陈旧性肩关节前脱位　肩关节脱位，因处理不及时或不当，超过 3 周以上者为陈旧性脱位。其主要病理变化是关节周围和关节腔内血肿机化，大量纤维性瘢痕结缔组织充满关节腔内、外，形成坚硬的实质性纤维结节，并与关节盂、肩袖（冈上、冈下、小圆肌）和三角肌紧密粘连，将肱骨头固定在脱位后的部位；关节囊的破裂口，被瘢痕痕组织封闭，并与肌肉组织粘连，增加了肱骨头回纳原位的困难；挛缩的三角肌、肩胛下肌、背阔肌、大圆肌及胸大肌亦阻碍肱骨头复位；合并肱骨大结节骨折者，骨块畸形愈合，大量骨痂引起关节周围骨化，关节复位更加不易。

3. 习惯性肩关节前脱位　习惯性肩关节前脱位较为常见，多发于青年人。其原因是多方面的，其中有先天性肩关节发育不良或缺陷，如肱骨头发育不良，关节盂前缘缺损及关节囊前壁薄弱、松弛，或因首次脱位时治疗不当所致。但这些因素是互相联系、互相影响的，而外伤才是本病的主要原因。习惯性肩关节脱位的主要病理改变是关节囊前壁撕破，关节盂或盂缘撕脱及肱骨头后侧凹陷性骨折。由于处理不当，以上组织未得到整复，发生畸形愈合，即可发生再脱位。盂唇前缘撕脱与肱骨头后侧塌陷的患者，亦是发生第二次或多次脱位的可能原因。在肩关节外旋 50° ~ 70° 的正位 X 线照片上，可以看到肱骨头的缺损阴影。在以上病理改变的基础上，当肩关节遭到轻微外力，即可发生脱位，如乘车时拉扶手、穿衣时伸手入袖、举臂挂衣或打哈欠等动作，肱骨头均有可能滑出关节盂而发生肩关节脱位。

4. 肩关节后脱位　肩关节后脱位极少见，可由间接暴力或直接暴力所致，以后者居多。如暴力直接从前方损伤肩关节、癫痫发作或电抽搐治疗的强力肌痉挛等，均可引起后脱位。当肩关节前面受到直接冲击力，肱骨头可因过度内收、内旋冲破关节囊后壁，滑入肩胛冈下，形成后脱位；或间接暴力，跌倒时手掌着地，肱骨头极度内旋，地面的反作用力继续向上传导，也可使肱骨头向后脱出。

肩关节后脱位的病理变化主要是关节囊和关节盂后缘撕脱，有时伴有关节盂后缘撕脱骨折及肱骨头前内侧压缩性骨折，肱骨头移位于关节盂后，停留在肩峰下或肩胛冈下。

三、临床分型

1. 肩关节前脱位分型　肩关节前脱位分型可以分为：①喙突下。②肩盂下。③锁骨下。④胸腔内。

2. 肩关节后脱位　目前存在几种分型系统来描述肩关节后脱位，但是尚未建立一个明确的分型标准。

四、临床表现

肩关节脱位，有其特殊的典型体征。受伤后，局部疼痛、肿胀，肩部活动障碍。伴有骨折时，则疼痛、肿胀更甚。

1. 新鲜前脱位　患者常以健侧手托患侧前臂，紧贴于胸壁，以防肩部活动引起的疼痛，患肩往往因失去圆形膨隆外形，肩峰显著突出，形成典型的"方肩"畸形。检查时，三角肌下有空虚感，在正常位置不能扪及肱骨头，若旋转肱骨干时，可在腋窝或喙突下或锁骨下扪及肱骨头。伤臂处于20°～30°，伤肩外展位，并呈弹性固定。搭肩试验及直尺试验阳性。测量肩峰到肱骨外上髁长度时，患肢短于健肢（但盂下脱位，则长于健肢）。肩部正位和穿胸侧位X线摄片，可确定诊断，并可了解是否有骨折发生。

2. 陈旧性肩关节脱位　以往有外伤史，患侧三角肌萎缩，"方肩"畸形更加明显，在盂下、喙突下或锁骨下可摸到肱骨头，肩关节的各方向运动均有不同程度的受限。搭肩试验、直尺试验阳性。

3. 习惯性肩关节脱位　有多次脱位历史，多发生于20～40岁，脱位时，疼痛多不剧烈，但肩关节活动仍有障碍，久而可导致肩部周围肌肉发生萎缩，当肩关节外展、外旋和后伸时，可以诱发再脱位。X线摄片检查，拍摄肩后前位及上臂60°～70°内旋位或上臂50°～70°外旋位，可明确肱骨头后侧是否有缺损。

4. 有并发症时的临床表现

（1）肱骨大结节骨折：除肩关节脱位一般症状外，往往疼痛、肿胀较严重，可在肱骨头处扪及骨碎片及骨擦音。

（2）冈上肌肌腱断裂：在脱位时，往往因肩关节活动障碍而无法发现冈上肌肌腱断裂，只是在解除外固定后，患肩不能主动外展，但在帮助下，外展60°左右后，患肩又可继续上举，这一特殊体征是其特点，有助于诊断。

（3）肱二头肌长腱撕脱：临床上往往无明显症状，只是在整复脱位时，有软组织嵌插于关节盂与肱骨头之间而妨碍复位。

（4）血管、神经损伤：较容易遭受牵拉伤的是腋神经，损伤后，三角肌瘫痪，肩部前外、后侧的皮肤感觉消失。血管损伤则极少见，损伤后前臂及手部发冷和发绀，桡动脉搏动持续减弱或消失。

（5）肱骨外科颈骨折：合并肱骨外科颈骨折时，疼痛、肿胀更为严重。临床上有时很难鉴别，但X线摄片可以帮助诊断及了解骨折移位情况。

（6）肱骨头压缩骨折：临床上难以鉴别，局部疼痛、肿胀较严重，诊断主要靠X线摄片检查。

5. 后脱位　后脱位的临床症状不如前脱位明显，外观畸形亦不典型，主要表现为有肩部前方暴力作用的病史，喙突突出明显，肩前部塌陷扁平，可在肩胛冈下后方触到突出的肱骨头，上臂呈现轻度外展及明显内旋畸形。X线摄片，拍摄肩部腋位或头足位X线摄片，可以明确显示肱骨头向后脱位。肩部前后位X线摄片，因有时肱骨头刚好落在关节盂后方，又未显示重叠阴影，易延误诊断，应注意。

五、辅助检查

1. X 线检查　大多数肩关节脱位正位 X 线片可发现，但临床诊断和治疗常需观察肱骨头与关节盂的前后关系。穿胸位投摄可以提供肩关节盂的斜位像，标准体位的穿胸位肱骨头应该投影于前胸壁和胸椎之间，但是仍然与主动脉弓、肺门等组织有重叠，关节盂显示不清，不能理想地显示关节脱位情况，而且摆放体位时，患者因疼痛配合起来较困难，部分患者根本不能配合检查。肩关节 Y 字形位又称经肩胛骨位，切线侧位，该体位使肩胛骨与探测器垂直且避开了胸廓的重叠，肩胛骨呈标准侧位时，肱骨头中心重叠在肩胛骨 Y 字交叉点，肱骨头前脱位时，偏离 Y 字交叉点向肋骨侧移位，与部分肋骨略有重叠，后脱位时则向反侧移位，直观提供了前后脱位的 X 线片诊断，减少了漏诊误诊。肩关节 Y 字形位在关节脱位及观察肩部外伤骨折上比穿胸位更有价值，给临床提供了直观的 X 线影像。

2. 其他检查　怀疑肩关节后脱位时，建议做肩关节重建 CT 扫描；怀疑合并肩袖损伤时，做肩关节 MRI 检查。

六、诊断与鉴别诊断

1. 诊断

（1）有外伤史。

（2）肩部局部肿胀疼痛，患者常以健侧手托患侧前臂，紧贴于胸壁，以防肩部活动引起的疼痛，患肩往往因失去圆形膨隆外形，肩峰显著突出，形成典型的"方肩"畸形。检查时，三角肌下有空虚感，在正常位置不能扪及肱骨头，若旋转肱骨干时，可在腋窝或喙突下或锁骨下扪及肱骨头。伤臂处于 20°~30°。外展位，并呈弹性固定。搭肩试验及直尺试验阳性。测量肩峰到肱骨外上髁长度时，患肢短于健肢（但盂下脱位，则长于健肢）。肩部正位和穿胸侧位 X 线摄片可确定诊断。并可了解是否有骨折发生。

2. 鉴别诊断　本病需与肩周炎进行鉴别。肩周炎与肩关节脱位均有肩部的剧烈疼痛和肩关节功能明显受限。但肩周炎是一种慢性的肩部软组织的退行性炎症，早期以剧烈疼痛为主，中晚期以功能障碍为主。而肩关节脱位则多有急性损伤史，如过力或突发暴力的牵拉及冲撞，跌倒时手掌和肘部着地，由于突然的暴力沿肱骨向上冲击，使肱骨头脱离关节盂。

肩锁关节脱位患者可做左右肩关节前后位 X 线片对照，如患者站立，双手分别提约 5 kg 重物摄片，肩峰与锁骨距离增大即为脱位。射线向上成角 10°~15°位拍摄 X 片可更明确是否肩锁关节脱位。

七、治疗

1. 手法复位

（1）新鲜肩关节脱位：新鲜肩关节脱位应争取早期手法复位，因早期局部瘀肿、疼痛与肌肉痉挛较轻，不需麻醉，给予镇痛药物即可施行复位，复位容易成功。若脱位超过 24 小时者常选用血肿内麻醉，局部亦可先用中药热敷或配合手法按摩，以松解肌肉紧张。

1）手牵足蹬法（图 2-10）：此法在临床上最为常用。具体操作方法：患者仰卧于床上，用拳大的软布垫于患侧腋下，以保护软组织，也可不用。医者立于患侧，用两手握住患肢腕部，并用近于患者的一足抵于腋窝内，即右侧脱位术者用右足，左侧用左足。在肩外旋、稍外展位置沿患肢纵轴方向用力缓慢拔伸，继而徐徐将患肢内收、内旋，利用足跟为支点的杠杆作用，将肱骨头挤入关节盂内，当有入臼声响，复位即告成功。在足蹬时，不可使用暴力，以免引起腋窝血管神经损伤。若用此法而肱骨头尚未复位，可能系肱二头肌长头腱阻碍，可将患肢进行内、外旋转，使肱骨头绕过肱二头肌长头腱，然后再按上述进行复位。

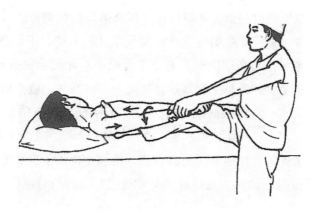

图 2 - 10　手牵足蹬法

2）椅背整复法：唐·蔺道人在《仙授理伤续断秘方》中首次描述了应用椅背作为杠杆支点整复肩关节脱位的方法。书中载："凡肩胛骨出，相度如何整，用椅挡圈住胁，仍以软衣被盛簟，使人一捉定，两人拔伸，却坠下手腕，又着曲着手腕，绢片缚之。"此法是让患者坐在靠背椅上，把患肢放在椅背上外，腋肱紧靠椅背，用衣服（或大卷脱脂棉）垫于腋部，避免损伤，然后一人扶住患者和椅背，医者握住患肢，先外展、外旋拔伸牵引，再慢慢内收将患肢下垂，然后内旋屈肘复位，用绷带固定。

3）拔伸托入法（图 2 - 11）：此法患者坐位，医者站于患肩外侧，以两手拇指压其肩峰，其余手指插入腋窝把住肱骨上端内侧（亦可左侧脱位，医者右手握拳穿过腋下部，用手腕提托肱骨头；右侧脱位，术者用左手腕提托）。第一助手站于患者健侧肩后，两手斜行环抱固定患者，第二助手握患侧肘部，一只手握腕上部，外展外旋患肢，由轻而重地向前外下方做拔伸牵引。与此同时，医者插入腋窝的手将肱骨头向外上方钩托，第二助手逐渐将患肢向内收、内旋位继续拔伸，直至肱骨头有回纳感觉，复位即告成功。

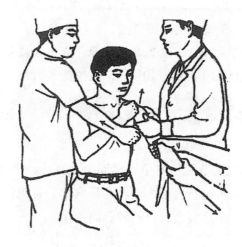

图 2 - 11　拔伸托入法

4）肩头顶推法：此法为在缺少助手的情况下，一人独自完成的方法。患者站立，医者立于患者前，先双手握住患侧前臂及肘上部，略将身下蹲用肩头置患者患侧腋下，左侧用左肩，右侧用右肩，待肩头顶牢后术者慢慢将身立起，嘱患者放松并随力将身俯就于医者之肩背。由于患者自身重力使医者的肩头成为很大的推顶力，加上医者握住患者前臂与肘上部对肩关节形成的合力，就能使脱位的肩关节得到整复。

5）膝顶推拉法（图2-12）：让患者坐凳上，医者与患者同一方向立于患侧。以左侧脱位为例，医者左足立地，右足踏于患者坐凳上，将患肢外展80°~90°，并以拦腰状绕过术者身后，医者以左手握其左腕，紧贴于左胯上，右手拿擒住患者左肩峰，右膝屈曲小于90°，膝部顶于患者腋窝，右膝顶右手推左手拉，并同时左身转，徐徐用力，然后右膝顶柱肱骨头部向上用力一顶即可复位。

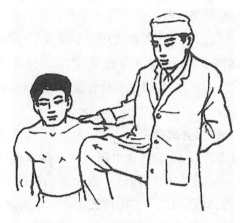

图2-12 膝顶推拉法

6）牵引圈旋法（图2-13）：患者取坐位或卧位，术者站于患侧，以右肩关节脱位为例，医者用右手把住患肢肘部，左手握住手腕。右手徐徐向下牵引，同时外展、外旋上臂，以松开胸大肌的紧张，使肱骨头回到关节盂的前上缘。在上臂外旋牵引位下，逐渐内收其肘部，使之与前下胸壁相连。此时肱骨头已由关节盂的前上缘向外移动，关节囊的破口逐渐张开。在上臂高度内收下，迅速内旋上臂，肱骨头便可通过扩大的关节破口滑入关节盂内，并可闻及入臼声。此法应力较大，肱骨颈受到相当大的扭转力，因此，它多在其他手法失败后选用，但操作宜轻稳谨慎，若用力过猛，可引起肱骨外科颈骨折，尤其是骨质疏松的老年患者更应注意。

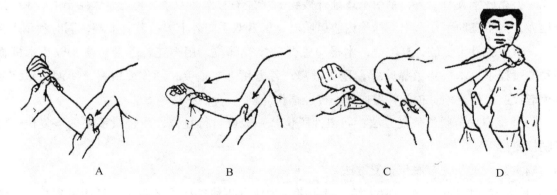

| A | B | C | D |

图2-13 牵引回旋法

A. 外展；B. 外旋；C. 内收；D. 内旋

复位后检查：a. 搭肩试验阴性；b. 方肩畸形消失，即观察肩部外形是否丰满圆隆，双肩是否对称；

c. 患者腋窝下、喙突下、锁骨下，已摸不到脱位的肱骨头；d. 患肩能否作被动活动；e. X 线片显示肩关节已复位。

（2）陈旧性肩关节脱位整复方法：治疗陈旧性脱位，可以尝试手法复位。但必须严格选择病例，谨慎从事，因手法复位时处理不当，还可能发生肱骨外科颈骨折、臂丛神经损伤等严重并发症。故应根据患者的具体情况，认真分析、仔细研究、区别对待，老年患者脱位时间较长，无任何临床症状者，可不采取任何治疗，年龄虽在 50 岁左右，体质强壮，脱位时间超过 2 个月以上，但肩关节外展达 70° ~ 80°者，亦可听其自然，不作治疗；年龄虽轻，脱位时间超过 2 ~ 4 个月，但伴有骨折，或大量瘢痕组织形成者，不宜采用手法复位，应行切开复位。

1）适应证与禁忌证：a. 陈旧性肩关节前脱位，在 3 个月以内，无明显骨质疏松者，可试行手法复位。b. 年轻体壮者，可试行手法复位，年老体弱者禁用手法整复。c. 脱位的肩关节仍有一定活动范围，可手法整复；相反，脱位的关节固定不动者，禁用手法复位。d. 经 X 线照片证实，未合并骨折，或关节内外无骨化者，可试行手法复位。e. 肩关节脱位无合并血管、神经损伤者，可尝试手法整复。

2）术前准备

A. 持续牵引脱位：整复前，先做尺骨鹰嘴牵引 1 ~ 2 周，牵引重量 3 ~ 4kg。以冀将脱出的肱骨头拉到关节盂附近以便于复位。在牵引期间，每天配合中药熏洗、推拿按摩，施行手法时，可暂时去掉牵引。以拇指推揉，拇、示指提捏等手法，提起三角肌；胸大肌、肩胛下肌、背阔肌、大圆肌等，然后，以摇转、扳拉等手法，加大肩关节活动范围，反复操作数次，逐步解除肩关节周围肌肉的痉挛，松解关节周围的纤维粘连，使痉挛组织延伸，肱骨头活动范围加大。若脱位时间短，关节活动范围较大，可以不做持续牵引。

B. 手法松解粘连：松解是否彻底，是整复手法能否成功的关键。患者仰卧于手术台上，在全身麻醉或高位硬膜外麻醉下，助手固定双肩，医者一只手握患肢肘部，另一只手握伤腕部，屈肘 90°，做肩关节的屈、伸、内收、外展、旋转等各向被动活动。医者须耐心、细致，动作持续有力，范围逐渐增大，使粘连彻底松解，痉挛的肌肉彻底松弛、充分延伸，肱骨头到达关节盂边缘，以便于手法整复。医者在松解粘连时，切不可操之过急，否则可引起骨折或血管、神经损伤。

C. 复位（图 2 - 14）：复位一般采用卧位杠杆复位法，患者取仰卧位，第一助手用宽布带套住患者胸廓向健侧牵引；第二助手立于床头，一只手扶住竖立于手术台旁的木棍，另一只手固定健侧肩部；第三助手双手握患肢腕关节上方，牵引下逐渐外展到 120°左右；医者双手环抱肱骨大结节处，3 个助手协调配合用力，当第三助手在牵引下徐徐内收患肢时，医者双手向外上方拉肱骨上端，同时利用木棍当杠杆的支点，迫使肱骨头复位，复位前，木棍与患臂的接触部位，用棉花、绷带包绕，以免木棍损伤皮肉。在复位过程中，木棍要紧靠胸壁，顶住腋窝，各方用力要适度，动作要缓慢，协调一致，密切配合，避免造成肱骨外科颈骨折及并发血管、神经损伤。

（3）习惯性肩关节脱位整复方法：习惯性脱位，一般可自行复位，或轻微手法即可复位，可参考新鲜性脱位复位手法。

（4）有并发症的肩关节脱位整复方法

1）肱骨大结节骨折：一般肱骨大结节骨折者，大块骨折块往往可随脱位整复而得到复位。若骨折块少，则可能在整复后，骨折块被嵌入关节腔内，可在复位后通过手术摘除骨折片或切开复位内固定。

2）合并肱骨外科颈骨折（图 2 - 15）：本症治疗比较困难，其治法可先行手法复位，先整复脱位，再整复骨折。采用外展牵引推拿法，一名助手用布单套住胸廓向健侧牵引，另一名助手握伤肢腕部稍外展牵引。医者一只手从腋窝以拇指推压脱位之肱骨头向上外。在继续保持牵引与推压之下，另一只手放于肩峰做对抗压力使肱骨头归臼的同时，助手继续牵引患肢使之复位。若用上法复位困难，亦可试用足蹬拔伸法，若再失败，则采用持续牵引法。

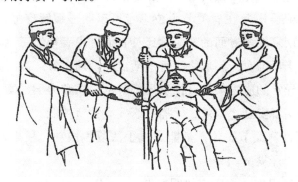

图 2 - 14　陈旧性肩关节脱位杠杆复位法

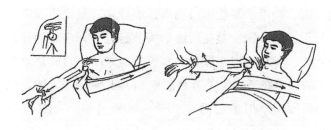

图 2 - 15　肩关节脱位合并肱骨外科颈骨折整复法

（5）肩关节后脱位整复方法：治疗比较简单，一般采用前脱位的牵引推象法。将上臂轻度前屈。外旋牵引肱骨头即可复位。

陈旧性后脱位者，如手法复位困难，多采用手术切开复位，但是复位后有再脱位可能。

2. 固定　复位后常选用胸壁绷带固定，将患肢屈肘 60°～90° 上臂内收内旋，前臂依附胸前，用纱布棉花放于腋下和肘内侧，以保护皮肤，接着将上臂用绷带固定于胸壁，前臂用颈腕带或三角巾悬吊胸前 2～3 周。固定时于腋下和肘部内侧放置纱布棉垫，将胸壁与上臂内侧皮肤隔开，防止因长期接触而发生皮炎、糜烂。固定宜妥善、牢固，限制肩关节外展、外旋活动。固定时间要充分，使破裂的关节囊得到修复愈合，预防以后形成习惯性脱位。若是合并肱骨外科颈骨折，则采用肱骨外科颈骨折的治疗方法进行固定，视复位后的肱骨头处于何种位而采用相应的办法。

若是新鲜性肩关节后脱位，复位后，用肩人字石膏固定上臂于外展 40°、后伸 40° 和适当外旋位，3 周后去除固定。

3. 辨证施治

（1）内治法

1）新鲜脱位：早期患处瘀肿、疼痛明显者，宜活血祛瘀，消肿镇痛，内服舒筋活血汤、活血止痛汤等，外敷活血散，消肿镇痛膏；中期肿痛减轻，宜服舒筋活血，强壮筋骨之剂，可内服壮筋养血汤、补肾壮筋汤等，外敷舒筋活络药膏；后期体质虚弱者，可内服八珍汤、补中益气汤等；外洗方可选用苏木煎、上肢损伤洗方等，煎水熏洗患处，促进肩关节功能的恢复。

2）陈旧性脱位：应加强中药内服通经活络之品，及加强温通经络之品以外洗，以促进关节功能恢复。

　　3）习惯性脱位：应提早补肝肾、益脾胃，以强壮筋骨。

　　4）对于各种并发症：有骨折者，按骨折三期辨证用药。有合并神经损伤者，应加强祛风通络，大量用地龙、僵蚕、全蝎等；有合并血管损伤者，应加强活血祛瘀通络，可合用当归四逆汤加减。

　　（2）外治法：针灸推拿结合康复在肩关节脱位患者可以明显缓解疼痛、改善肩部活动。针刺早期具有抗挛缩、促进上肢功能恢复等多方面的效应，还具有促进患者神经感觉与运动传导速度的作用。推拿手法循经取穴，手法作用于局部有舒筋通络、行气活血、理筋正骨、散络止痛、滑利关节的功效，可以减轻对神经的刺激，减轻异常的应力集中，恢复局部解剖关系和力学平衡。两者配合可以有效增强冈上肌、三角肌肌力，可以使患者安全、有效、无痛地恢复肩关节功能。

　　4. 手术治疗　多数新鲜性肩关节脱位，都能通过手法复位成功，极少数患者需要切开复位，凡遇到下列情况之一者，可考虑切开复位。

　　（1）脱位合并血管、神经损伤，临床症状明显者。

　　（2）合并肱二头肌长头腱向后滑脱，手法复位多次不能成功者。

　　（3）合并肱骨外科颈骨折，经手法复位不成功者，应做切开复位内固定。

　　（4）合并关节盂大块骨折，估计脱位整复后影响关节稳定者，应做切开复位内固定。

　　（5）合并肱骨大结节骨折，骨折块嵌在肱骨头和关节盂之间，阻碍复位者。

　　习惯性脱位，手术治疗的目的在于增强关节囊前壁和人工圆韧带重建，以控制肩关节的外旋活动，增加肩关节的稳定性，防止再脱位。但术后仍有 10%～20% 复发。一般若经常脱位致影响肩部功能，则可考虑手术，其术式有如下几种：①肩胛下肌、关节囊重叠缝合术。②肩胛下肌止点外移术。③喙突植骨延长术及关节囊紧缩术。

八、并发症

　　1. 肱骨大结节骨折　外伤性肩关节前脱位，有 30%～40% 的患者可合并大结节撕脱骨折。当肩关节前脱位时，由于大结节与关节盂前下缘相互撞击，造成大结节骨折。合并骨折者，比单纯脱位者疼痛、肿胀更甚。多数病例骨折块较大，且与肋骨骨膜相连，少数病例骨折块较少，往往被冈上肌拉向内上方。

　　2. 冈上肌肌腱断裂　肩关节前脱位合并冈上肌肌腱断裂者较少见，多为肩关节在外展位时，遭到急骤内收的暴力，使冈上肌肌腱在脱位同时发生断裂。但往往易被漏诊，多数在解除外固定后，才发现肩关节自主外展功能障碍，而考虑此肌腱断裂之可能。

　　3. 肱二头肌长腱撕脱　此并发症较少见，多因间接暴力造成肩关节脱位时，肱二头肌强力收缩，引起肱二头肌长腱断裂。断裂多发生在肱二头肌长腱与关节囊交界处。合并长腱断裂者，往往因断裂的肌腱滑到肱骨头的后内侧而阻碍复位。

　　4. 血管、神经损伤　并发血管神经损伤者极少。往往是脱位时对腋神经的牵拉，导致神经麻痹，一般不会出现神经断裂。而血管损伤，除原有血管硬化者外，一般均是整复手法粗暴而致。

　　5. 合并外科颈骨折　是在所有的肩关节脱位中最难处理的一种。

　　6. 肱骨头压缩性骨折　肩关节脱位合并肱骨头压缩性骨折，较少见。主要是肱骨头与关节盂直接撞击所致。

九、功能锻炼与预后

1. 功能锻炼　复位后最好在患肢腋下放软枕，上臂保持在外展外旋30°位置，利于关节囊修复，可以减少今后再脱位的概率。鼓励患者做手腕及手指练功活动，新鲜前脱位1周后去绷带，保留三角巾悬吊前臂，开始练习肩关节前屈、后伸活动；2周后去除三角巾，开始逐渐做有关关节向各方向主动功能锻炼，如左右开弓、双手托天、手拉滑车、手指爬墙等运动，并配合按摩、推拿、针灸、理疗等，以防肩关节周围组织粘连和挛缩，加快肩关节功能恢复。但是，在固定期间，必须禁止上臂过度外旋活动，以免影响软组织修复。固定去除后，禁止做强力的被动牵拉活动，以免造成软组织损伤及并发骨化性肌炎。陈旧性脱位，固定期间应加强肩部按摩、理疗。

2. 预后　急性肩关节前脱位患者，大部分功能恢复良好，但是部分人有再脱位风险。部分存在持续肩部症状的患者，通常均存在主观感觉和客观存在的肩关节不稳定，同时伴有肩关节疼痛。体格检查时，进行肩关节活动时患者通常存在脱位恐惧感。

大约有18%的急性肩关节后脱位患者在发病后1年内出现复发性肩关节不稳。出现再脱位的危险因素包括：年龄小于40岁、癫痫疾病、大块的反式Hill‐Sachs损伤。

由于近年肩关节镜诊疗技术的进步，部分肩关节脱位复发患者可通过手术治疗。

（王晓锋）

第九节　肘关节脱位

肘关节脱位占全身大关节脱位的第1位，其发病率占全身四大关节脱位的50%左右。肘关节又名曲揪骱。《伤科补要·曲揪骱》说："肘骨者，胳膊中节上下支骨交接处也，俗名鹅鼻骨，上接臑骨，其助名曲揪。"本病多发生于青壮年，儿童与老年人少见。

肘关节脱位根据上尺桡关节与肱骨远端所处的位置可分为后脱位、前脱位、侧方脱位、分裂型脱位及骨折脱位等，其中后脱位最为常见，分裂型脱位很少见。按发病时间至整复时间分，可分为新鲜及陈旧脱位。

一、解剖

肘关节是屈戌关节，由肱桡关节、肱尺关节及上尺桡关节组成，构成这3个关节的肱骨滑车，尺骨上端的半月形切迹、肱骨小头、桡骨小头共包在一个关节囊内，有一个共同的关节腔。肘关节囊的前后壁薄弱而松弛，但两侧的纤维层则增厚形成桡侧副韧带和尺侧副韧带，关节囊纤维层的环行纤维形成一坚强的桡骨环状韧带，包绕桡骨小头。所以肘关节的稳定主要依靠肱骨下端与尺骨上端的解剖联系，尺桡侧副韧带、环状韧带为辅。从整体来说，肘关节沿额状轴做屈伸活动，是以肱尺关节为主，肱桡关节和上尺桡关节的协调配合完成的。肘部的三点骨突标志是肱骨内、外上髁及尺骨鹰嘴突。伸肘时，这三点成一直线，屈肘时，这三点形成一等边三角形，故又称"肘后三角"。此三角关系可作为判断肘关节脱位和肱骨髁上骨折的标志（图2‐16）。

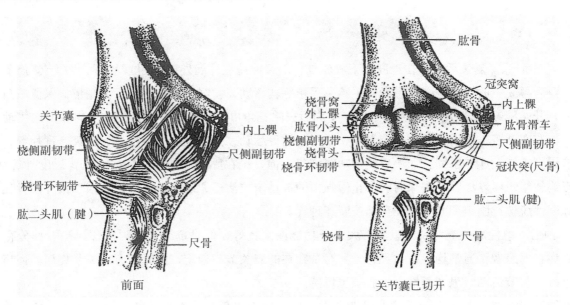

关节囊
桡侧副韧带
桡骨环韧带
肱二头肌（腱）
内上髁
尺侧副韧带
尺骨
前面

肱骨
冠突窝
内上髁
肱骨滑车
尺侧副韧带
冠状突（尺骨）
肱二头肌（腱）
尺骨
桡骨窝
外上髁
肱骨小头
桡侧副韧带
桡骨头
桡骨环韧带
桡骨
关节囊已切开

图 2 - 16　肘关节结构

二、病因病机

　　肘关节后脱位多因间接暴力（传达暴力或杠杆作用力）所造成。患者跌倒时，上肢处于外展、后伸，肘关节伸直及前臂旋后位手掌触地。向上传达的暴力甲由两个分力合成，分力乙使肘关节过度后伸，以致鹰嘴尖端急骤撞击肱骨下端的鹰嘴窝，则鹰嘴构成一支点，肱尺关节处形成杠杆作用，半月切迹自肱骨下端滑车部脱出，使止于尺骨粗隆上的肱肌及肘关节囊的前壁被撕裂，在肘关节前方无任何软组织阻挡的情况下，肱骨下端向前移位；分力丙使尺骨鹰嘴突向后上移位，尺骨冠状突和桡骨头同时滑向后方，形成肘关节后脱位（图 2 - 17）。

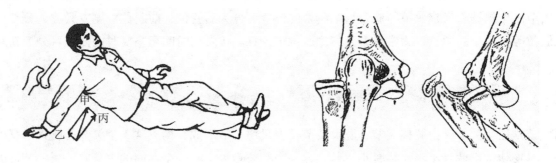

图 2 - 17　肘关节后脱位机制

　　若分力丙大于分力乙，则冠状突尚未离开滑车时，即向上移位，则冠状突可先发生撞击骨折；或桡骨头产生挤压性骨折。这种情况，肱前肌群损伤往往较严重。

　　肘关节侧方脱位，又分为后内侧脱位和后外侧脱位，其中以后者较为多见。在引起肘关节后脱位的同时，由于暴力作用不同，可沿尺侧或桡侧向上传达，出现肘内翻或肘外翻，引起肘关节的尺、桡侧副韧带撕脱或断裂，但环状韧带仍保持完整，所以尺骨鹰嘴和桡骨小头除向后移位外，还同时向尺侧或桡侧移位，形成后内侧脱位或后外侧脱位，骨端向桡侧严重移位者，可引起尺神经牵拉伤。

　　肘关节分裂型脱位极少见，分为前后型和内外型，后者更少见。前后型脱位，受伤时，由于前臂过度旋前，脱位的肱骨滑车纵行劈开上尺桡关节，造成环状韧带和骨间膜断裂，桡骨头移位到肱骨下端的前方，尺骨鹰嘴移位于肱骨下端的后方，形成典型的肘关节前后型脱位。内外型脱位，由于暴力因素致使环状韧带撕裂，使尺桡骨上端分别移位于肘关节内、外侧，造成肘关节向内外侧脱位。

肘关节前脱位极少见，是因肘关节屈曲位跌仆，肘尖着地，暴力由后向前，先发生尺骨鹰嘴骨折，暴力继续作用，可将尺桡骨上部推移至肱骨下端的前方，成为肘关节前脱位。不合并鹰嘴骨折的前脱位是罕见的。

肘关节骨折脱位，系指肘关节后脱位合并肱骨内、外上髁骨折，较为常见，尤其伴有内上髁骨折最多。患者跌倒时，除具有后脱位的暴力外，同时伴有屈肌或伸肌的急骤收缩，造成肱骨内上髁或外上髁的撕脱骨折。

肘关节脱位时，肱三头肌腱和肱前肌腱被撕脱、剥离，骨膜、韧带、关节囊均被撕裂，瘀血留滞，肘窝部形成血肿。该血肿容易发生纤维化，以至骨化，引起骨化性肌炎，成为陈旧性肘关节脱位整复的最大困难，并影响复位后肘关节的活动功能。移位严重的肘关节脱位，可能损伤肘部血管与神经，引起严重的并发症，应予注意。

三、临床分型

肘关节脱位的 Browner 分型：根据尺桡骨相对肱骨移位的方向可以分为（图 2 - 18），①后脱位，80% 以上为后脱位或后外侧脱位，少部分为后内侧脱位。②前脱位，尺、桡骨向前方脱位。③外侧脱位，尺、桡骨向外侧脱位。④内侧脱位，尺、桡骨向内侧脱位。⑤分离脱位，有前 - 后型（桡骨向前方脱位，尺骨向后方脱位），内 - 外侧型（桡骨向外侧方、尺骨向内侧方脱位）。

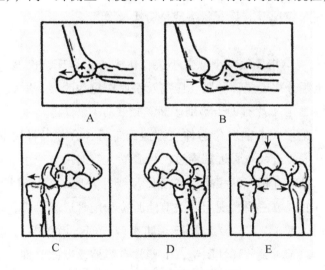

图 2 - 18　肘关节脱位分型
A. 后脱位；B. 前脱位；C. 外侧脱位；D. 内侧脱位；E. 分离脱位

四、临床表现

肘关节脱位的诊断比较容易，多有典型的外伤史，肘部肿胀、疼痛、畸形，弹性固定，活动功能障碍。根据脱位类型不同，分别叙述。

1. 后脱位　肘关节呈弹性固定于 120°～140°的半屈曲位，呈"靴状畸形"，肘窝前饱满，可触到肱骨下端，肘后空虚凹陷，尺骨鹰嘴后突，肘后三点骨性标志的关系发生改变，与健侧对比，前臂的掌侧明显缩短，关节的前后径增宽，左右径正常。

2. 侧后方脱位　除具有后脱位的症状、体征外，可呈现肘内翻或肘外翻畸形，肘关节出现内收、外展等异常活动，肘部的左右径增宽。

3. 分裂型脱位　因尺、桡骨上部可分别位于肱骨下端的内、外侧，肘关节左右径明显增宽；或因尺桡骨上部分别位于肱骨下端的前后侧，肘关节的前后径明显增宽。

4. 前脱位　肘关节过伸，屈曲受限，肘窝部隆起，可触及脱出的尺、桡骨上端，在肘后可触到肱骨下端及游离的尺骨鹰嘴骨折片。与健侧对比，前臂掌侧较健肢明显变长。肘关节正侧位 X 线片可明确脱位的类型，并证实有无并发骨折。

五、辅助检查

肘关节正侧位 X 线片可明确脱位的类型，并证实有无并发骨折。

六、诊断与鉴别诊断

1. 诊断

（1）有外伤史。

（2）肘半屈位弹性固定（120°～140°），局部肿胀、疼痛及压痛，活动受限。有明显畸形，肘后三点（肱骨两上髁和尺骨鹰嘴）骨性标志位置关系改变。

（3）可伴有神经损伤。

（4）X 线摄片可明确脱位情况及有无冠状突或桡骨小头骨折。

2. 鉴别诊断

（1）肱骨远端全骺分离：小儿 X 线片上肱骨小头骨化中心未显现，仅靠 X 线片诊断，容易与肘关节脱位相混淆。肱骨远端全骺分离者局部肿胀、压痛及瘀血斑更为明显，肘关节脱位则有明确的肘后三角位置关系的改变。同时摄对侧 X 片有助于鉴别诊断。必要时 CT 重建。

（2）合并尺骨鹰嘴骨折的肘关节前脱位与伸直型孟氏骨折：合并尺骨鹰嘴骨折的肘关节前脱位的主要临床特征是尺骨近端发生骨折，肱骨远端穿过尺骨鹰嘴，使肘关节产生前脱位，这种损伤常伴有肱桡关节脱位，与伸直型孟氏骨折有相似的症状、体征及 X 线片表现，容易混淆。其主要鉴别方面在于，合并尺骨鹰嘴骨折的肘关节前脱位主要表现为肘关节前脱位和尺骨近端骨折，上尺桡关节无明显分离。

（3）肱骨髁上骨折（伸直型）：肱骨髁上骨折（伸直型）时，肘关节可部分活动，可扪及骨擦音和骨擦感，肘后三角无变化，无肘关节弹性固定，上臂常有短缩，以此鉴别。

七、治疗

新鲜性肘关节脱位应以手法整复为主，宜早期复位及固定。因脱位之类型不同，整复方法亦异。复位前应了解骨端移位的方向，《仙授理伤续断秘方。理伤续断方》载："凡手骨（指肘关节）出者，看如何出，若骨向左出，则向右边拔入。骨向右出，则向左拨入。"脱位之整复，应采用反向复位的方法。并发骨折者，应先整复脱位，然后处理骨折。麻醉的选择，原则上应使复位手法在肌肉高度松弛及无疼痛感觉下进行；一般来说，脱位在 24 小时内者，可不用麻醉整复；脱位超过 24 小时者，或者患者的肌肉紧张，可选用局部浸润麻醉；脱位数日至 3 周者，可用臂丛阻滞麻醉等。陈旧性脱位，应力争手法复位，若复位失败，可根据实际情况考虑采用手术治疗。

1. 手法复位

（1）新鲜性肘关节脱位

1）肘关节后脱位

a. 拔伸屈肘法：钱秀昌在《伤科补要·曲揪骱》中记载："其骱若出，一手握住骱头，一手拿其脉窝，先令直拔下，骱内有声响，将手曲转，搭着肩头，肘骨合缝，其骱上矣。"即患者取坐位，助手立于患者背侧，以双手握其上臂，医者站在患者前面，以双手握住腕部，置前臂于旋后位，与助手相对牵引，3～5分钟，医者以一只手握腕部保持牵引，另一只手的拇指抵住肱骨下端（肘窝）向后握按，其余四指置于鹰嘴（骱头）处，向前端提，并缓慢地将肘关节屈曲，若闻及入臼声，则说明脱位已整复。患者亦可取卧位，患肢上臂靠床边，术者一只手按其上臂下段，另一只手握住患肢前臂，顺势拔伸，有入臼声后，屈曲肘关节（图2-19）。

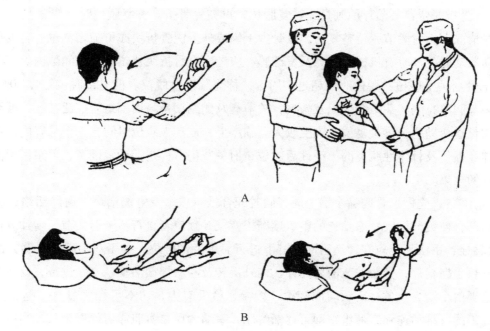

图2-19　拔伸屈肘法

A. 坐位法；B. 卧位法

b. 膝顶复位法：患者取坐位，医者立于患侧前面；一只手握其前臂，一只手握住腕部，同时一足踏在凳面上，以膝顶在患侧肘窝内，先顺畸形拔伸，然后逐渐屈肘，有入臼声者，患侧手指可摸到同侧肩部，即为复位成功（图2-20）。

c. 推肘尖复位法：患者取坐位，一名助手双手握其上臂，第二名助手双手握腕部，医者立于患者患侧，双拇指置于鹰嘴尖部，其余手指环握前臂上段，先拉前臂向后侧，使冠状突与肱骨下端分离，然后助手在相对牵引下，逐渐屈曲肘关节，同时术者由后上向前下用力推鹰嘴，即可还纳鹰嘴窝而复位。

2）肘关节前脱位：单纯性肘关节前脱位，复位时应使肘关节呈高度屈曲位进行。患者取仰卧位，一名助手牵拉上臂，术者握前臂，另用一布带套在前臂上端掌侧，两头栓结于术者腰部，在肘关节屈曲位，术者弓腰牵引尺桡骨上

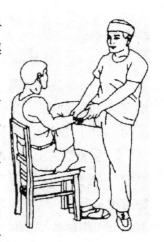

图2-20　膝顶复位法

端向下的同时，推前臂向前，即可复位。

合并尺骨鹰嘴骨折者，复位手法较简单。患者取仰卧位，一助手固定上臂，另一助手握其腕部，顺势牵引前臂，医者两手拇指置于尺桡骨上端掌侧，向下向后推送，余指置于肋骨下端背侧，向上向前端提，有入臼声，说明已复位。脱位整复后，按鹰嘴骨折处理。

3）肘关节侧方脱位：其处理原则，应先整复侧方脱位，而后矫正前后移位。侧方移位矫正后，再按拔伸屈肘法或推肘尖复位法，整复前后移位。

4）肘关节分裂型脱位：前后型脱位者，在助手相对牵引下，医者先整复尺骨的脱位，而后整复桡骨。内外侧脱位者，复位时，患侧肘关节应在伸直位，助手相对牵引，医者用两手掌直接对挤尺、桡骨上端，内外侧移位矫正后，肘关节逐渐屈曲即可复位成功。但往往在拔伸牵引时，尺、桡两骨近端同时复位成功。

5）肘关节骨折脱位：其治疗原则是先整复脱位，再整复骨折。整复脱位时。应避免骨折块夹在关节腔内。一般情况下，肘关节脱位整复后，肱骨内上髁或外上髁骨折块亦可随之复位。若复位后关节伸屈不利，被动活动肘关节时有机械性阻力及发涩感，应考虑有骨折块移位于关节间隙内。

（2）陈旧性肘关节脱位：脱位时间超过 3 周者，称为陈旧性脱位。但肘部脱位超过 10 天，整复就比较困难。关节间隙充满肉芽结缔组织及瘢痕，关节囊及侧副韧带与周围组织广泛粘连，甚至出现血肿机化，关节软骨退变剥脱，再次复位，难度较大。临床上，成年人脱位时间在 3 个月以内，不合并有骨折或血管、神经损伤及骨化性肌炎的单纯性后脱位，肘关节仍有一定活动范围者，可采用手法整复，仍可获得较满意的效果。

1）复位前准备：先做尺骨鹰嘴牵引 1 周，同时配合推拿按摩及舒筋活血、通经活络、利关节的中药煎汤熏洗局部，使关节周围挛缩粘连的组织逐渐松解。并嘱患者自行活动肘关节，增加复位可能。

2）松解粘连：手法复位应在臂丛阻滞麻醉下进行。患者仰卧位，助手双手固定上臂，医者一只手握肘部，另一只手握腕部，做肘关节前后屈伸、内外旋转及左右摇摆活动，交替进行，反复多次。力量由轻而重，范围由小渐大。各种活动均应轻柔、缓慢、稳妥有力，切不可操之过急。随着活动范围增大，肘关节周围的纤维粘连和瘢痕组织即可逐渐解脱，挛缩的肱二头肌亦可伸展延长。当肘关节相当松动时，在助手的对抗牵引下摄 X 线片，观察尺骨冠状突及桡骨头的位置。如桡骨头已达到肱骨小头平面，冠状突已达肱骨滑车平面，说明复位前准备活动已完成，可进行下一步复位。若经过长时间活动，在助手大力牵引下，仍不能达到以上要求，或活动范围改善不大，不宜强行试行手法复位，以免发生骨折等并发症。

3）复位：患者仰卧位，医者立于患侧，用一条宽布带绕过患侧肱骨下端的前面，布带两头系于术者腰间，向后微微弓腰，扯紧布带。两助手分别握其上臂与前臂，徐徐拔伸牵引，医者两手拇指顶住鹰嘴向前、向下推挤，余指抓住肱骨下端向后拉，同时助手慢慢将肘关节屈曲，闻及入臼响声，整复即告成功。亦可采用拔伸屈肘法与推肘尖复位法。

2. 复位后的检查　肘部外形恢复正常，与健侧对比相似，肘关节屈伸活动功能恢复正常，患侧手可触及同侧肩部，肘后三角关系正常；陈旧性肘关节脱位，复位成功后，肘关节 X 线照片仍可见关节腔有增宽现象，这是因为关节间隙仍有肉芽组织和瘢痕组织充填，在日后活动中，可逐渐恢复正常。摄肘关节正侧位 X 线照片，可以证实复位是否成功，并确定肱骨内上髁、鹰嘴或冠状突是否有新的骨折。

3. 固定　脱位复位后，一般用绷带做肘关节"8"字固定；1 周后采用肘屈曲 90° 前臂中立位，三角巾悬吊或直角夹板固定，2 周后去固定。

4. 辨证施治 各种类型的脱位复位后，可按损伤三期辨证施治进行治疗。初期宜活血化瘀、消肿镇痛，内服可选用续断紫金丹、舒筋活血汤，外敷消肿膏、双柏膏或消肿止痛膏；中期宜和营生新，舒筋活络，佐以活血理气，可内服壮筋养血汤、跌打养营汤，外敷舒筋活络药膏，或接骨续筋药膏；后期关节僵硬者，外用海桐皮汤、上肢损伤洗方等煎汤熏洗。

5. 手术治疗

（1）适应证：适用于开放性脱位者，闭合复位不成功者，合并血管、神经损伤需要探查者，以及合并骨折用非手术方法无法复位或固定影响以后功能者；伤后已数月而无骨化肌炎及明显骨萎缩的陈旧性肘关节脱位，以及习惯性肘关节脱位，关节处在非功能位也是适应证之一。术前须考虑患者有无手术禁忌证。如全身或局部情况不允许，如伤处水肿严重，术口周围皮肤有感染性疾病的患者，不适合手术。

（2）常用方法：①切开复位术。②关节切除或成形术。③关节囊及韧带紧缩术。④其他修复方式如肱二头肌腱止点移位术、骨挡手术等。

八、并发症

1. 关节脱位早期并发症 当患者受伤时，附着于肱骨外髁的肌肉收缩，关节囊破裂，再合并直接的外力作用，可造成外髁撕脱骨折。研究发现，在单纯肘关节后脱位的患者，100%伴有肘外侧副韧带的撕裂，大部分伴有肘内侧副韧带的断裂，前关节囊及肱肌的严重损伤也很常见。由于向内、外侧脱位时的移位将尺神经与周围的组织撕脱，一并向内或外移位，可造成尺神经牵拉伤，有时还可合并血管的损伤。故骨折、神经损伤、血管损伤、感染是肘关节脱位常见的早期并发症。还可并发 Volkmann 缺血挛缩。

2. 关节脱位晚期并发症 晚期的并发症多是由于患者未及时治疗或治疗不当引起，主要包括关节僵硬、骨化性肌炎、创伤性关节炎等。

九、功能锻炼与预后

1. 功能锻炼 肘关节损伤后，血肿极易纤维化或骨化，产生肘关节僵硬，或骨化性肌炎，故脱位整复后，应鼓励患者尽早主动锻炼肘关节活动，以利加快局部血液循环，血肿吸收，防止脱位并发症的产生。固定期间，可做肩、腕及掌指等关节的活动，去除固定后，积极进行肘关节的主动活动，活动时应以屈肘为主，因伸肘功能容易恢复，前臂下垂的重力、提物的重量，都有利于伸肘功能的恢复。功能锻炼时，可配合理疗或轻手法按摩，但必须禁止肘关节的粗暴被动活动，以免增加新的损伤，加大血肿，产生骨化性肌炎。

2. 预后 单纯肘关节脱位在手法复位后，肘关节大多稳定，非手术治疗的效果较好。

伴有骨折的肘关节脱位称为复杂脱位，其治疗效果远较单纯肘关节脱位为差。统计发现，有5%～10%的肘关节脱位伴有桡骨头骨折；另有2%～15%的肘关节脱位伴有尺骨冠突骨折；而同时伴发桡骨头和尺骨冠突骨折的肘关节后脱位则更为少见（肘关节三联征），此损伤的治疗效果不太满意。

新鲜脱位患者，脱位经过复位治疗，可以取得不错的治疗效果，只要能在脱位发生后及时纠正，一般不存在严重的活动障碍。而针对陈旧性脱位患者，则根据病程长短，治疗效果不一。如时间较长，粘连较为严重，甚至损伤尺神经等，简单的复位已经不能恢复，则需要手术矫正。

（张　美）

第三章

下肢骨与关节疾病

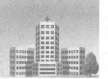

第一节 股骨大粗隆骨折和小粗隆骨折

单纯的股骨大粗隆骨折非常少见，其发生率分布于两个年龄组：其一，也是相对多发生于小儿及7~17岁少年的大粗隆骨骺分离。此类多为撕脱骨折，骨折块分离较明显，最多可达6 cm。其二是成年人的大粗隆粉碎骨折，常由直接暴力所致。大粗隆一部分骨折，骨折块常向后上方移位。

股骨大粗隆骨折后患者表现为局部疼痛及屈髋畸形，X线即可确诊。

由于粗隆部骨折绝大多数可很好地愈合，因此，治疗的目的是恢复骨折愈合后髋关节的功能。

有3种治疗方法：①患髋外展牵引6周。②无牵引，卧床休息至局部症状消失4~6周后开始练习负重。③Armstrong及Watson – Jones主张切开复位内固定，主要是针对明显移位的骨折。

由于绝大多数股骨大粗隆骨折预后良好，较多采取保守治疗。某些情况下，年轻患者中大粗隆移位较大者，可考虑切开复位内固定，以恢复外展肌功能。内固定多采用松质骨螺钉或钢丝。术后在扶拐保护下可部分负重3~4周，之后视愈合情况完全负重。

单纯股骨小粗隆撕脱骨折主要见于儿童及少年。85%的患者<20岁，12~16岁为高发年龄。老年人中的单纯股骨小粗隆骨折常继发于骨质疏松。由于小粗隆骨矩部疏松，无法抵抗髂腰肌牵拉力而致撕脱骨折。患者常表现为股三角部疼痛及屈髋畸形。Ludloffs征阳性——即患者坐位时不能主动屈髋。大多数情况下采取卧床休息，对症处理。数周后症状消失即可负重。只有在骨折块分离十分明显时可酌情考虑切开复位。

（刘　洋）

第二节 股骨粗隆下骨折

股骨粗隆下骨折是指自股骨小粗隆至股骨干中段与近端交界处——即骨髓腔最狭窄处之间部位的骨折。股骨粗隆下骨折发生率占髋部骨折的10%~34%。其年龄分布有两组：20岁~40岁及60岁以上。老年组骨折多由低能量创伤所致。年轻组骨折多由高能量损伤造成，常合并其他骨折和损伤。股骨粗隆间骨折的死亡率报道各有不同，从8.3%~20.9%。由于股骨粗隆下生理应力分布特点，手术治疗有较高的骨折不愈合及内固定物失用率。骨折发生后，在肌肉的牵拉下，股骨干发生短缩，外旋畸形，股骨头颈外展、后倾。因此，股骨粗隆下骨折的治疗目的是要恢复股骨干的内收短缩，外旋，纠正股骨头颈外展及后倾外旋，恢复髋关节内收肌的张力，从而恢复机体功能。因此，对于股骨粗隆下部位生物力学特点的了解，对于骨折类型的分析，以及各类内固定物的应用及适应证的认识，将直接影响治疗效果。

一、生物力学特点

股骨粗隆下部分在负重的情况下除承受轴向负荷外，还受到来自偏心位置的股骨头颈所传导的弯曲应力。在弯曲应力作用下，股骨粗隆下内侧承受压力而外侧承受张力，压力大于张力。Koch 等人的实验显示：在负重情况下，股骨小粗隆远端 1~3 cm 部分，内侧承受 1 200 磅/英寸的压力，外侧承受的张力比压力约小 20%。这种应力分布的不均衡状态直接影响骨折复位后的稳定性以及内固定物上所承受的负荷。如果骨折端内侧粉碎或缺损，复位后稳定程度下降，内固定物所承受的弯曲负荷加大，常会造成骨折不愈合并导致内固定物断裂。因此，在骨折复位时，应尽可能恢复内侧骨皮质的完整性。在骨折端内侧粉碎缺损情况下，应考虑一期植骨，尽快恢复内侧的完整。因此，对于股骨粗隆下部位应力分布的认识，结合骨折类型的分析，直接影响内固定物的选择，术中及术后处理。其基本原则是获得骨折复位及固定的稳定。

影响骨折复位及固定稳定性有 3 个主要因素：①骨折粉碎程度。②骨折部位。③骨折类型。

1. 骨折粉碎程度 对于简单骨折，如横断形骨折或短斜形骨折，较易解剖复位，通过加压钢板的轴向加压作用，骨折端易获得牢固固定。在生理负荷下，骨折端之间几乎没有活动，内固定物所承受的应力相对较小。在粉碎骨折或内侧缺损情况下，难以达到解剖复位。因此，骨骼结构的稳定性无法获得，生理应力几乎全部被内固定物所承担，常会发生内固定失败。过大的负荷会使内固定物脱出或断裂，继而发生骨折不愈合或畸形愈合。

2. 骨折部位 可分为"高位"骨折即小粗隆水平的骨折，及"低位"骨折即股骨干近端与中段交界处附近的骨折。越靠近小粗隆的骨折，其近端弯曲应力力臂越短，骨折处的弯曲力矩越小。

3. 骨折类型 内固定物的选择取决于不同类型的骨折。对于横断或短斜形骨折，常选用加压钢板或传统髓内针。对于长斜形骨折，可考虑应用拉力螺钉行骨折块间加压并以中和钢板保护。对于粉碎骨折则应选择髓内固定。

二、分型

1. Fieldling 分型 Fieldling 根据骨折发生的部位将股骨粗隆下骨折分为三型（图 3-1）。

1 型：位于小粗隆水平。

2 型：位于小粗隆下 2.5~5 cm。

3 型：位于小粗隆下 5~7.5 cm。

该分型主要适用于横断骨折，而对于斜形或粉碎骨折则要根据主要骨折部位的位置来确定分型。一般来说，高位的骨折愈合率及预后优于低位骨折。

2. Seinsheimer 分型 Seinsheimer 根据骨折块的数目、骨折线的形态和位置，将股骨粗隆下骨折分为 5 型。

Ⅰ型：无移位骨折或移位 <2 mm。

Ⅱ型：2 部分骨折。

Ⅱa 型：横断骨折。

Ⅱb 型：螺旋骨折，小粗隆与近端骨折块连续。

Ⅱc 型：螺旋骨折，小粗隆与远端骨折块连续。

Ⅲ型：3 部分骨折

Ⅲa 型：3 部分螺旋骨折，小粗隆为单独的一部分。

Ⅲb 型：3 部分螺旋骨折，其中一部分为一单独的蝶形骨块。

Ⅳ型：4 部分以上粉碎骨折。

Ⅴ型：粗隆下合并粗隆间骨折。

3. AO 分型（图 3－2）

A 型：简单骨折，横断或短斜形。

B 型：粉碎骨折、内侧或外侧有一蝶形骨块。

C 型：严重粉碎骨折，骨皮质缺损。

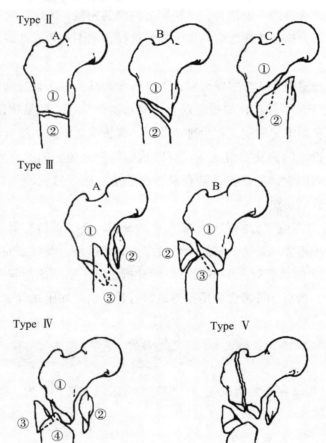

图 3－1　Fieldling 分型

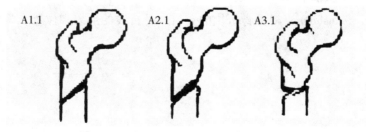

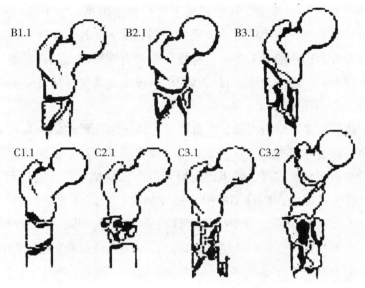

图3-2　AO分型

　　股骨粗隆下骨折的治疗可分为保守治疗和手术治疗。常用的保守治疗方法是对患肢施行股骨髁上牵引。股骨近端均为强大的肌群包绕，骨折发生后骨折端受肌肉牵引而明显畸形。骨折近端在内收肌、外旋肌及髂腰肌作用下屈曲、内收、外旋。骨折远端在外展肌作用下外展、在重力作用下轻度外旋。在所有肌肉收缩作用下骨折端明显短缩畸形。牵引治疗可以控制短缩，但对于其他畸形则难以纠正。另外，牵引时患肢需置于90°/90°体位（屈髋90°屈膝90°），成人很不易维持。牵引治疗对于明显移位的骨折无法减小骨折间隙，因而延长愈合时间。由于留有畸形，骨折愈合后病人常存在一定症状，主要是臀肌步态和大腿前侧疼痛。骨折近端外展畸形使得大粗隆顶点上移，髋关节外展肌松弛，即可造成臀肌步态。骨折近端的屈曲则是大腿前侧疼痛的主要原因。Waddell报道非手术治疗股骨粗隆下骨折满意率只有36%。因此，目前认为手术治疗股骨粗隆下骨折已成为主要方法。

　　手术治疗的目的：①解剖复位或纠正所有畸形。②牢固内固定。

　　应用于股骨粗隆下骨折的内固定材料很多。可归纳为两类：①髓内固定。②钢板螺钉固定。髓内固定主要有Enders钉、传统髓内针、Zickel钉、Russell-Taylor重建钉等。钢板螺钉类主要有角钢板、髋关节加压螺钉（Richard钉板、DHS）、髁加压螺钉（DCS）等。各内固定材料均有其特点和适应证。

　　1. Enders钉　20世纪70—80年代，许多医师应用Enders钉治疗股骨粗隆下骨折，由于Enders钉固定强度较弱，其结果不甚满意。Pankovich等人应用Enders钉的结果显示：愈合率100%，但畸形需要再手术者达30%。对于稳定型骨折（横断及蝶形型）Enders钉则不足以控制旋转、成角及短缩。术后需加牵引维持3~6周，很大地限制了肢体活动，从而减慢了肢体的功能恢复。目前，除特殊情况外，Enders钉很少被提倡应用。

　　2. 传统髓内针　髓内针固定的牢固程度主要取决于髓内针与骨髓腔之间接触的长度。股骨粗隆下骨折的近端髓腔宽大，至髓腔狭窄部逐渐变窄，再向远端又逐渐增宽。只有髓腔最窄处与髓内针相接触。对于年轻的患者，骨松质密度较大，传统髓内针在股骨髓腔内尚可有较强的把持作用。而对于老年人，骨密度下降，髓内针在较宽的髓腔内把持作用减小，常造成骨折端内翻及复发短缩。因此，传统髓内针固定仅适用于年轻患者中的稳定型骨折。

3. 钢板螺钉　应用一般直钢板来固定股骨粗隆下骨折非常困难。由于螺钉只能横行穿过钢板，骨折近端的固定力臂太短，无法施行牢固固定。解决这一问题的方法是另设计一种钢板螺钉材料，其特点是螺钉或钢板的一端经股骨颈插入股骨头中，这样便可使骨折近端得以充分固定。此类内固定物在钢板与股骨头颈固定螺钉之间有一固定的角度。目前常用的钢板螺钉固定材料可分为 2 类：①滑动加压螺钉（Richards 钉、DHS 等）。②角钢板。

滑动加压螺钉对于股骨粗隆下骨折可提供牢固固定。由于加压滑动螺钉为中空结构，术中先用导针定位，位置满意后将螺钉穿过导针拧入股骨头颈。手术操作简易。对于粉碎骨折不易复位者，可先行拧入滑动加压螺钉，之后与钢板套管连接，钢板固定后骨折即已复位。骨折远端至少需要 4 枚螺钉固定。对于不稳定型骨折，股骨头颈部加压螺钉不能很好地控制旋转，因此常需再加一枚拉力螺钉来加强固定。130°滑动加压螺钉入点位置较低，对于高位股骨粗隆下骨折，其入点与骨折部位较近，稳定性降低。另外附加拉力螺钉也不易选定合适行入位置。因此，对于高位股骨粗隆下骨折，近年来多应用髁加压螺钉（DCS）固定。由于 DCS 角度为 95°，入点较高，可通过钢板拧入 1～2 枚拉力螺钉至骨矩部位，其固定牢固程度大大提高。

角钢板对于股骨粗隆下骨折也曾是常用的内固定材料。根据骨折部位的高低，可选 90°或 130°角度钢板。角度钢板在股骨头颈中的部分呈铲状，较螺钉能较好地控制旋转，但铲状部分插入股骨头颈的操作较复杂，需准确定位。另外插入前骨窗需充分开大，否则入点部分将会劈裂。由于角度钢板为偏心位固定，与 Richards 钉、DHS 相比，固定后钢板上所承受的弯曲应力更大。根据骨折复位后的稳定程度常需在钢板对侧植骨，以尽快恢复钢板对侧骨骼的连续性，减少钢板疲劳断裂的发生。

4. 带锁髓内针　近年来，带锁髓内针日益普遍地应用于股骨粗隆下骨折。其优点在于：闭合复位下操作手术创伤小，对骨折端环境干扰小，由于中心位固定，具有良好的抗弯曲应力强度。

常用的标准带锁髓内针有 Zickel 钉、Russell - Taylor 重建钉等。Zickel 钉插入股骨头颈部位为三叶状，通过钉杆近端孔插入并与钉杆锁定。由于三叶钉与钉杆之间角度固定，故可有效地防止内翻畸形的发生。但 Zickel 钉只有近端锁定，对于严重粉碎的股骨粗隆下骨折则无法防止短缩。

Russell - Taylor 重建钉在近端及远端均可锁定。通过近端锁定孔可向股骨头颈拧入 2 枚拉力螺钉，通过远端锁定孔可行入 1～2 枚全螺纹螺钉。有效地防止短缩并可很好地控制旋转。改进型 Russell - Taylor 重建钉（R - T Delta 钉）直径较小，可用于髓腔较小或严重粉碎骨折的患者。有研究曾提出根据不同骨折类型应用带锁髓内针的基本原则：对于稳定型骨折，可用非锁式髓内针，即远近端均不锁定。对位于髓腔狭窄处近端的骨折，可仅在近端锁定。对位于髓腔狭窄处远端的骨折，需行远端锁定。用于在某些情况下存在无移位的骨折块而不易发现，有报道仅在近端锁定，但术后常发生不同程度的短缩。因此，远近端同时锁定更为可靠。

目前认为影响骨折愈合的因素有：早期骨折端血肿，骨膜血供，周围软组织血运，稳定的力学环境，骨折端微动。过去一味强调切开复位以求解剖复位，坚强内固定的代价是破坏周围软组织血运，丢失早期骨折端血肿。其结果往往是骨折不愈合。股骨粗隆下骨折不愈合率较高进而发生内固定失效，因此保护血运以保证骨折愈合是治疗的关键。对于股骨粗隆下骨折、间接复位、髓内固定目前被认为是治疗的首选。

四、术后处理

不论应用以上何种内固定材料进行固定，原则上术后第 2 天可容许患者进行患肢练习并离床扶拐活动。术后数日内患者应尽量不采取坐位，因此时髋部及腹股沟部分软组织肿胀，坐位影响静脉回流，有可能造成静脉血栓。患者离床后患肢可否部分负重要根据骨折类型及内固定情况而定。稳定型骨折并予牢固固定者可准许 10~15 kg 部分负重，不稳定型骨折应在 X 线显示骨折端有骨痂连接后开始部分负重。对于应用带锁髓内针固定的不稳定型骨折，有人主张在连续骨痂出现后应将髓内针取出，以恢复骨骼的负重，否则锁定螺钉在长期负荷下会发生疲劳断裂。

（于苗苗）

第三节　股骨干骨折

一、概述

　　股骨是体内最大的管状骨，周围有丰厚的肌肉包围。发育过程中股骨形成前凸，内侧承受压力，外侧承受张力。股骨干骨折包括发生在小转子远端 5 cm 至内收肌结节近端 5 cm 范围内的骨折。

　　大腿部肌群可分前、内、后为 3 个间室，前间室包含股四头肌、髂腰肌、缝匠肌及耻骨肌、股动脉及股静脉、股神经及股外侧皮神经；内侧间室包含股薄肌、长收肌、短收肌、大收肌、闭孔外肌、闭孔动静脉、闭孔神经及股深动脉；后侧间室包含股二头肌、半腱肌、半膜肌、部分大收肌、坐骨神经、股深动脉分支及股后皮神经。与小腿相比，大腿部筋膜间室容积大，筋膜间室综合征的发生率低，但间室内出血可造成压力升高，深部血管供血减少。

　　股骨干骨折后骨折端受到不同肌群的作用发生移位，这些肌群包括外展肌、内收肌、髂腰肌、腓肠肌及阔筋膜张肌。外展肌包括臀中、小肌，止于大转子，转子下骨折或近端股骨干骨折时可牵拉骨折近端外展；髂腰肌止于小转子，其作用使骨折近端屈曲外旋；内收肌通过牵拉骨折远端造成内翻短缩畸形；腓肠肌作用于骨折远端使其向后方旋转屈曲；阔筋膜张肌作用于股骨外侧对抗内收肌的内翻应力。

　　供应股骨干的血管来自股深动脉，从近端后侧骨嵴进入髓腔分支供应皮质内 2/3，骨膜血管同样自后侧骨嵴进入，供应皮质外 1/3。股骨干骨折造成髓内血管损伤，骨膜血管增生，成为骨折愈合主要营养血管，骨折愈合后髓内血管重建恢复供血。股骨血管不过度损伤则股骨干骨折一般能顺利愈合，手术时应避免过度分离骨膜，特别是后侧骨嵴及肌间隔附着处。

二、损伤机制

　　发生在成年人的骨折多是高能创伤，多继发于交通事故、高处坠落、重物砸伤及枪击伤。此外骨质发生改变时轻微外伤可造成病理骨折；军人或长跑运动员可发生应力骨折，多发生于股骨近端或中段。

三、临床表现

　　股骨干骨折多由严重的暴力引起，骨折后出现局部剧烈疼痛、肿胀，畸形及肢体活动受限，结合 X 线检查，诊断多不困难。对于清醒的患者，疼痛和畸形通常很明显，在早期外科医生会注意到软组织肿胀。对于意识不清的患者，股骨骨折也会出现局部畸形和肿胀。这些发现通常比较明显，但是对于所有意识不清的患者必须考虑股骨干骨折的可能性，尤其对于车祸伤或者高处坠落伤。对于所有意识不清患者按照常规进行系统检查，应该仔细检查股骨。由于其受伤机制及局部解剖特点，在诊断时要进行全面的考虑。

1. 由于股骨干周围有丰富的肌肉，在其后侧有股深动脉穿支通过，骨折后会大量出血，最多可达 2 000 mL，检查时肿胀可能会不明显，这样会使医生对失血量估计不足，加之骨折的剧痛，容易出现休克。对于股骨干骨折患者在急诊室应进行血压、脉搏检测，并常规进行输液处理，血压稳定后方可进行手术或住院治疗。

2. 骨折常由高能暴力引起尤其是交通事故伤，在检查股骨干骨折的同时，应注意身体其他部位是否合并有损伤。首先排除头颅、胸、腹可危及生命的重要内脏器官的损伤，然后排除其他肢体的损伤。诊断股骨干骨折的 X 线片需包括髋关节及膝关节。股骨干骨折常合并其他损伤，据统计合并其他部位损伤的病例可达到全部病例的 5% ~ 15%，合并伤包括全身多系统创伤、脊柱骨盆及同侧肢体损伤。文献中报道股骨干骨折合并股骨颈骨折漏诊率可高达 30%，闭合股骨干骨折同侧膝关节韧带及半月板损伤的概率高达 50%。

3. 股骨干骨折后，局部形成血肿，髓腔开放，周围静脉破裂。在搬运过程中不能很好地制动，髓内脂肪很容易进入破裂的静脉，因而股骨干骨折后出现脂肪栓塞综合征的可能性很大。在骨折的早期，要进行血气监测，血氧分压进行性下降应高度警惕脂肪栓塞综合征的发生。股骨干骨折的患者，血气分析应作为常规的检测指标。

4. 合并神经血管损伤并不多见，但应认真仔细地对患肢末梢的血供、感觉、运动进行检查，并做详细记录。在极少数病例中，股骨干骨折后当时足背动脉搏动好，但在 24 小时内搏动减弱至消失，手术探查发现血管内膜损伤，形成动脉血栓。

四、骨折分类（AO 分类）（图 3 - 3）

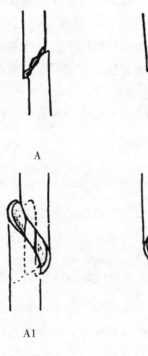
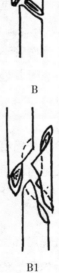
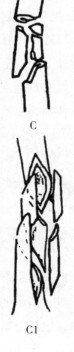

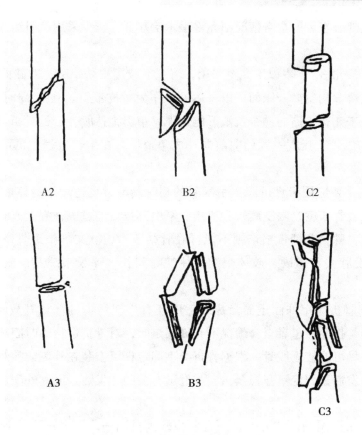

图 3 – 3 股骨干骨折的 AO 分类

A 型：简单骨折

A1：螺旋形。

A2：斜形（＞30°）。

A3：横形（30°）。

B 型：楔形骨折

B1：螺旋形。

B2：折弯楔形。

B3：碎裂楔形。

C 型：复杂骨折

C1：螺旋形。

C2：节段骨折。

C3：不规则骨折。

五、治疗

股骨干骨折是危及生命及肢体的严重损伤，因此，在治疗股骨干骨折时，首先要处理危及生命的严重损伤，然后再考虑肢体的损伤。应根据患者的年龄、全身健康状况、骨折的类型、医院的设备、医师的技术水平等综合因素做出适当的选择，治疗方法有牵引、外固定及内固定 3 种方法。

1. 牵引　是一种传统的治疗方法，可分为皮牵引和骨牵引，配合使用各种支架。牵引可将下肢在大体上恢复肢体轴线，但不能有效地控制旋转及成角畸形，另外需要长时间卧床，并可由其带来多种并发症。目前，除儿童及部分患者的全身情况不允许手术治疗外，较少采用牵引治疗，牵引仅作为手术前的准备。

（1）悬吊皮牵引：一般3～4岁以下儿童采用，将双下肢用皮肤牵引，双腿同时向上通过滑轮进行牵引，调节牵引重量至臀部稍稍离开床面，以身体重量作为对抗牵引。3～4周时 X 线检查见有骨痂生长后，可去除牵引。由于儿童骨骼的愈合及塑形能力强，牵引维持股骨干的骨折对线即可，即使有1～2 cm 的重叠和轻度的与股骨干弧度一致的向前向外成角畸形，在生长过程中也可纠正，但要严格的控制旋转畸形。

（2）骨牵引：目前主要应用于骨折固定手术前的临时制动，也适用于身体虚弱不能耐受手术的患者。牵引的目的是恢复股骨长度，限制旋转和成角。牵引部位可通过股骨髁上或胫骨结节，股骨髁上牵引容易造成膝关节僵硬，膝关节韧带损伤则不能行胫骨结节牵引。文献报道骨牵引的骨折愈合率可达97%～100%，但可引发膝关节僵硬、肢体短缩、住院时间长、呼吸系统及皮肤疾患，还会发生畸形愈合。

2. 外固定　股骨干骨折应用外固定器治疗的适应证有广泛污染的严重开放骨折、感染后骨不连、部分合并有血管损伤的骨折及在患者全身情况不允许固定时，对骨折进行临时固定。安装时固定针尽可能接近骨折端，连接杆尽可能接近股骨，根据骨折类型固定杆可安装在外侧或前侧。使用外固定架治疗股骨干骨折最主要的并发症是固定不坚强及出现与针道有关的并发症。因此外固定器不作为常规使用。

3. 内固定

（1）髓内针固定：最理想的治疗方法是闭合复位髓内钉固定。内置物位于股骨中央，承受的张力和剪力小；手术创伤小，感染率低，股四头肌瘢痕少，患者可早期活动，骨折愈合快，再骨折发生率低。扩髓的交锁髓内针固定是目前最好的方法，愈合率达98%，感染率低于1%。股骨干骨折合并肺损伤时使用扩髓交锁髓内针固定还存在争论，理论上扩髓可造成脂肪栓塞。非扩髓交锁髓内针可用于Ⅰ度、Ⅱ度、ⅢA 度开放性骨折。交锁螺钉的强度不足以承受全部体重，因此完全负重要等到骨折端至少3 面骨皮质出现连续骨痂。

常用于股骨干骨折的交锁髓内针为顺行交锁髓内针，进针点为梨状肌窝或大粗隆尖部，适用于成年人小转子下方到膝关节面上方6～8 cm 的股骨干骨折；对于肥胖患者顺行进针较困难时可选用逆行交锁髓内针。

尽管髓内钉固定可广泛地用于绝大部分股骨干骨折，但是对于特殊的、粉碎的特别是波及远近侧干骺端骨折及严重污染的开放性骨折建议采用其他方法。

（2）钢板内固定：与髓内钉固定相比，钢板在治疗股骨干骨折时有明显的缺点：钢板为偏心固定，与负重轴之间距离比髓内钉固定要长1～2 cm，在负重时，钢板要承受比髓内钉更大的弯曲负荷。因此钢板固定骨折，不能早期负重。在负重时，骨骼的近端负荷通过近段螺钉到钢板，再经远段螺钉到远段骨骼，形成了钢板固定下骨折部的应力遮挡。采用钢板固定骨折时，需要切开复位，这样会剥离骨膜，同时也要清理骨折端的血肿，骨膜的剥离及血肿清理均会使骨折延迟愈合。

在应用动力加压钢板固定时，应遵循 AO 技术原则，尽量减少剥离骨膜，将骨折解剖复位。对于大的蝶形骨块，以拉力螺钉进行固定，将钢板置于张力侧，即股骨干的后外侧。骨折的两侧应以8～10层骨皮质被螺钉贯穿（即骨折远近端各有4～5 枚螺钉），以达到足够的稳定。在钢板对侧有骨缺损时，必须植骨。

钢板内固定适应证：①生长发育中儿童股骨干骨折，钢板内固定不通过骨骺线，不会影响骨的生长发育。②合并有血管损伤需要修复的骨折，在局部骨折采用钢板固定后，进行血管的修复。③多发骨折，尤其是合并有头颅和胸部损伤患者，患者体位难以进行髓内钉固定。④髓腔过度狭窄及骨干发育畸形不适合髓内钉固定。

六、特殊类型股骨干骨折

1. 股骨干骨折合并同侧髋部损伤　股骨干骨折合并股骨颈骨折的发生率为 1.5%～5%，比合并粗隆间骨折更常见，比例大约是 7∶1。1/4 到 1/3 的股骨颈骨折初诊时被漏诊。典型的股骨颈骨折表现为从下方股骨颈基底延伸到上方的股骨颈头下部分，因为大部分能量分散到股骨干骨折，股骨颈骨折移位很小和不粉碎。最常用的方法是用顺行髓内钉固定股骨干骨折和用多枚针或螺丝钉固定股骨颈骨折，精确安放 3 枚空心钉和防止髓内钉的扩髓和插入是重要的问题，建议在髓内钉插入前至少用 1 枚螺钉固定股骨颈骨折以防止其移位。重建髓内钉固定股骨颈骨折比空心钉的力量大，通过髓内钉的锁定来防止股骨颈骨折内翻塌陷。

股骨干骨折合并髋关节脱位有 50% 患者在初诊时漏诊髋脱位，对股骨干骨折进行常规骨盆 X 线片检查是避免漏诊的最好方法。此种损伤需急诊复位髋脱位，以预防发生股骨头缺血坏死，并应尽可能同时治疗股骨干骨折。

2. 股骨干骨折合并同侧股骨髁间骨折　股骨干骨折很少合并股骨髁间骨折，分为两种情况：①股骨髁间骨折近端骨折线与股骨干骨折不连续。②股骨髁间骨折是股骨干骨折远端的延伸。股骨髁间骨折的关节面解剖复位非常重要，可以采用切开复位钢板螺钉固定或拉力螺钉结合带锁髓内钉治疗这些少见的骨折。

3. 儿童股骨干骨折的特点　儿童股骨干骨折由于愈合迅速，自行塑形能力较强，牵引和外固定治疗不易引起关节僵硬。因而儿童股骨干骨折理应行保守治疗。若儿童年龄越小，骨折部位越近于干骺端，并其畸形方向与关节轴活动一致，自行塑形能力为最强，而旋转畸形因难以塑形应尽力避免。儿童股骨干骨折的另一个重要特点是，常因骨折的刺激可引起肢体生长过速，其可能的原因是在骨折后邻近骨骺的血液供应增加。至伤后 2 年，骨折愈合，骨骺重新吸收，血管刺激停止，生长即恢复正常。在手术内固定后，尤为髓内定固定，患肢生长也可加速，因此在骨骺发育终止前，应尽可能避免内固定。

根据以上儿童股骨干骨折的特点，骨折在维持对线情况下，短缩不超过 2 cm，无旋转畸形，均可认为达到功能要求，避免采用手术治疗。手术适应证严格限制在下列范围：①有明显移位和软组织损伤的开放性骨折。②合并同侧股骨颈骨折或髋关节脱位。③骨折端间有软组织嵌入。④伴有其他疾病，如痉挛性偏瘫或全身性骨疾病。⑤多发性损伤。儿童股骨干骨折的治疗方式，应根据其年龄、骨折部位和类型，采用不同的治疗方式。

4. 髋关节置换术后假体周围骨折　随着接受髋关节置换术的老年患者数量增加，假体周围骨折的发生会明显增加。通常发生于高龄患者，经常存在数个合并疾病，因其他关节炎症而活动能力受限。存在骨质疏松，内置物可能会发生松动，骨干骨皮质很少，已经不能承受金属内置物。假体周围股骨干骨折给骨科创伤医生和重建医生提出了挑战。

髋关节置换术后假体周围股骨骨折的病因包括：①骨皮质缺陷，造成这些缺陷的原因包括原有内固定物和骨水泥的取出、假体松动、髓腔开口定位及扩髓技术不正确。手术所致的皮质缺损与术后 1 年内假体周围骨质高度相关。②关节翻修术，关节翻修术特有的危险因素包括清除骨水泥时骨皮质穿孔、开窗去除骨水泥、在尝试脱位原人工关节时由于表面瘢痕组织粘连而骨折以及感染等。以前手术的损伤造成血液供应中断或者骨质疏松症也可能使股骨近端骨质易于骨折。以前的关节成形术、截骨术和骨折等均会改变股骨近端的几何形状，从而增加骨折的风险。③置入物失配，尺寸过大的股骨髓腔锉和关节假体可引起股骨环状应力增加，从而导致骨折。④假体松动，1/4~1/3 的假体周围骨折都与股骨假体松动有关。⑤骨质疏松症。

与髋关节置换术相关的假体周围骨折分类有数种。随着时间推进，Vancouver 分类是现代分类的典范，充分考虑了影响治疗的因素。不仅考虑骨折的部位，也包括骨量储备和股骨内置物稳定的状态。Vancouver 分类根据骨折部位，将股骨假体周围骨折分为 3 个基本类型。A 型骨折为大转子（Ac）和小转子骨折（AL）。B 型骨折位于假体柄周围或刚好在其水平以下，根据股骨内置物稳定的状态和骨量储备又分为 3 个亚型。B1 型骨折假体稳定，而 B2 型骨折假体柄松动。B3 型骨折假体周围骨量丢失。C 型骨折发生于股骨内置物水平以下。Duncan 和 Masri 研究了 10 年间治疗的 75 例假体周围股骨干骨折，他们发现 4% 属于 Vancouver A 型，86.7% 为 B 型，其余 9.3% 是 C 型骨折。对 B 型骨折进一步研究发现，B1 型占 18.5%，44.6% 属于 B2 型，B3 型占 36.9%。因此 71% 股骨假体周围骨折发生于股骨内置物周围或稍偏下，与内置物松动和骨量丢失有关。这种分类反映了这些骨折的复杂性（图 3 - 4）。

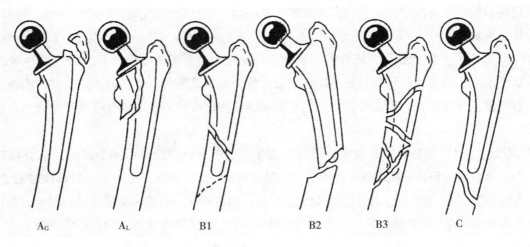

图 3 - 4　假体周围骨折 Vancouver 分类

4 种基本治疗方法用于处理假体周围股骨骨折：非手术治疗、钢丝或钢缆、钢板和利用加长柄进行髋关节翻修术。治疗的 3 个目的是治愈骨折、患者早期活动以及提供稳定结构，使内置物获得最长使用寿命。像创伤后股骨干骨折的处理一样，假体周围骨折的治疗近几十年来也发生了明显变化，医生逐渐倾向于积极的手术治疗。

（1）非手术治疗：因为患者早期活动是处理任何股骨假体周围骨折的主要目标，所以牵引或石膏很少采用。支具可以应用于 AL 型骨折或很少见的无移位稳定性骨折或近端移位很小的 B1 型骨折，需要严密随访，确保不会发生骨折晚期移位。对大多数患者而言，牵引不会维持对线，而且会引起一系列已知的内科和外科问题。基本上，牵引和支具治疗只适用于因全身情况不宜手术的患者，然而，对于这些患者而言，非手术治疗的预后亦不好。

（2）手术治疗

1）A 型骨折：移位的大转子骨折通常需要固定，否则会减弱髋部外展力量，可能对患者活动能力产生不良影响。应该采取钢缆系统或钩板系统固定。

2）B 型骨折：股骨假体骨水泥无松动的稳定性 B1 型骨折最好采取钢板固定，联合应用螺钉和钢缆。B2 和 B3 型骨折采取加长柄股骨内置物治疗，存在骨质丢失的 B3 型骨折需要进行骨移植手术。

3）C 型骨折：C 型骨折应该根据骨折部位和形态采取合适的治疗方法，通常采用钢板或逆行髁上髓内钉治疗。

七、并发症

1. 神经损伤　大腿的股神经和坐骨神经全程包裹在肌肉之间，骨折很少累及神经，骨牵引治疗股骨干骨折时小腿处于外旋状态，腓骨近端受到压迫，腓总神经有可能损伤，特别容易在熟睡和意识不清的患者中发生，可通过调整牵引方向、在腓骨颈部位加用棉垫、鼓励患者自由活动牵引装置来避免。术中神经损伤多发生在手术中的牵拉和挤压，特别应避免会阴神经损伤，仔细包裹会阴部以减少骨牵引的时间和力量、避免髋内收时间太长，能够减少这种并发症的发生。

2. 血管损伤　在内收肌裂孔处血管固定，容易因骨折移位继发损伤。筋膜间室高压也可造成血管压迫、供血减少。股动脉可以是完全或部分撕裂或栓塞和牵拉或痉挛，微小的撕裂可以引起晚期血管栓塞，股动脉栓塞不一定引起肢体坏死，但是血管损伤立即全面诊断和治疗对保肢非常重要。

3. 感染　股骨干骨折钢板术后感染率约为 5%，高于闭合带锁髓内钉技术，与骨折端广泛剥离和开放性骨折一样。治疗如内固定稳定，进行扩创、开放换药，骨折愈合后取出钢板；如内固定不稳定，取出钢板，牵引或用外固定架固定，伤口稳定半年后再选择合适的固定植骨达到骨折愈合。

股骨髓内钉偶尔会发生感染，感染的发生与髓内钉的插入技术、在骨折端用其他固定和开放伤口有关。患者在髓内钉术后数周或数月大腿有红肿热痛，应怀疑感染。多数感染患者在大腿或臀部形成窦道流脓。一旦存在深部感染，必须做出髓内钉是否取出的合理决定。在感染清创术中检查内固定良好控制骨折稳定性，应保留髓内钉，采取彻底清除死骨和感染的软组织、伤口换药和合理应用抗生素，骨折愈合到一定程度可取出髓内钉，进行扩髓取出髓腔内感染的组织。若髓内钉对骨折不能提供稳定，需考虑其他方法。若存在大范围死骨，取出髓内钉后彻底清创，用外固定架或骨牵引固定，在骨缺损部位放置庆大霉素链珠。

4. 延迟愈合和不愈合　多数骨不愈合的原因是骨折端血供不良、骨折端不稳定和感染，导致延迟愈合的主要因素有开放性骨折、手术操作中对骨折端软组织的广泛剥离、骨折端稳定不够、骨折分离、感染和既往有大量吸烟史。可根据骨折愈合情况取出静态交锁螺钉，使骨折端动力化，也可扩大髓腔更换髓内针。

5. 畸形愈合　畸形愈合一般认为短缩 >1 cm、旋转畸形超过 10°、成角畸形 >15°。畸形可引起步态不正常，肢体短缩和膝关节创伤性关节炎。

6. 异位骨化　在股骨干骨折髓内钉固定后常见有不同程度的异位骨化覆盖髓内钉的尾端，临床无症状，很少有异位骨化影响髋关节的活动，可能与肌肉损伤导致钙代谢紊乱有关，也可能与扩髓碎屑没有冲洗干净有关。

7. 再骨折　多发生在早期骨痂形成期及内固定取出后。牵引治疗所获得的骨折愈合可形成大量骨痂，但新的骨小梁并没有沿着应力的方向进行排列，超负荷时更易发生骨折，多数发生在石膏固定后 3~4 周。钢板坚强内固定可使骨折获得一期愈合，X 线表现为没有骨痂形成，但是骨折部位的骨强度恢复至正常的速度较慢，必须依靠新形成的骨单位进行爬行替代，若在术后 18 个月内取出钢板，则骨痂未成熟，有发生再骨折的危险。多数发生在钢板取出术后 2~3 个月，而且多数发生在原螺丝钉钉孔的部位。闭合髓内钉固定后骨折部位可形成大量骨痂，取出髓内钉后不易发生再骨折。内固定物一定要在

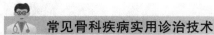

骨折塑形完成后取出，通常钢板是术后 2～3 年，髓内钉是术后 1 年。

8. 钢板疲劳弯曲和折断　若骨折的类型是粉碎或有骨缺损时，在骨折粉碎或缺损区必须早期植骨，以获得骨愈合而得到骨性支撑，防止钢板应力集中而发生疲劳弯曲和折断。

9. 膝关节功能障碍　股骨干骨折后的膝关节功能障碍是常见的并发症，其发生的主要病理改变是由创伤或手术所致的股四头肌损伤，又未能早期进行股四头肌及膝关节的功能锻炼，膝关节长期处于伸直位，以至在股四头肌和骨折端间形成牢固的纤维性粘连。术中可见股中间肌瘢痕化，且与股骨间形成牢固的粘连。粘连的股中间肌纤维在膝关节伸直位时处于松弛状态，屈曲时呈现明显紧张。其他病理改变有膝关节长期处于伸直位固定而造成四头肌扩张部的挛缩。关节内的粘连则常由于长期制动造成浆液纤维索性渗出所致，粘连主要位于髁间窝和髌上囊部位，有时甚至是膝关节功能障碍的主要原因。

（裴婷婷）

第四节　股骨头缺血性坏死

股骨头缺血性坏死是由不同病因破坏股骨头的血液供应所造成的最终结果，是临床常见的疾病之一。由于股骨头塌陷造成髋关节的病残较重，治疗上也较困难，因此，越来越引起医生们对这一疾病的关注。

一、病因

股骨头缺血性坏死可分为两类：一是创伤性股骨头缺血性坏死，是由于供应股骨头的血供突然中断而造成的结果；另一种是非创伤性的股骨头缺血性坏死，其发病机制是渐进的慢性过程。造成股骨头缺血性坏死常见的病因见表 3–1。这些疾病的共同特点是损害了股骨头的血供。

表 3–1　与股骨头缺血性坏死有关的疾患

股骨颈骨折	胰腺炎
创伤性髋关节脱位	高脂血症
无骨折或脱位的髋关节创伤	烧伤
Legg – Calve – Perthes 病	痛风
过度饮酒	戈谢病
慢性肝病	放射病
长期服用激素	动脉硬化和其他血管堵塞疾患
肾移植	股骨头骨骺滑脱
红斑狼疮和其他胶原血管疾患	髋关节重建外科（包括金属杯成形、股骨颈楔形截骨、滑膜切除术）
潜水病或减压病	
镰状细胞贫血	髋关节整复（包括先天性髋脱位的治疗，应用牵引纠正骨骺滑移）
各种血红蛋白病及凝血疾患	
	特发性缺血性坏死

二、发病机制

1. 髋关节创伤

（1）创伤性髋关节脱位：有可能造成圆韧带血管和支持带血管的损伤。已有报道称髋关节脱位后股骨头坏死的发生率是 25%，Hastrlngs 等报道一组 125 例病人中，发生在股骨颈骨折之后者为 78%，在髋关节脱位之后者为 6%，有 2% 的病例为既无骨折也无脱位后的髋部创伤。儿童的创伤性髋关节脱位后股骨头缺血性坏死的发生率为 4%～10%，儿童较成年人的股骨头缺血性坏死发病率低。创伤性髋关节脱位造成缺血坏死与受伤时的年龄、有效复位的时间（不超过 24 h）、髋关节损伤的严重程度、合并有髋臼骨折、延误了诊断、或过早负重等因素有关。

（2）股骨头骨骺滑移：可损伤骺外侧血管，在移位较为严重或是经过激烈的按摩者其坏死率可高达 40%。而移位较小者股骨头坏死的发生率仅为 5%。在骨骺滑移的病人中核素扫描可以用作检查是否有骨的缺血性坏死。

（3）股骨头的无菌性坏死：在先天性髋关节脱位中发生率可高达 68%。这种并发症可受治疗方法和治疗中所固定位置的影响。极度外展位固定可导致血管结构的梗死和对股骨头的过度压力。在治疗一侧髋关节脱位时，将两侧髋关节同时做固定之后，在正常侧也可发现有股骨头缺血性坏死，而在正常侧未行固定者则很少发生股骨头的缺血性坏死。

（4）其他：做髋关节滑膜切除时，如果将股骨头脱出，并切除关节囊、圆韧带等结构也可造成股骨头缺血性坏死。

2. 血红蛋白病 是一组由于血红蛋白分子遗传缺陷引起的血红蛋白分子结构异常或肽链合成障碍的疾患。虽然总的发病率不高，但与股骨头缺血性坏死关系密切，应予注意。异常血红蛋白的种类很多，股骨头缺血性坏死至少可见于以下几种疾患：镰状细胞贫血、镰状细胞血红蛋白 C 病、地中海贫血、镰状细胞特质等。股骨头缺血性坏死在镰状细胞血红蛋白 C 病中，发病率为 20%～68%，而在镰状细胞贫血中，发病率 <12%。镰状细胞贫血及镰状细胞血红蛋白 C 病在黑人中发病率高。地中海贫血不仅见于意大利、塞浦路斯、希腊、马耳他等地中海区，在我国南方许多省（区），以及贵州、宁夏、西藏、内蒙古、台湾等省（区）也均有报道，其中以广东、福建及海外侨民发病率较高。目前国外尚无报道说明地中海贫血合并股骨头缺血性坏死的发病率。但在诊断股骨头缺血性坏死时，应考虑到这一可能的病因。

各种血红蛋白病所造成的股骨头缺血性坏死的表现是类似的。可呈现弥漫性或局限性骨质疏松、股骨头软骨剥脱样改变，或表现为典型的股骨头缺血坏死、股骨头塌陷等。

血红蛋白病造成股骨头缺血性坏死，是由全身的因素使血液黏稠度增加，血液在小血管内滞留、栓塞，阻断了骨的血液供给所致。

3. 减压病 是由所在环境的气压骤然减低而造成的综合征，股骨头缺血坏死为减压病的症状之一。

减压病可发生在一些从事特殊工作的人群中，如沉箱工作人员、深海潜水员，当他们在高气压的环境中迅速地进入高空，如无特殊装备则有产生减压病的可能。

减压病所造成的股骨头缺血性坏死的诊断，应该是病人在出现症状之前，有进入高压环境或从事高空飞行的历史；可以无临床症状，也可出现髋关节疼痛或功能障碍；X 线片上可见股骨头密度增高，也可见负重的关节面塌陷，但 X 线表现常出现在发病后数月至数年。

4. 服用激素 服用皮质激素所造成的股骨头缺血性坏死的真正发病机制仍不清楚，有三种学说。

（1）脂肪栓塞：通过临床检查、尸体解剖、动物实验可观察到，长期服用皮质激素可使脂肪在肝脏沉积，造成高脂血症及全身脂肪栓塞。在病理检查中经特殊染色可见脂肪球在骨的中央管沉积，而且脂肪球直径较大，因此认为脂肪栓是栓子的来源。软骨下骨终末动脉管很小，脂肪球易于粘在血管壁上，造成血管梗阻致使骨缺血性坏死。

（2）凝血机制的改变：长期服用皮质激素可使血液处于高凝状态及引起血管炎，特别是在胶原性疾患中易造成血管栓塞及骨坏死。

（3）骨质疏松：众所周知长期服用皮质激素可产生骨质疏松，有人认为股骨头塌陷是由骨质疏松造成骨小梁骨折及软骨下骨的压缩，而不是由于缺血性坏死。

5. 乙醇中毒　欧美国家统计，乙醇中毒者占一般居民中的 4%。Solomon 报道一组病人中，4 例为慢性乙醇中毒、6 例为过量饮酒。男性 8 例、女性 2 例，年龄 48～72 岁。饮酒量为每天一瓶白兰地或是每天 4～5 罐啤酒和半瓶白兰地。结果显示，这 10 例病人均有一侧或两侧髋关节疼痛，X 线片表现为骨缺血坏死或股骨头软骨下骨破坏。也有人统计在非外伤性股骨头缺血坏死中，有 14%～74% 病人有过量饮酒史。说明过量饮酒是造成骨缺血坏死的一个重要因素。同时应该注意的是这类病人中常合并有胰腺炎、肝脏疾患和某些创伤。在乙醇中毒的病人中能造成骨缺血坏死的病理机制还不清楚。有人认为是由于胰酶释放，造成脂肪坏死，继而钙化，X 线片上所见骨硬化病变，即代表了脂肪坏死后的钙化区，另一种解释是过量饮酒可导致一过性高脂血症，并使血液凝固性发生改变，因而可使血管堵塞、出血或脂肪栓塞，造成缺血性坏死。

6. 其他疾患　某些疾患，如痛风、戈谢病、动脉硬化、盆腔放射治疗后、烧伤等，偶尔也会造成股骨头坏死。不过每种病例数量很小，难以讨论其发病机制。这些病变多损害了血管壁，由血凝块或脂肪将血管堵塞造成骨坏死。

7. 特发性缺血性坏死　1926 年，Ernst 和 Freund 首次报道成人双侧特发性股骨头缺血性坏死的病例，其病因已逐渐为人们所认识。如前所述的乙醇中毒，长期服用皮质激素、戈谢病、血液病疾患等已脱离特发性的诊断而独立。研究发现长期服用非激素类的止痛药物也可以造成股骨头缺血性坏死，一般这类病人关节破坏的速度比服用皮质激素发展得慢，但也可以造成髋关节严重病变。又如非洲某些国家习惯饮用班图啤酒，该酒用铁罐包装，结果发现脊柱骨质疏松及压缩骨折，同时常发现有"特发性股骨头缺血性坏死"。已知造成这种股骨头缺血性坏死的原因是体内铁的过度负荷。由上可见，今后随着对病因学的不断深入研究，诊断"特发性股骨头缺血性坏死"的机会将会减少。

三、临床表现

股骨头缺血性坏死早期可以没有临床症状，而是在拍摄 X 线片时发现的，最先出现的症状为髋关节或膝关节疼痛。在髋部又以骨收肌痛出现较早。疼痛可呈持续性或间歇性。如果是双侧病变可呈交替性疼痛。疼痛性质在早期多不严重，但逐渐加剧。也可在受到轻微外伤后骤然疼痛。经过非手术治疗症状可以暂时缓解，但过一段时间疼痛会再度发作。可有跛行，行走困难，甚至扶拐行走。

原发疾患距临床出现症状的时间相差很大，在诊断中应予注意。例如，减压病常在异常减压后几分钟至几小时出现关节疼痛，但 X 线片上表现可出现于数月及至数年之后。长期服用激素常于服药后 3～18 个月之间发病。乙醇中毒的时限难以确定，一般有数年至数十年饮酒史。股骨颈高位骨折并脱位，诊断股骨头缺血性坏死者，伤后第 1 年 25%、第 2 年 38%、第 3～7 年为 56%。询问病史应把时间记录清楚。

早期髋关节活动可无明显受限。随疾病发展，体格检查可有内收肌压痛，髋关节活动受限，其中以内旋及外展活动受限最为明显。

四、分期

自 1973 年 Marcus 在第 1 次提出股骨头缺血性坏死的分期（Florida 分期）以来，又出现许多分期方案，其中比较有影响的有 Pennsylvanla 分期（1979 年）和 Ficat 分期（1980 年，又称法国分期）。这些分期方法又先后经过多次修正，每一个分期体系均强调早期诊断和建立有利于广泛运用的统一分期的重要性（表 3 - 2）。Florida 分期和 Ficat 分期均结合临床症状作为分期标准，特别是 Ficat 分期方案简便、明白、易记，临床使用方便。而 Pennsylvanla 分期则对股骨头缺血性坏死受累范围进行了量化测定。

表 3 - 2　三个分类体系间的比较

Florida 分期		Pennsylvania 分期		法国分期（Ficat）
		0　可疑或正常		0　可疑或正常
Ⅰ	坏死/修复	Ⅰ[①]	MRI 或骨扫描异常	Ⅰ　有症状，检查正常
Ⅱ	修复受阻/骨髓钙化	Ⅱ[②]	X 线有骨密度改变	Ⅱ　X 线有骨密度改变
Ⅲ	软骨下骨折，无塌陷	Ⅲ[③]	软骨下塌陷	Ⅲ　软骨下塌陷
Ⅳ	股骨头变形塌陷	Ⅳ[④]	股骨头变形塌陷	Ⅳ　股骨头变平，关节间隙正常
Ⅴ	早期骨性关节炎	Ⅴ[⑤]	关节间隙改变	Ⅴ　骨性关节炎
Ⅵ	晚期骨性关节炎	Ⅵ	骨性关节炎	

注：①股骨头受累程度：A =（轻度，<15%）、B =（中度，15% ~30%）、C =（重度，>30%）；

②股骨头透亮和硬化程度：A =（轻度，<15%）、B =（中度，15% ~30%）、C =（重度，>30%）；

③软骨塌陷但无股骨头变形：A =（轻度，<15%）、B =（中度，15% ~30%）、C =（重度，>30%）；

④股骨头变形塌陷：A =（轻度，<15% 或塌陷 <2 mm）、B =（中度，15% ~30% 或塌陷 2 ~4 mm）、C =（重度，>30% 或塌陷 >4 mm）；

⑤关节间隙狭窄或髋臼改变：A =（轻度）、B =（中度）、C =（重度，髋臼受累）。

为比较 Pennsylvanla 分期和 Ficat 分期的可靠性和应用价值，Steinberg（1997 年）分别用这两种分期方法对 115 例股骨头缺血性坏死治疗前和治疗后进行评估，结果表明 Pennsylvania 分期更能客观测定坏死范围和判断预后，但是该方案定量体系复杂，难以记忆，临床应用有一定难度。

五、辅助检查

1. X 线检查　虽然影像学有了长足的进步，但是对于股骨头缺血性坏死的诊断仍以普通的 X 线片作为主要的手段，有时甚至不需要其他的影像学手段即可做出明确的诊断。股骨头血液供应中断后 12 h 骨细胞即坏死，但在 X 线片上看到股骨头密度的改变，至少需 2 个月或更长时间。骨密度增高是骨坏死后新骨形成的表现，而不是骨坏死的本身。

患者就诊时 X 线片出现的表现有：

（1）股骨头外形完整，关节间隙正常，但在股骨头持重区软骨下骨质密度增高，周围可见点状、斑片状密度减低区阴影及囊性改变。病变周围常见一密度增高的硬化带包绕着上述病变区。

（2）X 线片表现为股骨头外形完整，但在股骨头持重区关节软骨下骨的骨质中，可见 1 ~2 cm 宽的弧形透明带，构成"新月征"。这一征象在诊断股骨头缺血坏死中有重要价值，易于忽视，读片时应仔细观察。

（3）股骨头持重区的软骨下骨质呈不同程度的变平、碎裂、塌陷，股骨头失去了圆而光滑的外形，软骨下骨质密度增高。很重要的一点是关节间隙仍保持正常的宽度。Shenton 线基本上是连续的。

（4）股骨头持重区（内上方）严重塌陷，股骨头变扁平，而股骨头内下方骨质一般均无塌陷。股骨头外上方，即未被髋臼所遮盖处，因未承受压力，而成为一较高的残存突起。股骨头向外上方移位，Shenton 线不连续。关节间隙可以变窄，髋臼外上缘常有骨刺形成。

（5）应用普通 X 线片诊断股骨头缺血性坏死时，采用下肢牵引拍摄 X 线片，可对诊断有所帮助。牵引下可使软骨下骨分离的部分形成负压，氮气集中于此，使"新月征"显示更加清楚。

（6）股骨头的 X 线断层检查对发现早期病变，特别是对"新月征"的检查有重要价值，因此对疑有早期股骨头缺血坏死者，可做 X 线断层检查。

2. 股骨头缺血性坏死塌陷的预测　如何预测股骨头坏死后塌陷，是临床中的重要问题。有研究根据 103 例股骨颈骨折后股骨头坏死塌陷的长期随诊，提出了早期预测股骨头塌陷的指征。

（1）塌陷发生的时间：平均发生在骨折后 34 个月，最短 12 个月；发生在骨折后 1～5 年者占 93.2%。认识这个时间因素是早期发现股骨头塌陷的前提，在骨折愈合后至少需每半年摄 X 线片复查 1 次，直至 5 年，以便及早发现股骨头塌陷。

（2）"钉痕"出现：内固定钉早期移位常为骨折不愈合的征象，但当骨折愈合后再发现钉移动则可视为塌陷的早期征象。紧贴钉缘的骨松质常形成一条硬化线，诊断当钉移动时此硬化线离开钉缘，在 X 线片上清晰可见，称为"钉痕"，这一特征较临床诊断塌陷，平均提前 17 个月。

（3）疼痛：骨折愈合后再次出现疼痛者，应及时摄 X 线片检查。约 86.4% 的病人塌陷前有疼痛记录，平均提前 13 个月。

（4）股骨头高度递减：股骨头塌陷是一个细微塌陷的积累过程，因此股骨头高度的动态变化能更准确地显示这一过程，有可能在 X 线显示肉眼形态改变前做出预测。

（5）硬化透明带：股骨头塌陷前呈现对比明显的硬化透明带。硬化透明带的出现说明由活骨区向死骨区扩展的修复过程缓慢或停止，致使新生骨在边缘堆积，形成一个明显的硬化透明带，预示股骨头即将塌陷。硬化透明带的出现距临床诊断塌陷平均提前 10.7 个月。

3. CT　CT 在股骨头缺血性坏死诊断方面的应用可达到两个目的。即早期发现微小的病灶和鉴别是否有骨的塌陷存在及其延伸的范围，从而为手术或治疗方案的选择提供信息。

股骨头的轴位 CT 扫描可以显示主要的骨小梁组，这些骨小梁以相互交叉约成 90° 排列成拱形。在股骨头内，初级压力骨小梁和初级张力骨小梁的内侧部分相结合形成一个明显的骨密度增强区，在轴位像上呈现为放射状的影像，称之为"星状征"。这种征象的改变可作为早期骨缺血坏死的诊断依据。

股骨头缺血性坏死较晚期，轴位 CT 扫描中可见中间或边缘的、局限的、环形的密度减低区。在这个阶段，CT 的矢状面和冠状面的资料重建更为有用，它可以显示出软骨下骨折、轻微的塌陷及整个关节面的塌陷。骨塌陷的确定在治疗方面是非常重要的，即使是很轻的塌陷也表明疾病已进入了晚期，并限制了很多有效的手术措施在这类病人身上施行。

诊断股骨头缺血性坏死，CT 较普通 X 线片可较准确地发现一些微小的变化，但是在早期诊断股骨头缺血性坏死，则核素扫描和 MRI 比 CT 更为敏感。

4. MRI　近年来，应用磁共振诊断早期股骨头缺血性坏死已受到了人们的重视，实践证明 MRI 是一种有效的非创伤性的早期诊断方法。正常条件下，骨髓内的脂肪或造血细胞的短 T1 和长 T2，形成磁共振的强信号。虽然在股骨头内阻断血液供给后 6～12 h 可导致造血细胞的死亡，但是这些细胞数量少于脂肪细胞，因此 MRI 还反映不出骨内的病变。MRI 最早可出现有确定性意义的骨坏死的信号是在脂肪细胞死亡之后（12～48 h）。由于反应性的纤维组织代替了脂肪和造血细胞，其结果使信号的强度降低。信号强度的改变是骨坏死的早期并且敏感的征象，在一些病例中当核素扫描结果尚未发现异常时，磁共振已出现阳性结果。应该指出这些检查的发现不是特异性的，同样可见于骨髓内其他病变，如骨肿瘤等所引起的改变。

5. 血流动力学检查　Ficat 认为，对于 X 线片表现正常或仅有轻度骨质疏松，临床无症状或有轻度疼痛、髋关节活动受限者，做骨的血流动力学检查可以帮助确诊有无早期股骨头缺血性坏死，其准确率达99%。

（1）方法：将一直径3 mm 的套管针自外侧骨皮质钻进粗隆区，并将进针点的骨皮质密封，使之不漏水。将套管与压力传感器及记录仪相连。套管内注入肝素盐水。插入套管后第1步是记录骨内压力5 min。一般基础压力低于4.0 kPa（30 mmHg）。而骨坏死时，压力平均值应为（42.3 ±6.8）mmHg（P≤0.01）。正常时，骨内注入5 mL 生理盐水不产生疼痛，骨内压可不增加或暂时增加。如果骨内压上升高于10 mmHg，或升高持续5 min 以上，则压力试验为阳性。第2步为经股静脉造影，即通过套管注入造影剂10 mL，分不同时间拍摄 X 线片。正常时，可见股部的4条主要静脉迅速显影，5 min 后骨内造影剂排空。当骨外主要静脉未显影或很少有造影剂充盈，造影剂反流到股骨干至小粗隆水平以下，注射后5 min 仍可见造影剂滞留等，应视为病理情况。

（2）结果判断：骨血流动力学检查有下列结果可考虑股骨缺血坏死：①基础骨内压 >4.0 kPa（3.0 mmHg）；②压力试验 >1.3 kPa（10 mmHg）；③有一条以上骨外静脉充盈不良；④造影剂反流到股骨干；⑤造影剂在干骺端滞留。

上述检查仅适用于早期诊断，即对股骨头缺血坏死Ⅰ、Ⅱ期，及 X 线片尚无表现的病例。对于Ⅲ、Ⅳ期病人，由于关节软骨常已碎裂、骨与关节间隙相通，骨内压力常下降，故不准确。

6. 动脉造影　股骨上端的动脉走行位置及分布均较规则，行径较直，可有曲度自然的弧形弯曲，连续性好。目前股骨头缺血性坏死的病因，多数学者认为是供应股骨头的血液循环受到损害所致。动脉造影中所发现动脉的异常改变，可为早期诊断股骨头缺血性坏死提供依据。

（1）方法：会阴部备皮并做碘剂过敏试验。采用局部麻醉或硬膜外麻醉，经皮肤行股动脉穿刺，在透视下经套管针将聚乙烯动脉导管插至髂外动脉或股深动脉，大腿中段用气囊止血带加压阻断股动脉血流，用50%泛影葡胺 20 mL，快速注入，并于注射后即刻、2 s 时各拍 X 线片一张。拍片满意后，在动脉内注入1%普鲁卡因 10～20 mL，拔除导管，局部压迫5 min。

（2）结果判断：Mussbicher 对21例股骨头缺血性坏死的患者做动脉造影，发现所有上支持带动脉均不显影，髋臼和圆韧带动脉充盈增加，下支持带动脉增宽。研究认为股骨头缺血性坏死与无股骨头缺血坏死的髋关节相比，动脉造影的结果差别明显，故认为发现上支持动脉不显影具有早期诊断意义。

7. 放射性核素扫描及 γ 闪烁照像　放射性核素扫描及 γ 闪烁照像是一种安全、简便、灵敏度高、无痛苦、无创伤的检查方法，病人易于接受。对于股骨头缺血性坏死的早期诊断具有很大价值。特别是当 X 线检查尚无异常所见，而临床又高度怀疑有骨坏死之可能者作用更大。放射性核素扫描及 γ 闪烁照像与 X 线摄片检查相比，常可提前3～6个月预报股骨头缺血性坏死，其准确率为91%～95%。

方法及结果：用 99mTc－Mcp（99mTc－亚甲基二磷酸盐）或 99mTc－PyP（99mTc－焦磷酸盐）15～20 mCi（1 Ci＝3.7×1010 Bq），经静脉注入病人体内2～3 h 后，用放射性核素扫描或 γ 闪烁照像装置自动记录两侧股骨上端的检查结果。如股骨头部没有放射性核素浓集，表明该区没有血液供应，吸收 99mTc 的能力差；如在放射性核素缺损区周围有一条放射性核素浓集带，表明股骨头没有血供，但周边已有血管长入及组织修复现象，上述情况见于股骨头缺血性坏死的早期；如股骨头部出现放射性浓集，表明该区吸收 99mTc 能力强，说明该区存在着血管再生及组织修复过程，见于股骨头缺血性坏死的后期。应该说明股骨头缺血性坏死后期，X 线已能明确诊断并可分期，故放射性核素扫描及 γ 闪烁照像的诊断价值不如早期诊断。

8. 关节镜检查　近年来，对股骨头缺血性坏死，特别是在早期可通过关节镜直接观察股骨头关节表面并对其病变做出评估。

Sekiya 根据关节镜下关节表面的情况将股骨头缺血性坏死分期（表 3 - 3），并据关节软骨表面情况决定进一步的治疗方案。如果关节面完整，可做关节清理、髓芯减压、带血管腓骨移植等保留股骨头手术，如果关节表面已经分层或者关节表面情况确实不允许保存股骨头者，则可行关节置换术。

表 3 - 3　股骨头缺血性坏死关节镜分期标准

分期	镜下所见
Ⅰ 期	关节面正常
Ⅱ 期	关节表面裂隙，但没有可压缩碎块
Ⅲ 期	有可压缩碎块，但股骨头形态正常
Ⅳ 期	有可压缩碎块，股骨头塌陷
Ⅴ 期	关节表面分层，松质骨外露
Ⅵ 期	髋臼关节面出现退变

六、诊断

根据临床表现，结合辅助检查结果和分期标准，综合分析确诊。

七、治疗

股骨头缺血性坏死的治疗方法很多，但是目前面临的困难是对该病如何正确分期和选择合适的治疗措施。实践中常见以下几个方面的问题：①正确诊断股骨头缺血性坏死。确立股骨头缺血性坏死的诊断，特别是在早期，有时是很困难的。因此，在早期如果要排除股骨头缺血性坏死，应该在 MRI 和核素扫描两项检查均为阴性方能确定。另外，应该明确股骨头缺血性坏死的诊断标准，不能将非股骨头缺血性坏死疾病误诊为该病，这在当前并非少见。②股骨头缺血性坏死的分期尚不统一，因此，对不同治疗方法所取得的效果可比性差。对软骨下骨的"新月征"的存在及其在诊治中的意义认识不足，因此造成分期的混乱或选择治疗方法不当。③治疗方法多样，同一期的股骨头缺血性坏死可有不同的治疗，由于条件和设备的限制，即使同一治疗方法，所达到的技术要求也难于统一。④股骨头缺血性坏死病人大多数是青年或壮年，治疗目的和职业要求差距较大，常使医生在选择治疗方案时遇到一定的困难。

综上所述，在股骨头缺血性坏死的治疗中首先应明确诊断、分期、病因等因素，同时也要考虑病人的年龄、身体一般状况、单髋或是双髋受损，以便选择最佳的手术方案。

常用的治疗方法有以下几种：

1. 非手术疗法　适用于青少年患者，因其有较好的、潜在的自身修复能力，随着青少年的生长发育股骨头常可得到改建，获得满意结果。对成年人病变属 Ⅰ、Ⅱ 期，范围较小者也可采用非手术疗法。一般病变范围越小，越易修复。

对单侧髋关节病变，病变侧应严格避免负重，可扶拐、戴坐骨支架、用助行器行走；如双髋同时受累，应卧床或坐轮椅；如髋部疼痛严重，可卧床同时行下肢牵引常可缓解症状。理疗能缓解症状，但持续时间较长，一般需6~24个月或更长时间。治疗中应定期拍摄X线片检查，至病变完全愈合后才能负重。

2. 股骨头钻孔及植骨术 股骨头缺血坏死的早期，头的外形完整，且无新月征时可做股骨头钻孔及植骨术，如果手术适应证选择合适，可以帮助股骨头重建血供。在坏死的股骨头剖面上可见到病理性分层改变，与正常骨质交界处有一层反应性新生骨，较厚，质地硬。实际上形成了正常骨与病变区的一层板障，妨碍坏死区血液循环的重建。采用股骨头钻孔及植骨术可以使股骨头坏死区得到减压，并利于坏死骨区的修复。鉴于股骨头缺血性坏死常发生在两侧（非创伤性），因而对尚无临床症状，但核素扫描证实为股骨头坏死者也是该手术的指征。

（1）手术方法：病人仰卧位，在大粗隆处做一2 cm长的切口。在手术X线机透视下，于大粗隆顶点下2 cm向股骨头中心钻入一导针，使之位于股骨头颈中心，其尖端达股骨头软骨下3~4 cm。用直径1 cm钻头沿导针钻破骨皮质，改用直径1 cm环钻沿导针徐徐钻入。当钻到反应性新生骨区时，可感到骨质坚硬，不易钻透。通过该层后较省力，但应密切监视钻头位置，切勿钻破股骨头软骨面。至软骨面下3~4 mm时，轻轻摇晃环钻及导针并退出。环钻内嵌有一柱状骨芯，将其取出送病理检查。取出骨芯后经隧道用长柄刮匙将股骨软骨下骨深面病变组织刮除。经透视病变清除满意后，可在同侧髂骨取骨，并将骨块剪成小条及碎块。用一带栓的套管，经股骨颈之隧道将骨块送至股骨头，充填坚实，并用细锤骨棒将骨质锤入。冲洗并缝合切口。

（2）手术后处理：这一手术创伤小，失血少，术后当天或次日病人即感到髋关节疼痛较术前减轻或消失。术后病人尽早开始用下肢持续被动练习器练习髋关节活动。病人离床活动应扶双拐。术侧避免持重至少1年。

3. 带血管蒂游离腓骨移植 对于年轻股骨头缺血性坏死患者理想的治疗方法应能缓解疼痛，防止髋关节进一步破坏，尽量保留股骨头，可以采取清除死骨，移植有活力、结构良好的新骨以防止股骨头关节面塌陷，常用的方法有髓芯减压加松质骨植入、坏死骨清除加松质骨植骨、坏死骨清除加带肌蒂或血管蒂的松质骨移植，但许多研究人员均推崇以带血管蒂腓骨移植是较为有效的治疗方法。

方法：一般采用改良的Watson切口，通过阔筋膜张肌与臀中肌间隙暴露股骨近端，显露在股直肌和股中间肌穿出的旋股外侧动脉分支，选择较粗分支以便与腓血管吻合。在透视下自粗隆间向坏死区打一导针，沿导针扩孔后进一步将死骨清除干净，可在大小转子间取松质骨植入股骨头内。腓骨的切取采用外侧切口，根据需要长度取带腓血管的腓骨段，应尽量保留血管长度。将取出的腓骨段修剪成适合的大小以便和腓动静脉一起插入股骨头颈中心，注意血管蒂应朝向前方以便吻合并避免受压，透视下观察腓骨位置合适后用一克氏针固定。手术显微镜下无张力吻合动脉和静脉血管，并避免血管蒂受压。术后肝素和右旋糖酐维持3~5 d抗凝治疗，卧床2~3周，扶双拐部分负重6个月。

7个国际骨科中心开展1 303例带血管蒂游离腓骨移植治疗股骨头缺血性坏死，随访最少两年时间，总股骨头存活率60%~98%（平均83%）。多中心研究结果证实带血管蒂游离腓骨移植治疗股骨头缺血性坏死的效果是肯定的，可有效缓解疼痛，改善Harris评分，延迟全髋置换时间。

4. 经粗隆旋转截骨术 由于一些保留髋关节的手术在股骨头缺血坏死的治疗中，疗效不够满意，1973年日本Sugioka报道了他设计的一种新型手术，称之为经粗隆旋转截骨术。股骨头缺血性坏死的病变，常位于股骨头的前上部，而股骨头的后部常常仍保留有完整的外形、正常的软骨面及带有血液供给的软骨下骨。经粗隆旋转截骨术是在粗隆间嵴稍远侧，垂直于股骨颈纵轴做截骨，并使股骨头沿股骨颈纵轴向前旋转，从而使股骨头的坏死区离开负重区，股骨头后方正常软骨转到负重区并承受关节负重力。反之，如果坏死病灶集中于股骨头后方，则股骨头向后方旋转。截骨断端用长螺钉或加压钢板固定牢靠。

经粗隆旋转截骨术，可用于治疗持发性或可的松引起的股骨头缺血坏死、Legg – Calve – Perthes 病、股骨头骨骺滑移及骨关节炎等，这一手术对于股骨头缺血性坏死可以起到减轻疼痛、增加关节间隙、防止进一步塌陷及脱位等作用，但其只适用于不太严重的病例。1984 年 Sugioka 报道其手术结果时指出，股骨头的完整部分大于股骨头总面积的 1/3 者，手术成功率为 95%；而股骨头完整部分小于 1/3 者，手术失败率为 38%。对股骨头缺血坏死范围过大者不宜采用此手术。

Sugioka 所设计的手术完成过程较为复杂，为此在 1985 年 Borden 和 Gearen 对这一手术进行了改进。其改进点是在近髋臼边缘处环形切开关节囊、截断大粗隆，术中采用 X 线机透视控制股骨头颈旋转角度及坚强的内固定。经改进虽然简化了手术操作，但是仍有术中及术后的并发症，一些病人在以后仍需改做其他手术。因此，在开展这一手术应根据所具备的条件慎重考虑。

5. 髋关节融合术　选用髋关节融合术治疗股骨头缺血性坏死应非常慎重。因为融合术后发生不愈合或延迟愈合机会较多，常需要再次手术，非创伤性股骨头缺血性坏死常是双髋均有病变，全身疾患所致股骨头缺血性坏死双侧者可达 60%。对于双侧髋关节病变者，至少要保留一侧髋关节的活动。在病变发展过程中，难以决定哪侧融合更适合。现代生活中由于交通工具的发达，人们很少需要走很长的路，特别是对身高 175 cm 以上的患者，做髋关节融合术后乘坐轿车非常不方便，故常拒绝这种手术。

如髋关节融合手术成功，则可解除髋关节疼痛，髋关节稳定，适于长时间站立或经常走动的工作。因此，对于不宜做其他手术的病人可选用髋关节融合术。

6. 人工关节置换术　股骨头缺血性坏死晚期患者因髋关节疼痛、活动受限、股骨头严重塌陷、脱位或继发性骨关节炎，而又不适于做保留股骨头手术者，可考虑行人工关节置换。然而罹患股骨头缺血坏死者常常为年轻的患者，造成股骨头缺血性坏死的病因多种多样，而不同病因所致的股骨头缺血性坏死对人工关节置换使用的寿命不尽相同，加之这些患者在人工关节置换前可能合并骨质疏松、用过或正在用激素类药物、合并有系统性红斑性狼疮、Gaucher 病、肾功能不全等全身疾病。尽管临床建议这类患者减轻体重和减少活动量，通过提高患者骨骼质量、改进关节置换的手术技术、假体固定技术、假体设计和假体材料等措施，以延长人工关节的使用寿命，但股骨头缺血性坏死行全髋关节置换总的失败率比骨关节炎高 4 倍。故在股骨头缺血性坏死患者选择人工关节置换时应特别慎重。在 50 岁左右的股骨头缺血性坏死选择人工关节置换术可使髋关节获得不痛、稳定而持久的功能，这是其他任何一种类型的髋关节成形术所不能比拟的。

（1）半髋关节置换术：半髋人工髋关节置换有固定式人工股骨头、组合式人工股骨头和双动式人工股骨头。适用于病期较短、股骨头已塌陷，但髋未发生继发性骨关节炎者。术后效果满意者多，但真正属"优"者少。股骨头缺血性坏死完全不侵犯髋臼软骨者少，有报道指出，采用双动人工股骨头治疗股骨头缺血性坏死其结果与全髋关节置换相比，疗效较差。

（2）全髋关节置换术：全髋关节置换术适用于有症状的股骨头缺血性坏死晚期患者，目前已成为临床治疗的标准手术之一。过去多采用骨水泥固定全髋关节，但长期随诊，其结果不理想，特别是髋臼的松动率高。而这些报道都是十余年前所做的手术，所用材料与手术技术与今天有较大的差别。有许多报道称，支持在股骨头缺血性坏死患者行全髋关节置换时应采用无骨头泥固定型全髋关节置换。Phillips 专门对激素引起的股骨头缺血采用无骨水泥固定全髋关节置换术后的骨生长情况进行了观察，结果表明，全关节置换术中如果股骨侧假体在安装时能得到很好的紧压配合，则术后假体周围的骨生长是可靠的，但髋臼假体在术后连续观察中显示仍有移位、骨溶解和磨损发生，其比例较股骨侧高。他认为虽然对激素引起的股骨头缺血性坏死采用无骨水泥固定全髋关节置换出现了一定的临床结果，但髋臼假体固定方法与结果仍是一个需要做长期随诊观察才能得出可靠的结论。

（刘相成）

第五节　胫骨干骨折

对胫骨干骨折不能遵循一套简单的原则治疗。由于胫骨部位特殊，容易受到损伤，从而成为最常遭受骨折的长骨。因为胫骨全长的1/3表面位于皮下，故胫骨开放性骨折比其他的主要长骨更为常见。此外，胫骨的血供较其他有肌肉包绕的骨骼差得多。高能量胫骨骨折可能并发骨筋膜间室综合征或神经、血管损伤。踝关节和膝关节均为铰链关节，不能调整骨折后的旋转畸形，因此，在复位时要特别注意矫正旋转畸形。延迟愈合、不愈合和感染是胫骨干骨折相对常见的并发症。

胫骨骨折的评估应包括详细的病史和物理检查。观察肢体有无开放性伤口和软组织硬痂或挫伤，并进行全面的血管和神经检查。脉搏消失或神经功能缺失可能是间室综合征或血管损伤的征兆，必须迅速做出判断和处理。也要检查同侧的股骨、膝踝关节和足。一旦检查结束，应轻柔地复位肢体，用夹板固定。开放性伤口在无菌条件下小心冲洗和包扎，给予合适的抗破伤风和预防性抗菌药物。拍摄普通的正、侧位X线片，要包括膝关节和踝关节，有时需拍摄45°斜位片以检查有无移位的螺旋形骨折。对于严重的粉碎性或有缺损的骨折，有时也需拍摄对侧胫骨的X线片以判断骨折的长度。

关于胫骨干骨折采用手术和非手术治疗的指征日益明确。虽然非手术治疗在过去经常受到推崇，但现在仅用于治疗由低能量外伤引起的闭合、稳定、单纯、微小移位的骨折和一些稳定的、低速的枪伤骨折。而手术治疗则适于高能量外伤引起的大多数胫骨骨折。此类骨折大多是不稳定和粉碎的，并伴有不同程度的软组织外伤。手术治疗允许早期活动、可以处理软组织和避免制动引起的并发症。治疗的目的是获得骨折的愈合和良好的对线、消除负重疼痛和获得膝、踝关节有用的活动范围。最佳的治疗方法应达到这些目的，同时减少并发症，尤其是感染，而对于严重损伤的肢体则可能难以达到这些目的。

Sarmiento、Nicoll和其他学者发现，对于许多胫骨干骨折来说，应用管型石膏或功能支具闭合治疗是一种有效的方法，可避免手术切开所导致的潜在并发症。为使闭合治疗获得成功，石膏或支具必须能够维持可以接受的骨折对线，骨折类型必须允许早期负重以预防骨折延迟愈合或不愈合。应避免重复的手法复位。如果骨折对线不良，应选择其他的处理方法。轴向或旋转对线不良及短缩可引起外观畸形，改变了相邻关节的载荷特点，可加速创伤后关节炎的发生。

关于对线不良和短缩可以被接受的程度也有争议。Tarr和Puno等人证明胫骨远端较近端更不能耐受对线不良。文献中推荐的数据差异较大，4°～10°的内－外翻对线不良，5°～20°的前后位对线不良，5°～20°的旋转对线不良，10～20mm的短缩。总的来说，我们同意Trafton推荐的数据，即力争获得＜5°的内翻或外翻成角，＜10°的前后位成角，＜10°的旋转对线不良，＜15mm的短缩。在某些类型的骨折中维持骨折对线较为困难，如果反复纠正对线而未获成功，就有手术固定的指征。

影响预后的重要因素是：①骨折最初移位的程度。②骨折的粉碎程度。③是否发生感染。④除感染外的软组织损伤程度。研究发现伴有或不伴有简单粉碎的扭转型骨折比伴有或不伴有粉碎的高能量骨折预后更好，如短斜行骨折或横行骨折。扭转型骨折趋于造成纵向的骨膜撕裂，且可能没有扭断骨内膜血管；而横行骨折通常将骨膜环形撕裂，并完全阻断了骨内膜血液循环。胫骨远端 1/3 段有移位的螺旋形骨折较难复位。

Hoaglund 和 States 根据造成创伤的原因将胫骨骨折分为高能型和低能型，并发现这种分类有助于评估预后。高能型骨折常由汽车碰撞或挤压伤等事故造成，全部骨折的 50% 以上及 90% 的开放性骨折属于此型骨折，其平均愈合时间为 6 个月。低能型骨折多由冰上摔伤及滑雪时等事故所致，其平均愈合时间为 4 个月。这些研究者发现骨折的平面对预后影响不明显，而断端间的接触程度则更有意义。骨折复位后断端间的接触介于正常的 50%~90% 者，其愈合速度明显快于接触较少者。

胫骨骨折部位的移位超过胫骨宽度的 50% 是发生延迟愈合或不愈合的一个重要原因。骨折部位粉碎超过 50% 一般认为是不稳定的，常由高能创伤引起，并伴有严重的开放性或闭合性软组织损伤。有无腓骨骨折并不影响预后；然而，文献报道，应用管型石膏固定治疗腓骨完整的闭合性胫骨骨折时，骨折愈合会受到抑制。

患者的个体特点也会影响胫骨干骨折闭合复位治疗的成功率。对水肿或过胖的肢体采用石膏或支具可能难以维持骨折对线。对不配合的患者采用闭合治疗可能发生复位后的再移位，而延迟愈合及不愈合常见于必须延长限制负重时间的患者。在制订治疗计划时，也必须考虑每个患者对功能的要求。

单发的胫骨干闭合骨折采用髓内钉和石膏固定治疗的对照研究显示，髓内钉治疗可获得较高的骨折愈合率和更高的功能评分。尽管这些研究显示，对于闭合性不稳定的胫骨干骨折，髓内钉治疗效果好于石膏固定，但仍需进一步的比较研究以验证这些结果，确定更严格的治疗指南。

Nicoll，一位闭合治疗的拥护者，列出了如下内固定治疗的适应证：①开放性骨折，需要复杂的整形手术者。②合并股骨骨折或其他较大的创伤者。③截瘫并感觉丧失者。④节段性骨折伴中间骨折块移位者。⑤骨折块丢失导致骨缺损者。对于不稳定的粉碎性或节段性骨折、双侧胫骨骨折和合并同侧股骨骨折的患者，Bone 和 Johnson 建议采用内固定治疗。对于大部分开放性骨折、骨折合并严重的闭合性软组织损伤、骨折合并骨筋膜间室综合征、骨折合并血管伤以及骨折合并多发伤者，目前也倾向于手术治疗。

对于不适于闭合治疗的骨折，可采用钢板螺钉固定、髓内固定（交锁髓内钉）或外固定器治疗。对于大部分需要手术固定的胫骨干骨折，交锁髓内钉固定是当前首选的治疗方法。钢板固定主要用于干骺端–骨干连接处或其近侧的骨折，外固定可用于延伸到关节的骨折和严重的开放性骨折。对严重的碾轧伤，应考虑截肢。

由于大型创伤部门的努力，开放性高能量损伤胫骨骨折的治疗结果已经显著改善。要使这些骨折获得优良的结果，必须对所有失活组织，包括大的骨折块，进行重复、彻底的清创。由于有血供的软组织及骨是抗感染及提供重建床的基本条件，胫骨固定应尽可能地减少对血供的进一步干扰。Gustilo 和其他学者都强调以下处理的重要性：保持伤口开放，每 24~48 小时重复清创，直至 5~7 天通过延迟初期缝合或植皮及皮瓣覆盖关闭创面。我们的做法是如果有证据表明损伤的边界仍不明确时，应在 48~72 小时重复进行引流及局部清创。所有的 Gustilo Ⅲ 型骨折常规重复进行清创，开放性骨折必须常规使用抗生素。在 Ⅲ 型骨折中氨基糖苷类抗生素与头孢类抗生素联合使用，对于污染严重的伤口还需要加上青霉素。在 5~7 天后延期闭合伤口或予以游离皮片、皮瓣转移等方法覆盖软组织。

软组织的处理是决定开放性胫骨骨折治疗结果的最重要因素，对这一点是没有争议的，但对何为最佳固定方法则有争议。单纯使用交锁髓内钉或外固定通常即可获得骨折块和软组织的稳定。钢板固定与不能接受的高感染率有关。大部分创伤学者倾向于采用髓内钉治疗 Gustilo Ⅰ 型、Ⅱ 型及 Ⅲ A 型开放性骨折。

胫骨骨折采用不扩髓髓内钉或外固定治疗的对照研究显示，不扩髓髓内钉比外固定所需的再次手术要少，并能获得更好的功能结果。不扩髓与扩髓相比（两项研究中有132位患者），扩髓减少了再手术的危险。

ⅢB型胫骨开放性骨折应用外固定治疗时有相当高的感染发生率，应用不扩髓髓内钉也是如此。有些特殊的开放性骨折，急诊用髓内钉处理肯定不是最好选择。战伤引发的开放性骨折、严重污染的骨折（尤其是累及髓腔者）和ⅢC开放性胫骨骨折，尤其是保肢尚有疑问的损伤，这些均宜应用外固定。

尽管开放性骨折的程度非常严重，但对胫骨开放性骨折清创治疗的时限尚未发现可以预测感染的发生。虽然伤口的负压治疗与传统的治疗方法相比较，其感染发生率与骨折不愈合率相类似，但是伤口的负压治疗被越来越多地运用于开放性伤口的治疗。

我们倾向用髓内钉治疗大多数胫骨开放性骨折。我们的方案包括制订术后处理方案，以减少愈合的延迟及金属折断的发生率。有人采用这个方法治疗了50例胫骨开放性骨折，其中48例（96%）获得愈合；有18例患者在伤后平均4个月时进行了促进愈合的再次手术。

肢体毁损伤是严重的开放性骨折，常合并血管损伤或神经断裂。在治疗这些损伤时，外科医师所面对的是试图挽救肢体还是早期截肢这一困难抉择。挽救肢体在技术上常是可行的，但对患者来讲，可能产生严重的医疗、社会、心理及经济后果。

Lange等提出初期截肢的两个绝对适应证：成年人胫神经完全性解剖断裂和高温缺血时间超过6小时的碾轧伤。他们提出的相对适应证有：合并严重的多发性创伤者、同侧足部严重创伤者及预计完全恢复时间过长的创伤。影响手术选择的其他因素有患者的年龄、职业和医疗条件，损伤机制，骨折粉碎程度，骨缺损，神经、血管损伤的部位及范围，休克的严重程度及持续时间等。许多学者曾试图设计一种评分公式，以预测保肢和截肢的可能性，但没有一个被证明是完全准确的。Georgiadis等对采用挽救肢体或截肢治疗严重的胫骨开放性骨折患者的远期功能结果及生活质量进行了调查比较，结论是早期膝下截肢缩短了康复时间，减轻了远期功能障碍。然而，Trabulsy等报道，采用积极的伤口处理和早期软组织覆盖治疗ⅢB型开放性胫骨骨折患者，保留有用的负重肢体的比率很高。

为解决有关毁损肢体保肢或截肢的适应证问题，成立了LEAP研究小组。在一项多中心、前瞻性、纵向研究中，他们找到了使保肢组和截肢组患者易产生不良结果的危险因素。预后不良的因素与受教育水平低、收入低于贫困线、非白人种族背景、缺乏保险、差的社会支持网络、吸烟和法律法案不完善等相关。2~7年随访，没有不良后果危险因素的保肢患者结果与截肢组相同，但需要更多的手术和更多的重复住院治疗。伴有胫神经损伤和足部无感觉的患者在12个月和24个月时存在实质性损伤；然而，截肢患者与保肢患者的结果是相同的。LEAP研究小组还发现，肌肉损伤、感觉缺失、动脉损伤和静脉损伤是影响医师决定截肢还是保肢的最大的因素。然而，肢体感觉完全缺失的患者中67%感觉获得了完全恢复，其余可疑感觉不恢复的患者则是截肢的绝对适应证。

一、治疗

（一）管型石膏及支具

Sarmiento等在一项研究中发现胫骨干骨折采用短腿管型石膏或功能支具治疗，骨折愈合率为97%，不愈合率为0%~13%。Sarmiento将支具治疗的适应证缩小到闭合性骨折及低能量开放性骨折。其他研究都建议采用某种形式的闭合治疗。

虽然超过95%的骨折可获得功能良好而无畸形的愈合，但是闭合治疗需要制动，这可能对踝关节的活动有不良影响。文献报道，接受闭合治疗的患者踝关节僵硬发生率为20%～30%；采用支具或石膏治疗后，10%～55%的骨折发生了超过5°的成角畸形，而5%～27%的患者发生了超过12～14 mm的短缩畸形。Sarmiento的研究因严格选择了适应证而疗效最好，而其他处理不稳定骨折的研究报道的效果则较差。在几个大型研究中，有2.4%～9.3%的患者由于复位后再移位而需手术治疗。解剖复位与坚强内固定对骨折愈合有明显的优越性，通常没有发生感染及延迟愈合的危险。采用早期负重的闭合性治疗方法，虽经常产生较小的并发症，但却有较高的骨折愈合率且没有严重的并发症。它适用于多种类型胫骨干骨折的治疗，但需要医师具有很大的耐心和花费较长的时间，以及患者的配合。我们主张对稳定的低能型胫骨骨折采用闭合复位管型石膏固定，但双侧胫骨骨折、漂浮膝损伤、关节内广泛骨折、初期未能复位或复位后再移位的骨折例外。

（二）钢板和螺钉固定

不适于非手术治疗的胫骨骨折目前认为可用钢板固定。切开复位钢板固定提供了稳定的固定，允许膝关节和踝关节早期活动，维持肢体的长度和力线。钢板固定最大的缺点是软组织的剥离，可产生伤口并发症和感染。20世纪60年代前，开放性和闭合性胫骨骨折钢板固定常出现延迟愈合、不愈合、置入物折断、软组织坏死和感染等并发症，尤其是在伤后第1周内手术者。

AO组织随后发展了加压钢板技术和置入物，一直使用到现在。文献报道，闭合骨折获得良好的功能结果为98%，并发症发生率为6%；而开放性骨折获得良好功能结果为90%，但并发症发生率近30%。应用切开复位内固定治疗时，随着造成骨折的损伤能量的增加，并发症也明显增多；并发症由扭转骨折的9.5%增加到粉碎性骨折的48.3%；同样，感染率由扭转骨折的2.1%增加到粉碎性骨折的10.3%；此外，应用钢板内固定开放性骨折时，不愈合率增加到2倍，感染很可能增加到5倍。

其他的学者也报道了钢板固定开放性胫骨骨折并发症增加（闭合骨折感染率为1.9%，开放性骨折为7.1%；闭合骨折钢板失败率为0.6%，开放性骨折为10.3%）。对于合并移位的膝、踝关节内骨折的胫骨干骨折，目前大部分学者推荐应用钢板固定治疗。当应用钢板固定延伸至关节周围的胫骨干骨折时，应该采用优化的钢板固定技术和间接复位方法，对软组织的处理也应小心谨慎。

为了减少胫骨干骨折后延迟愈合、不愈合和感染的发生率，常采用"经皮"钢板固定技术，以便在保存骨折环境的同时获得稳定的固定。此技术需固定伴随的腓骨骨折，预弯3.5 mm动力加压钢板，使之与胫骨解剖结构相匹配，经小的切口放置钢板和螺钉。目前经皮钢板的适应证是：①胫骨干骨折伴有经关节的干骺端骨折，不适合髓内钉固定者。②由于原有的内植物比如全膝关节置换术的胫骨假体导致无法通过植入髓内钉治疗的胫骨骨折。经皮钢板固定在技术上要求高，对线不良较其他固定方法多见。

（三）螺钉贯穿固定

拉力螺钉可用于固定长斜行（超过骨干直径的3倍）或延伸至干骺端的螺旋形骨折，但是对这些骨折更常采用其他方法治疗。将这些平衡放置的拉力螺钉与骨折线呈垂直拧入，并避开骨折的狭窄端。但在开放性骨折中，可用螺钉将大的蝶形骨块固定在主要骨折段上，作为外固定的补充。此外，我们发现这一技术适合于在获得最终固定前单纯通过外固定很难控制的伴有小的关节内骨折块的开放性骨折。

（四）髓内固定

目前，交锁髓内钉固定是大多数胫骨干Ⅰ型、Ⅱ型和ⅢA型的开放性和闭合性骨折治疗的首选方法，尤其适用于多段的和双能胫骨干骨折。Busse 等调查创伤骨科医生治疗胫骨骨折的方法，针对闭合骨折，80% 的医生选择手术治疗。髓内钉固定可保留骨折周围的软组织覆盖，允许邻近关节早期活动。近端和远端的交锁功能能控制不稳定骨折的长度、力线和旋转，能稳定胫骨结节以下至踝关节上方 3～4 cm 的骨折。对于骺板存在的骨折、解剖畸形、进钉处皮肤烧伤或伤口以及ⅢC 型开放性骨折不宜使用髓内固定。

Kuntscher 研制了 V 形和三叶草形钉，但直到约 50 年以后，坚强髓内钉固定才被广泛认可为治疗胫骨干骨折的方法。应用不扩髓直式 Kuntscher 钉治疗闭合性骨折，结果良好者 98%，而开放性骨折为97.5%。Herzog 改良了直式 Kuntscher 钉，以适应近端的偏心入口。一些学者建议扩髓以改善钉与髓腔的匹配度，加强抗旋转力和强度。Slatis 和 Rokkanen 发现 50% 采用髓内钉固定的骨折需要石膏固定控制旋转。生物力学研究表明，当髓内钉直径增大后，骨折部位移位率发生了实质性改善。

Grosse 和 Kempf、Klemm 和 Schellmann 发明了带交锁螺钉的髓内钉，使髓内钉的适应证扩大到更近端、更远端和不稳定的骨折。报道显示，扩髓后插入的交锁髓内钉效果良好（97% 骨折愈合率，2.2%并发症发生率），尤其是用于闭合性骨折。Ekeland 等也报道了应用交锁钉获得了良好的结果，但他们告诫，应慎用动力性或简单的无锁型髓内钉，因为大部分并发症发生在动力性交锁髓内钉；他们也不赞成对交锁髓内钉做常规的动力性加压处理。

1. 扩髓与不扩髓的髓内钉　研究报道均指出，扩髓髓内钉治疗的少量开放性胫骨骨折感染率高（13.6%～33%），令人难以接受。这些报道促成了如下概念，即胫骨开放性骨折禁忌扩髓，特别是Gustilo Ⅱ、Ⅲ型骨折。同一时期采用不扩髓 Ender 钉及 Lottes 钉治疗开放性胫骨骨折的研究显示感染率为 6%～7%。动物实验研究证明，与不扩髓相比，扩髓髓内钉破坏骨皮质血供的程度更重，可能由此增加了发生感染的可能性。这些不利因素促进了适合于不扩髓插入的交锁髓内钉的发展。

有人对一组 50 例开放性胫骨骨折采用不扩髓髓内钉治疗，其中Ⅰ度 3 例、Ⅱ度 13 例、Ⅲ度 34 例（Ⅲ度 A 型 11 例，Ⅲ度 B 型 6 例），有 4 例发生感染，且均为Ⅲ度开放性骨折。Ⅲ度 B 型骨折的 2 例感染，是在初期应用转位或游离皮瓣修复创面失败后发生的；Ⅲ度 A 型开放性骨折的 1 例感染发生在伤后 10 个月，即在骨缺损植骨术后。所有感染均消退，未形成慢性骨髓炎。本项研究及后续的研究报告，骨折愈合率为 96%～100%，感染率为 2%～13%，断钉率为 0%～6%，螺钉失效率为 6%～41%，经二次手术达到愈合者占 35%～48%。

内固定物失败常与以下因素有关：髓内钉较细（8 mm）、轴向不稳定性骨折、干骺端骨折、双侧胫骨骨折、骨折延迟愈合或不愈合等。断钉常需再次手术。一项研究发现，如果使用单个螺钉，近端横行的交锁螺钉最常发生折断。胫骨远端 1/3 骨折断钉的概率较高。

由于使用较细的髓内钉做不扩髓固定产生了骨折延迟愈合及内固定失败等问题，促使一些研究者重新应用扩髓髓内钉治疗开放性胫骨骨折。术前应用抗生素及采用现代伤口关闭技术，使用扩髓髓内钉治疗胫骨开放性骨折的感染率为Ⅰ型 1.8%，Ⅱ型 3.8%，Ⅲ型 9.5%（ⅢA 型 5.15%，ⅢB 型 12.5%），这些结果与不扩髓胫骨交锁髓内钉治疗结果相似。

Keating 等报道了一项随机前瞻性研究，比较了扩髓及不扩髓交锁髓内钉治疗胫骨开放性骨折。总体看来，除不扩髓组的螺钉断裂率较高外，扩髓与不扩髓髓内钉治疗胫骨开放性骨折的结果在统计学上没有显著性差异。

其他的研究者仍不支持对开放性胫骨骨折采用扩髓的髓内钉，尤其是对严重的开放性骨折。文献报道，采用扩髓的髓内钉治疗Ⅰ型和Ⅱ型开放性胫骨骨折深部感染发生率为21%。软组织损伤的严重程度、清创是否合适和软组织的覆盖是防止感染的关键，比选择置入物的类型更重要。目前，北美的大多数创伤骨科医生接受了Ⅰ型和Ⅱ型开放性骨折使用扩髓髓内钉的观点；然而，对Ⅲ型开放性骨折采用扩髓髓内钉仍存争议。

由于不扩髓髓内钉被成功地应用于治疗开放性胫骨骨折，一些研究者建议还可将这一技术应用于闭合性骨折。与扩髓相比，不扩髓可能具有以下优点：手术时间短、出血少、合并严重闭合性软组织损伤者能较少地干扰其骨内膜血供。胫骨骨干闭合骨折采用扩髓或不扩髓髓内钉治疗，其预后及并发症发生率均无显著差异。尽管应用扩髓髓内钉有促进骨折愈合的倾向，一项研究发现不扩髓髓内钉比扩髓髓内钉出现更多的螺钉断裂。这些以及其他研究均证明，在决定骨折结局方面，骨折及软组织损伤的特点比治疗方法的选择更重要，建议对大多数闭合性不稳定胫骨干骨折宜用扩髓髓内钉固定。

近期一项meta分析显示闭合骨折采用扩髓髓内钉治疗可降低骨折不愈合发生率，而且，SPRINT研究结果证实扩髓髓内钉治疗效果可能优于不扩髓髓内钉。另外还发现，延长需要二次手术治疗的时间至少6个月可减少胫骨骨折再次干预的需求。Lefaivre等研究髓内钉治疗后长期随访结果（中位时间14年），他们发现可以获得和正常人的功能相似的结果，但是仍然存在一些严重后遗症。

2. 交锁髓内钉治疗胫骨干近端1/3骨折　对于胫骨干骨折交锁钉固定的热衷促使一些医师扩大其适应证，包括更近端和更远端的骨折。由于胫骨钉与宽大的胫骨干骺端之间大小差异显著，用交锁钉固定近1/3骨折引起对线不良成为一个常见并发症。最常见的畸形是外翻成角和骨折近端的前移，进钉点过于靠内并指向外侧可造成外翻畸形，内侧髌旁切口和髌骨干扰进钉可造成此种进钉点。

在生物力学研究中，Henley等发现在同一平面由内到外的螺钉允许髓内钉在螺钉上滑动，如果进钉点太远或过于指向后方可引起顶端向前成角或前方移位。Henley等还发现，如果髓内钉的弯曲部分位于骨折部位或骨折以下，当髓内钉顶向皮质时，可引起近端骨折块前移。屈膝位近端锁钉，由于髌韧带的牵拉可使近端骨折块伸展。这些手术技术的改进，包括进钉点准确选位和附加诸如阻挡螺钉、单皮质钢板和内侧双针外固定等辅助固定，已经有效地减少了此类并发症。

有些近端1/3胫骨骨折最好采用其他方法治疗。Bono等设计了一套有助于治疗决策的流程。Tornetta等提出了一项髓内钉技术：膝关节半伸位，取髌旁内侧切口，可以减小骨折近端前移。后来该技术改进为小的内上方切口，该方法得益于新器械的应用，可通过经皮方式完成。关于该项技术对髌股关节的影响做了许多研究。一项研究报道，半伸位髓内钉置入后22%病例发生了股骨滑车损伤。然而，这些病例均是在该技术应用的早期阶段发生的，且均是由技术上的误差造成的。在近期的尸体研究中，通过测量，发现与传统入路相比，髌上入路时髌股关节接触压力较高。有学者认为，髌股关节接触压力不会损伤关节软骨，因而该手术入路是可行的。进一步研究该技术对髌股关节长期功能的影响是必要的。关于该技术出现了进一步的研究数据，Sanders等报道了一组55例患者采用胫骨髓内钉治疗，采用半伸直位髌上入路，术后进行至少12个月的放射学和临床随访，包括关节镜下及MRI随访。学者得出结论：这一技术可获得最佳的胫骨力线、骨愈合、膝关节活动度，不会出现膝前痛。

目前，我们使用这一技术治疗个体化的、复杂的近端1/3骨折。针对胫骨近端骨折的复位这一技术拥有更多优势，其减少了辅助复位的需要，例如空心螺钉，而且术中透视更容易实现。

3. 交锁髓内钉治疗胫骨干远端骨折　用髓内钉固定更远端的骨折是可能的，但是，骨折位置越远，维持力学上的稳定复位就越困难。Robinson 等区分两种不同的骨折类型。直接弯曲力引起的单纯的横行和斜行胫骨骨折，伴有位于同一水平的腓骨折，没有向关节内延伸。此组的软组织损伤较重。扭力引起的螺旋形骨折，常伴有不同平面的腓骨骨折，近 50% 涉及内踝或后踝关节内骨折。17% 的扭力骨折累及内踝，是螺旋形骨折的延续；32% 的扭力损伤有后踝骨折，不与螺旋形骨折连续。在固定髓内钉时，无关节骨折发生移位。还必须认识到胫骨远端骨折向胫骨穹顶或踝关节延伸的可能性。Stuermer 发现，20.1% 的患者存在特定的损伤标记，即内旋外翻机制致螺旋形骨折伴随腓骨近端骨折或腓骨近端完整而合并踝关节损伤。我们通常建议针对远端骨折行 CT 扫描，以获得放射学证据或者明确胫骨远端关节内骨折情况。

需要远端 2 枚锁钉以防止绕单一锁钉旋转引起的反屈畸形。应用骨松质拉力钉稳定内踝和后踝的骨折。如果存在关节内移位骨折，可切开复位。只有在踝关节需要稳定或腓骨移位严重时才用钢板固定腓骨。针对远端完全骨折行腓骨远端固定有助于恢复胫骨力线。

虽然 Robinson 等不提倡此操作，但有些学者认为，在用髓内钉固定远侧胫骨骨折后，用钢板固定同一水平的腓骨骨折有助于防止对线不良。有人分析了腓骨骨折对维持 40 例胫骨远端 1/4 骨折接受交锁髓内钉固定后对线的影响。5 例腓骨完整的胫骨骨折和 4 例固定腓骨的胫骨骨折均解剖愈合，11 例与胫骨骨折不在同一平面的腓骨骨折未经固定的患者均解剖愈合。20 例与胫骨骨折在同一平面的腓骨骨折未经固定者 12 例（60%）发生对线不良。此研究提示，有些腓骨骨折的内固定可改善用髓内钉治疗的远侧 1/4 胫骨骨折的稳定性。针对腓骨横行骨折，我们倾向于采用髓内固定。

采用扩髓髓内钉治疗的胫骨远端骨折，总的愈合率为 96%。一项生物力学研究证实用短钉（去除 1 cm）固定距胫距关节 4 cm 的骨折达到的固定强度，与采用标准髓内钉固定距关节 5 cm 骨折的强度相当。然而，两种结构的固定强度都不足以抵抗中度的压弯负荷，对胫骨远端骨折接受髓内钉治疗的患者在骨折明显愈合前必须限制负重，防止冠状面成角畸形。显而易见，胫骨远端骨折采用髓内钉治疗富有挑战性，新的置入物的设计和更严格的远端螺钉集群设计有助于对这些损伤的治疗，而不是对原有置入物的改造。

Vallier 等研究了 104 例胫骨干远端骨折患，影响其预后的因素，与未受损伤人群相比，通过功能测试评估其残留功能障碍，对轻度疼痛进行记录但不做特别限定，没有患者因骨折而失业。同一学者报道了胫骨远端骨折钢板固定和髓内钉固定的前瞻性对照研究，在他们的研究中，髓内钉固定更多出现了力线不良。

4. 髓内钉固定后膝前痛　膝前痛是胫骨髓内钉固定后最常报道的并发症。高达 56% 的患者存在不同程度的慢性膝前痛，更多的存在跪下困难。膝痛的病因仍不清楚。可能的原因包括：患者较年轻且活动较多、髓内钉突出于近端胫骨皮质、半月板撕裂、尚未发现的膝关节损伤、髌股关节接触压力增加、髌下神经损伤和手术导致的瘢痕。

有些学者认为，经髌腱切口较髌腱内侧切口发生膝前痛的概率大。然而，其他学者并不赞成。研究发现经髌腱切口和经髌腱内侧切口发生膝前痛无差别。长期随访证实膝前痛随时间推移其发生率增加，而且股四头肌肌力弱和较低的膝关节功能评分与膝痛存在相关性。为了避免发生这一问题，早期数据建议采取半伸直位髓内钉置入技术，这一方法可减少该问题的发生。

5. 交锁髓内钉　当前有不同种类的胫骨交锁髓内钉可应用，大多数髓内钉可应用扩髓或不扩髓技术插入。钉的材质有不同（不锈钢、钛），近端弯曲的部位也有不同。有些钉有从内向外方向的锁钉，还有些则另加近端斜行螺钉固定和远端的前后方向螺钉固定。将远端锁钉放得更远提高了髓内钉治疗更远端胫骨骨折的能力。医师应该熟悉不同钉系统的优点及其局限性，以便选择合适的髓内钉治疗相应的骨折。对于所有不稳定性骨折，其近端和远端各锁 2 枚螺钉，以维持胫骨长度及防止旋转。我们常规用静力型交锁治疗大部分骨折。近端钻头导向器可使髓内钉准确插入髓腔，进行近端螺钉的精确定位，而远端固定通常需要手动操作。

术前计划：术前可用健侧胫骨的 X 线片协助确定钉的合适直径、预计的扩髓量及严重粉碎性骨折所用钉的长度（有用于术前计划的 X 线片模板）。钉的长度应使其近端埋在钻孔内，而远端位于远端骨骺部中心。骨干骨折在闭合顺行打入髓内钉前应在牵引下稍牵开。

严重粉碎性骨折在后期变为动力化时偶尔可出现进一步压缩。在选择钉的长度时应考虑到此危险因素，防止后期出现钉移动进入踝关节或钉从胫骨近端突出。

对于很高或很矮的患者测量尤其重要，因为所需的钉可能比通常备用的规格长或短。Colen 和 Prieskorn 发现，确定钉长的四种测量方法（全长的扫描图像、点片、聚乙烯覆盖模板和胫骨结节到内踝距离）中，最准确的方法是胫骨结节到内踝距离（TMD）。通过测量内踝与胫骨结节最高点之间的长度可以确定胫骨结节到内踝的距离。14 例扫描图选择的钉中有 11 例是不准确的，点片选的 14 例中有 6 例不准确，而覆盖模板选的 14 例均太小。胫骨结节到内踝测量选的 14 例中 10 例长度合适。有学者认为，胫骨结节到内踝距离是一种简便、便宜和准确的术前确定钉长的方法。通过测量胫骨最窄处来确定钉的直径，最好在侧位像测量。

术前应确定扩髓或不扩髓进钉。"扩髓"与"不扩髓"指的是手术技术，而不是置入物的种类。不扩髓进钉依据髓腔的直径常选用直径为 8～10 mm 的髓内钉，髓腔窄于 8 mm 的患者不能应用不扩髓技术。扩髓可用更大直径、更大强度的髓内钉。我们建议，无论是开放性还是闭合性骨折，软组织损伤小者选用扩髓的髓内钉，而软组织损伤较广泛者用不扩髓的髓内钉。

用骨折床或标准的透射线手术台进行穿钉。如果没有一个熟练的助手帮助或者未行急诊穿骨牵引针，则最好使用骨折床。用骨折床的缺点在于：患者需长时间维持一个体位，由于牵引或股后部横杆的压迫增加了神经损伤的危险性，过度牵引可致筋膜间室压力升高。对多发伤患者在标准的手术台上处理起来更容易些。标准的手术床其他的优点包括：降低医源性神经损伤，可以更灵活地整复骨折部位，可按需要改变肢体的位置。由于没有骨牵引，维持骨折复位较难，需要助手帮助稳定肢体。

（五）外固定

在胫骨骨折治疗中，外固定是一种有效而用途多样的装置，同时可作为临时和终极治疗。常用的固定架有三种不同的类型：半针固定架、钢针和环固定架以及结合了半针和张力钢针的混合固定架。横穿钢针过去常用，现在主要用于跟骨或作为双针快速牵引固定架的一部分。这些装置几乎用于涉及胫骨全长的任何骨折，不论是开放的或是闭合的。外固定提供稳定的固定，保留软组织和骨的血供，便于处理伤口，极少失血。外固定架设计提供了多平面或单平面固定，经改进可允许负重进行轴向加压，以刺激骨折愈合。外固定架用张力钢针固定扩大了外固定架的使用适应证，使其可以治疗关节周围骨折。然而，针孔感染、畸形愈合、关节僵硬、患者的接受度和延迟愈合仍然是外固定的最大问题。

外固定常用于严重开放性骨折（ⅢB 型和 C 型），尤其适用于胫骨髓腔明显污染或初始清创是否充分尚不能确定（霰弹伤、碾轧伤）的骨折。外固定也可用于缺损骨折的延迟处理或为自体骨移植提供稳定，或应用环形钢针固定架产生再生骨。外固定也宜用于骨髓腔很小、骨折伴有胫骨髓内钉入口处有烧伤或伤口、开放性骨折延迟处理（＞24 小时）、严重污染的骨折、骨折伴有血管伤致使保肢可能尚有疑问、战伤和必须将失血尽量控制到最低限度的某些多发伤患者。

外固定也适用于不稳定的闭合骨折、骨折伴有筋膜间室综合征、胫骨干骨折延伸到关节周围、延伸到关节周围的多段骨折和伴有颅脑外伤或感觉受损的患者。

骨折的初期愈合，尤其是开放性和粉碎性骨折，依赖周围软组织的血液供应。必须维持骨折和软组织稳定，使持续的毛细血管再生进入损伤部位。如果外固定用于开放性胫骨骨折，应考虑足的临时固定以消除踝关节和骨折部位的软组织活动。如果足的固定对稳定骨折不重要，待软组织愈合后去除外固定，鼓励踝关节活动。

何种硬度可以为外固定架内的骨折愈合提供最适宜的环境还不清楚。更坚固的支架更适合最初的软组织愈合期，而且针道的问题常更少。不稳定的骨折较稳定的骨折需要更坚强的支架。有证据表明，逐渐去稳定的支架可使骨骼更多地负重，从而促进骨折愈合。去稳定通常包括通过松动骨折一侧的钉棒连接，使静态支架变成动态支架。在维持角度和旋转排列的同时允许轴向加压。可通过增加棒和骨间的距离，双棒架去除外面的棒来减少支架的坚固程度。骨折应该非常稳定，足以阻止骨折去稳定后的短缩或成角。

虽然提倡外固定架用于临时固定以处理软组织已有很长时间，但越来越多的报道认为，其可作为骨折的最终处理手段，尤其是合并明显的胫腓骨分离且自身不稳定的高能损伤性骨折。这些报道引证说明，高能损伤性骨折在由外固定架转为石膏固定时出现了更多并发症，尤其是畸形愈合。因此，现在通常保留外固定架至骨折愈合。对于需要随后植骨的骨折，外固定也提供了可靠的稳定性。合并骨缺损的开放性骨折无疑需要在环形外固定架下行植骨或骨瓣转移，但为了获得骨折愈合，开放性骨折合并骨膜剥脱者（ⅢB 型）也常需自体骨移植。这些骨折特别难处理，使一些学者提倡对所有此类损伤进行早期植骨治疗。Lawyer 和 Lubbers 发现Ⅰ型开放性骨折用 Hoffmann 外固定架固定后愈合需要 4.7 个月；8% 需要二期骨移植。

为避免这些学者记载的延迟愈合、不愈合、针松动及针道感染等固有问题，Ro mmens 等提议在软组织及所有针孔部位愈合后应改为内固定治疗，并提出改变治疗的理想时间是 8~12 周。

Behrens 和 Searles 应用 AO 外固定架治疗 73 例患者的 75 处骨折，发现 80% 的骨折可应用单侧单平面外固定架，67% 的骨折需要植骨。Edwards 告诫处理高能损伤性骨折合并骨间膜断裂、骨折粉碎或骨缺损时，不要过早去除外固定架；Burgess 等报道，在他们对Ⅲ型开放性胫骨骨折的治疗方法改进的过程中，骨折愈合时间由 58.4 周减少到 37.6 周；Ki mmel 报道，应用 Hoffmann 外固定架治疗 27 例严重胫骨骨折结果不愈合率为 13%，畸形愈合率为 39%，45% 需行植骨术。在一项包含 78 例患者的前瞻性研究中，Braten 等证实髓内钉固定和外固定架治疗时，其愈合及完全负重时间是相似的。然而，髓内钉固定组可以更早期地进行非保护的负重锻炼。外固定架治疗组常需再次手术，髓内钉固定组 64% 的患者术后 1 年出现膝前痛。其他学者还研究了采用外固定架治疗时影响骨折愈合的因素，发现当缺乏辅助的固定技术或存在针道感染时，骨折愈合过程具有很大差异。

1. 半针外固定器　许多品牌的外固定架可供使用。所选择的外固定架应提供足够的稳定、允许逐渐负重，并随着骨折愈合可动力化和去稳定化。适合置针的平面多于一个且能够包括足部在内的固定架更为有用。如果不影响稳定性和多用途，重量轻、费用低和在 X 线片上更少影响骨的观察的固定架更受欢迎。具有大型通用关节的一体式固定架在安装后易于根据骨折复位情况进行调节。但是，这些外固定架不允许针的间隙过宽，更难以进行第 2 个平面的固定，因此稳定性可能较差。可调式固定架安装时自由度较大，但是一旦安装完成则更难调整。为改善复位则需去除和替换固定针。应用球形关节或枢轴机制的新型穿针固定架，在某种程度上增加了这些结构的可调性。

初期的固定架应该足够牢固，以最大限度地减少骨折部位的活动。可从几个方面增加稳定性：增加针的直径、增加针间的距离、增加针的数量、增加稳定杆的数量、缩短杆到肢体的距离和增加另一个平面的固定。胫骨固定架针的直径为 4.5~6.0 mm，针的直径应不足骨直径的 1/3，以防止骨折。非粉碎性骨折每个主要骨折块（包括大的节段性骨折块）至少需 2 根针。单面结构常能为多数胫骨骨折提供足够的稳定性，在一个骨折块上加用第 3 根针能明显增加牢固性，尤其是针位于另一个平面时。对于单个骨折块，第 4 根针提供很小的额外稳定，常没有必要。粉碎性骨折的每个大骨折块需用 3 根针，两个平面的固定更好。利用单棒连接不同平面的针可达到两个平面的固定。另外，另一个平面的针也可连到另一个棒上，棒与棒之间可通过夹具连接。通过将针连接到叠加在一起的两个棒上，可增加单一平面结构的稳定性。

在每个骨折块上加宽针距可以同时在固定平面及其垂直平面内提供稳定性。然而，短的骨折块并不允许宽的针距。在短骨折块的同一平面放置 2 根针提供此平面针的稳定性，但在垂直于针的平面其稳定性较差。在不同平面增加 1 根针可增加稳定性。由于胫骨主要的弯曲力矩发生在矢状面，在此平面的固定将更加稳定。胫骨骨折伴有同侧踝损伤或伴有严重的小腿远端软组织伤需要延伸固定到足部，以促进软组织愈合。

2. 半针对固定器的并发症　如按前述方法处理软组织，遵循胫骨的安全区，尤其是在皮下的胫骨嵴处应用半针固定时，即刻的并发症是罕见的。晚期血管受侵蚀所致的血管损伤比直接损伤者更常见，但是，直接损伤也是可能的，特别采用位于同一平面的双侧外固定架横行穿针时。术中持续出血或晚期自发性出血必须排除直接血管损伤、晚期血管侵蚀及主要血管形成的假性动脉瘤。我们曾见到过出现在儿童穿针部位的骨膜动脉持续性出血。

针道刺激较为常见，故需要每天对固定针部位周围的皮肤用肥皂和水清洁，并稍加压包扎。继发蜂窝织炎可能需要口服抗生素。

对高能性胫骨骨折，在其愈合之前去除外固定架更换石膏固定可引起畸形愈合或不愈合。外固定后改为髓内钉固定，特别是有针道感染的病史者，尽管畸形愈合或不愈合率低，但可引起较高的感染率。我们的经验是在外固定架去除后平均延迟 7 周再行髓内钉固定，髓内钉固定治疗胫骨的畸形愈合或不愈合效果极佳。Gustilo 建议严重开放性胫骨骨折的任何重建手术都应延迟进行，包括植骨及髓内钉固定，都要在所有的伤口愈合后再进行。

3. Ilizarov 外固定架　张力钢针外固定器在急性和亚急性胫骨骨折中的应用价值已经得到证明。更常用于难治性骨折，尤其是干骺端骨折伴有明显的骨干延伸者。对于合并骨缺损、畸形或感染的难治性骨折不愈合，应用这种类型的固定也得到有效的治疗。术前计划和组装外固定架、患者早期活动、每天清洁皮肤和外固定架及密切随访等，可以使并发症减少到最低限度。

我们应用 Ilizarov 外固定架的经验主要在治疗胫骨骨折的方面。这个装置也可固定关节周围短节段的骨折。在治疗胫骨平台双髁骨折时，应用 4 枚直径 1.8 mm 钢针可提供 7.2 mm 的有效横切面固定。同时，4 根钢针提供了 8 个骨皮质接触面，并且由于固定针为多个平面方向，最终消除了骨折晚期移位的可能。钢针张力高且有环形支撑，因而提供了弹性平面固定。偶尔需要跨膝或踝关节制动 4~6 周，尤其是在垫高关节面和植骨术后。

Taylor 中空架是由 2 个环通过 6 个斜行支柱连接组成的一个特殊环和钢针固定架。除了使用 FastFx 连接杆以外，Taylor 中空架的使用方法和 Ilizarov 外架类似，骨折复位时主要是通过影像增强器下手动调节骨折位置，直到 X 线透视正、侧位上骨折位置满意为止，然后予以锁定连接杆。可根据需要附加环，也可固定足部。在计算机软件程序的协助下，可以经门诊手术调整支柱使骨折部位达到解剖复位。将 X 线检查数据输入计算机，根据计算机程序数据，通过改变 6 个支柱的长度来矫正长度、旋转、移位、冠状和矢状位的排列。我们主要使用此固定架矫正畸形愈合，但对急性骨折的治疗也可能有效。

开放性骨折合并广泛骨缺损是应用 Ilizarov 外固定方法的另一个适应证。这种装置及方法可同时成功地治疗不稳定性骨折、软组织缺损及骨缺损。但是，在处理复杂性骨折时首先应确定能否挽救肢体。偶尔，对这些损伤早期截肢更好，尤其是大动脉或神经损伤者。因为一个血供不良、无感觉的终端肢体其功能并不好于假肢。在挽救严重损伤的肢体时，应考虑到多次手术、长时间治疗及心理因素等诸多伴随情况。Ilizarov 外固定架用于急性创伤的其他相对指征是开放性骨折、不稳定的闭合骨折和骨筋膜间室综合征等。

据报道，这一技术的愈合率可高达 100%。有人对应用 Ilizarov 外固定架治疗的 40 例不稳定性胫骨骨折进行了观察，其中 37.5% 为开放性骨折，15 例开放性骨折中 12 例为 Gustilo Ⅲ型骨折；19 例为胫骨平台双髁骨折并向骨干广泛延伸；4 例开放性骨折，由于骨缺损而需自体骨移植；1 例骨折未愈合，需重新应用外架固定且治疗后获得治愈。骨折愈合后膝关节平均主动活动范围为 110°。

骨折愈合时间可能与复位的质量及正常张力的恢复有关。宁愿在初期应用简单的创伤固定架，并进行精确的复位及对线，而不愿采用带关节的外固定架及后续复位。针对胫骨骨折终极外固定方式，倾向于采用多维立体环形外架而不是组合式半针外固定架。

4. Ilizarov 法在开放性骨折的应用　对于合并骨缺损的开放性骨折，应首先考虑 Ilizarov 外固定架作为一期治疗方法。常规治疗包括清创和用转位皮瓣或游离皮瓣延迟覆盖创面，然后行自体骨移植。应用张力钢针固定架，可以对全部坏死组织进行连续清创。如果无骨外露，可在残留的肌肉表面覆盖断层皮片。后期行骨皮质切开，向骨缺损区推移植骨。植骨时软组织有随之推移的趋势，加上断层皮片所具有的正常收缩倾向，有利于软组织和骨缺损的充填，消除了更加复杂的转位皮瓣或游离皮瓣移植的需要。如果清创后仍留有一个有血供但很短的骨端外露，可进一步短缩外露的骨折端，以避免行游离皮瓣移植。另外，使用 Taylor 外架可作为一种选择，其针对需要涉及软组织覆盖情况的胫骨骨折，容许在逐步纠正骨性力线的同时完成软组织的闭合。

如果清创后仍留有较长的具有血供的骨端外露，应考虑转位皮瓣或游离皮瓣移植。在皮瓣覆盖时，可行骨皮质截骨，制备一个骨块置入骨缺损区。Ilizarov 建议在干骺端行骨皮质切开推移植骨术。

5. 重建手术　当应用环形的张力钢针外固定架时，可以进行软组织的重建术。典型的骨折外固定架由 4 个螺纹杆连接的 4 个完整的外固定环构成。暂时去除 1 个螺纹杆，则可在小腿有 1 个约 180° 范围的入路，可对骨折延迟愈合进行植骨或行游离皮瓣移植物的切除。去除前外侧螺纹杆，可行带蒂的背侧皮瓣转位；去除后内侧螺纹杆，可显露胫后动脉。

6. 术前计划　Ilizarov 外固定架成功的关键在于术前准备。有人对标准的 Ilizarov 方法进行了改良，术前即组装外固定架，此方法大大缩短了手术时间。拍摄 X 线片决定固定环的正确位置，测量健侧肢体决定固定环的大小。安装的固定环与皮肤间必须有 2 指宽的间隙，固定环太大将不能很好地支持横穿的固定针，可影响成骨。由于安全针位的解剖限制，两针间的 90° 夹角一般是不易达到的，因此，在每一骨折段增加第 2 个固定平面能够提高外固定架的稳定性，以防止前后弯曲及扭转。大的骨折段用 2 个固定环，小骨折段用 1 个固定环和 1 个垂柱。

股骨中段是适合放置完整固定环的最近端水平。近端股骨的固定一般是由混合外固定架和半针来完成。由股骨中段到踝部的整个下肢可用一个简单的圆柱形外固定架来固定。股（大腿）决定环的大小，股骨固定环通常比正常使用的胫骨固定环大 1~2 型号。在前后位和侧位上，外固定架的位置应与胫骨平行。股骨在髌骨水平上应处于居中的位置，而相对于外固定架呈解剖学外翻倾斜。1 个开口固定环可用于远端股骨固定环，允许膝关节充分屈曲运动。这个固定环可连接到一个带特厚凹槽的完整固定环上，如此可在张力钢针连接于开口固定环时能更有效地防止变形。同样，在胫骨固定架上的最近端固定环也可以是开口环，将其连接在完整固定环上，以允许膝关节最大限度地屈曲及提供两个平面的固定。

对于开放性胫骨骨折，足部应包括在外固定架内，以防止骨折部位的软组织活动。至于 Pilon 骨折，为了稳定骨折也可能需要固定足部。软组织愈合后，除非出于稳定骨折的需要，即去除足部外固定架。如果腓神经或前、外侧间室损伤，至少应考虑足部暂时固定，以防止挛缩；在胫骨延长或骨移植时固定也可包括足部，以预防马蹄足畸形。一个稳定的足部装置由一端带螺纹的钢板连接起来的两个半环组成。在拉紧钢针时，特殊钢板可以防止足部装置变形。用于胫骨及足部固定架的半环一般大小相同。

7. 穿针固定的并发症　只要在横行穿针时仔细确定固定平面的安全区，穿针固定所致的急性血管神经损伤罕见。术后即刻出现的穿针部位异常疼痛，应怀疑固定针穿过了较大的神经，应立即将针取出。除非推移植骨或骨折块有相对活动，晚期的血管、神经损伤极为罕见，一般发生在重建手术而不是单纯的骨折固定阶段。膝关节、踝关节屈曲挛缩较少发生在骨折治疗时，多为骨延长所致，这种情况可通过主动练习及带固定架负重来预防。严重的针道感染少见，但钢针刺激征常见。固定针与皮肤接触的部位应该每天用肥皂水及水清洗。伤口愈合后，鼓励淋浴及在氯气处理过的游泳池内游泳，但游泳后需用清洁的水冲洗。为防止针在皮肤部位活动，敷料可略加压包扎。在首次出现疼痛和感染征象时，必须怀疑有固定针松动的可能，对可疑的固定针应重新拉紧。出现弥漫性蜂窝织炎者，应该检查所有固定针相应的部位，并口服抗生素直至痊愈。用这些方法治疗无效的针道感染，应更换固定针。

合并头部损伤的患者可能出现严重的坠积性水肿，因为他们大都缺乏足够的活动，不能改变这种坠积或促进淋巴回流。如果外固定架对皮肤的压迫发生在治疗的末期，可用一个薄纸板夹衬在针与皮肤之间，使之在外固定架与皮肤之间滑动，以防止皮肤发生压迫性坏死。如果外固定架对皮肤的压迫发生在治疗初期，则必须更换固定架。几个固定环的部分短弓压迫皮肤时，则外固定架应向受压方向移动，全部钢针均重新安装在固定栓的新孔上，以避开皮肤受压处。如果皮肤受压发生在单个固定环上，则可对相应的固定环进行改进，采用两块短钢板分别连接在两个半环的末端，使其形成椭圆形结构，以避开皮肤受压部位。另外，如能保持稳定，也可用钢锯锯除环的一部分。问题较大的是在几个平面同时存在环形的压迫，此时需要重新组装一个较大的外固定架来替换，大的外固定架上的固定环要与小固定架上的外固定环准确地处在同一水平。将弯的钢针末端弄直，将其两端连接在外周的外固定架上，最后将小的外固定架上的螺栓松开，拆除小固定架。套管钢针固定螺栓可由原外固定架上移至新外固定架上。这种外固定架的替换方法，可在不松动钢针或不失去原复位的情况下进行。

（六）延迟愈合或骨不连的治疗

骨折延迟愈合者，对于不扩髓髓内钉固定的骨折延迟愈合，采取换钉或拔钉后改用扩髓技术插入粗的髓内钉固定也行之有效。这种方法适合于因髓内钉较细（8 mm）或松动引起的骨折；以及轴向不稳定性骨折或干骺端附近骨折出现的延迟愈合。该方法不适于骨缺损超过骨皮质周径 1/3~1/2 的骨折，还可能诱发或加重ⅢB 型开放性骨折的感染。经时间考验的自体骨移植治疗胫骨延迟愈合及不愈合最常用于ⅢB 型开放性骨折及合并明显骨缺损且其他方法已经失败的骨折。其他治疗延迟愈合的方法包括骨外部刺激和动力性固定，使骨折端轴向加压，刺激骨折愈合，前提是腓骨尚未愈合。有文献报道，近端和远端骨折改为动力性固定后复位丢失率约占 16%。

（七）腓骨固定治疗胫骨骨折

腓骨内固定不必用于治疗腓骨干骨折，但可用于稳定其他结构。如因软组织损害或伤口污染不宜行胫骨内固定时，用钢板螺钉固定或由外踝插入髓内钉固定腓骨骨折，可起到部分稳定腓骨干远端或干骺端粉碎性骨折的作用。而且腓骨内固定在髓内钉内固定治疗胫骨远端骨折的过程中可以辅助避免外翻畸形。

二、胫骨骨折后足部及足趾畸形

McKeever 提出胫骨远端 1/3 骨折后出现了踇趾"缰绳"状畸形。踇长屈肌与骨折部位的骨痂粘连，肌腱在该点与踇趾的止点之间形成弓弦状。当踝关节背屈时，踇趾极度屈曲；而踝关节跖屈时，踇趾趾间关节又可完全伸直。当踝关节背屈时，踇趾跖面压向鞋底，形成一个疼痛性胼胝。骨折愈合后，如不能在小腿远侧 1/3 段游离肌肉，则在足部行肌腱延长。

有文献报道，胫骨干骨折后引起了爪形足或高弓足畸形。这些畸形被认为是因小腿后侧深部间室的肌肉创伤和缺血引起深间室肌肉的纤维挛缩所致。这些畸形可能会被误认为是由胫骨骨折向内旋转错位所致。

（张　炼）

第六节　膝关节脱位

膝关节是人体最大、结构最复杂的关节，由股骨髁、胫骨平台、髌骨构成，属屈戌关节。膝关节的稳定性主要靠关节囊、内外侧副韧带、十字交叉韧带、半月板等连接、加固和肌肉保护。

一、解剖

半月板位于膝关节内，被韧带连接于胫骨平台的两侧，其形状为边缘厚、内侧缘薄，借此加深了胫骨平台两侧的陷窝。交叉韧带呈前后位交叉，连接股骨髁与胫骨平台，前交叉韧带限制胫骨平台向前移动，后交叉韧带限制胫骨平台向后移动。内外侧副韧带位于膝关节囊两侧，限制关节的内外翻及旋转活动。膝关节在伸直位时，内外侧副韧带紧张，故没有侧方及旋转活动。在屈曲位或半屈曲位时，有一定的侧方及旋转活动。

腘动脉的主干位于腘窝深部，紧贴股骨下端、胫骨上端，走行于关节囊与腘肌筋膜之后。腓总神经在腘窝上外侧边界沿股二头肌腱内侧缘下行，然后越过腓肠肌外侧头的后面，紧贴关节囊走行于股二头肌肌腱和腓肠肌肌腱之间，沿腓骨头后面并绕过腓骨颈。

二、病因病机

膝关节脱位多由强大的直接暴力或间接暴力引起，以直接暴力居多。若暴力作用于膝关节前方使膝关节过伸，股骨滑车沿胫骨平台向后急骤旋转移位，突破后侧关节囊，而形成膝关节向前脱位。若胫骨上端受外力作用，使膝关节过伸，胫骨平台向后脱出，可形成膝关节后脱位。若暴力作用于膝关节侧方或间接暴力传导至膝关节，使膝关节过度外翻或内翻，造成膝关节侧方脱位。单纯的侧方脱位少见，多合并脱位侧的胫骨平台骨折，近折端与股骨的关系基本正常。膝关节外侧脱位，多合并腓神经损伤。膝关节侧方脱位，可致关节囊嵌夹，而造成复位困难。

1. 根据脱位后胫骨上端所处位置 可分为前脱位、后脱位、内侧脱位、外侧脱位和旋转脱位（图 3-5）。

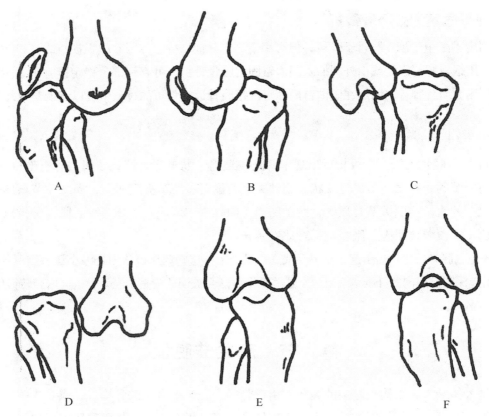

图3-5 膝关节脱位

A. 前脱位；B. 后脱位；C. 内侧脱位；D. 外侧脱位；E. 内旋脱位；F. 外旋脱位

（1）前脱位：暴力从前方向后方直接作用股骨下端或从后方向前方直接作用于胫骨上端，使股骨髁的关节面沿胫骨平台向后移位，突破关节囊后侧，发生膝关节前脱位。脱位过程中，前后交叉韧带同时断裂最为常见，也有单独前交叉韧带断裂者，胫腓侧副韧带也多为同时断裂，多合并腘窝血管和腓总神经损伤。

（2）后脱位：暴力从前方向后方作用于胫骨上端，使胫骨平台向后脱出，形成膝关节后脱位。这类脱位较少，但损伤极其严重。膝关节后脱位时，合并腘窝血管和腓总神经损伤最为多见，同时也可合并严重的前后交叉韧带、胫侧副韧带，并可能发生肌腱断裂或髌骨骨折。

（3）内、外侧脱位：膝关节受到来自侧方的暴力，或间接暴力传达到膝关节，引起膝关节过度内翻或过度外翻，造成关节囊侧方及韧带断裂而形成侧方脱位。外侧脱位较多见，内侧脱位甚少。可合并交叉韧带、侧副韧带断裂，内侧脱位可合并腓总神经损伤。腘窝血管损伤少见。

（4）旋转脱位：多发生在膝关节微屈、小腿固定时，股骨发生旋转，迫使膝关节承受扭转应力而发生膝关节旋转脱位。这种旋转脱位可因位置不同分为前内、前外、后内、后外四种类型。一般移位幅度小，较少合并血管和神经损伤。

2. 根据股骨髁及胫骨髁完全分离或部分分离 可分为完全脱位和部分脱位。

膝关节完全脱位时，常造成关节周围软组织的严重撕裂和牵拉伤，并可使肌腱及韧带附着的骨骼如胫骨结节、胫骨棘及胫、股骨髁撕脱或挤压骨折。因膝关节位置表浅，脱位可为开放性。前、后脱位常伴有腘动、静脉损伤，若不及时处理，则可导致肢体坏死而截肢。内侧严重脱位引起的腓总神经损伤，多数是广泛被撕裂而造成永久性病变。

三、临床表现

伤后膝关节剧烈疼痛、肿胀、功能丧失。不全脱位者，由于胫骨平台和股骨髁之间不易交锁，脱位后常自行复位而没有畸形。完全脱位者，患膝明显畸形，下肢缩短，筋肉在膝部松软堆积，可出现侧方活动与弹性固定，在患膝的前后或侧方可摸到脱出的胫骨上端与股骨下端。合并十字韧带断裂时，抽屉试验阳性。合并内、外侧副韧带断裂时，侧向试验阳性。

若出现小腿与足趾苍白、发凉或膝部严重肿胀、发黑，腘窝部有明显出血或血肿，足背动脉和胫后动脉搏动消失，表示有腘动脉损伤的可能。如果受伤后即出现胫前肌麻痹，小腿与足背前外侧皮肤感觉减弱或消失，是腓总神经损伤的表现。

四、辅助检查

1. X 线摄片　膝部正侧位 X 线摄片，可明确诊断及移位方向，并了解是否有合并骨折。

2. CT、MRI 检查　若需进一步明确韧带损伤情况，可借助 MRI 检查、CT 扫描，则有助于对情况的判定。

3. 彩色 B 超　是血管损伤的主要诊断依据。

4. 血管造影　一般检查或彩色 B 超仍不能得到满意的结果时可用此方法。

5. 肌电图　在必要时了解神经是否损伤和损伤程度。

五、诊断与鉴别诊断

1. 诊断依据

（1）外伤史：多有典型的外伤史，应详细询问，以求判定与推测伤情及韧带受累时的损伤情况等。

（2）肢体有畸形、肿痛，活动受限，根据脱位方向，胫骨可向后向前和侧方移位，因韧带撕裂使关节不稳定并有反向活动。

（3）X 线片检查，可明确脱位情况和是否并发骨折。

2. 诊断分型

（1）前脱位：膝部剧痛、肿胀，活动功能丧失，前后径增大。弹性固定于微屈膝位，髌骨下陷，可在膝前方扪及隆突的胫骨。X 线片见膝关节脱位，胫骨前移。

（2）后脱位：膝部剧痛、肿胀严重，活动功能丧失，前后径增大，呈过伸位，可在膝前方扪及股骨髁部。X 线片见胫骨后移脱位。

（3）内脱位：膝部剧痛、肿胀严重，活动功能丧失，有明显的侧方异常活动，可在膝内侧缘扪及胫骨髁部。X 线片见胫骨内移脱位。

（4）外脱位：膝部剧痛、肿胀严重，活动功能丧失，可在膝外侧缘扪及胫骨髁部。X 线片见胫骨外移脱位。

（5）旋转脱位：膝部剧痛、肿胀，活动功能丧失，膝关节关系改变。X 线片示：胫骨、股骨关节改变，呈旋转脱位。

六、治疗

1. 手法复位

（1）膝关节前脱位：采用牵拉提按复位法。患者仰卧，一名助手牵两侧腋窝或大腿部，另一名助手牵患肢踝部。术者站于患侧，在上下牵拉的情况下，一只手托股骨下端向前，另一只手按压胫骨上端向后即可复位（图3-6A）。术者或以两手拇指按压胫骨近端向后，其余四指托提股骨远端向前即可复位。复位后，助手放松牵拉，术者一只手持膝，另一只手持踝，将膝关节屈曲再伸展至15°左右，使其复位落实。仔细检查关节缝，是否完全吻合。

（2）膝关节后脱位：采用牵拉提按复位法。患者体位及助手同前，术者站于患侧，一只手托提胫骨上端向前，另一只手按压股骨下端向后即可复位（图3-6B）。或术者两手拇指按压股骨下端向后，其余四指托提胫骨上端向前即可复位。复位后，助手放松牵拉，术者一只手持膝，另一只手持踝，将膝关节屈曲，再伸直至15°左右。仔细检查关节缝，是否吻合。

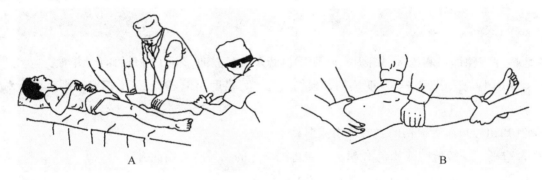

图3-6　牵拉提按复位法

（3）膝关节侧方脱位：采用牵拉推挤复位法。患者仰卧，一名助手固定大腿中段，另一名助手牵拉踝部。若为膝关节外脱位，术者一只手扳挤股骨下端向外，另一只手推挤胫骨上端向内，并使膝关节呈外翻位，即可复位（图3-7A）。若是膝关节内脱位，术者一只手推股骨下端向内，一只手扳拉胫骨上端向外，并使膝关节呈内翻位，即可复位（图3-7B）。膝关节外侧脱位复位时，牵拉力不能过大，避免在复位过程中，内侧韧带嵌夹于膝关节内侧间隙。

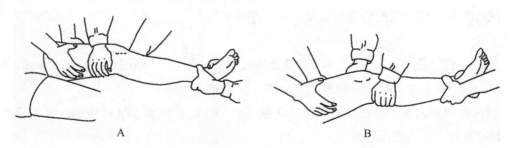

图3-7　牵拉推挤复位法

2. 固定

（1）膝关节前脱位：用长连脚夹板或石膏托将患肢固定于膝关节屈曲15°~20°中立位，股骨远端后侧加垫或向前塑形，固定4~6周。定时检查，详细触摸复位情况，必要时拍摄膝关节侧位X线片，以确定是否有移位与再脱位，以便及时采取处理措施。

（2）膝关节后脱位：同上固定 4~6 周，不同处是于膝关节脱出方向的胫骨上端后侧加垫，或向前塑形。

（3）膝关节侧方脱位：同上固定 4~6 周，不同处是于膝关节脱出方向的胫骨上端加垫及在股骨下端相对方向处加垫或塑形，以保持对位。外侧脱位，将膝关节固定于膝外翻位。内侧脱位，将膝关节固定在膝内翻位。固定时间 6~8 周。

3. 辨证施治

（1）早期：初期肿胀严重，内服活血化瘀、消肿止痛之剂，方用活血疏肝汤加川牛膝、川木瓜。继服活血通经、舒筋活络中药，方用丹栀逍遥散加独活、川续断、川木瓜、川牛膝、丝瓜络、桑寄生。若有神经症状，加全虫、白芷。

（2）中期：肿胀已消退大半，胃纳较差者，治以活血理气，调和脾胃，兼补肝肾，方用橘术四物汤加川续断、五加皮、木瓜、牛膝。若肿胀基本消退，饮食大小便正常，则治以通经活络，补气血，壮筋骨，药用养血止痛丸。

（3）后期：内服补肾壮筋汤加川续断、五加皮，以强壮筋骨。神经损伤后期宜益气通络，祛风壮筋，方用黄芪桂枝五物汤加川续断、五加皮、桑寄生、川牛膝、全虫、僵蚕、制马钱子等。

4. 其他治疗

（1）熏洗：苏木煎。组成：苏木、大力草、艾叶、伸筋草、鸡血藤各 30 g，羌活、卷柏、川牛膝各 10 g。功效：温经活血，舒筋利节。以上熏洗剂煎至沸腾半小时后，先趁热以厚毛巾覆盖伤肢熏之，待降低至合适的温度时再浸泡患部，每日 2~3 次。

（2）外敷：活血止痛膏。组成：生地黄、大黄、连翘各 120 g，羌活 90 g，当归、白芷、赤芍、独活各 60 g，甘草 30 g，芝麻油 5 000 mL。功效：活血止痛，祛风除湿，接骨续筋。主治：创伤骨折、筋伤，劳损性疼痛。用法：外敷患处，每周换药 1 次，皮肤过敏者停止使用。

（3）外搽：骨折愈合后，膝关节活动不利或疼痛者，可用展筋丹按摩或涂搽展筋酊。

（4）物理治疗：可以使用中药离子导入、电脑中频等，以舒筋活络，祛瘀消肿，促进关节功能恢复。

5. 手术治疗　手法复位后膝关节不稳定，特别是膝关节向后外侧脱位，若膝关节显示整复后不稳定，则往往可能是有其他组织嵌入在关节中间，被撕裂的侧副韧带和鹅足肌腱亦可以阻挡膝关节的整复，手术时必须修复因脱位后造成的膝关节内侧结构、外侧结构、前或后侧结构损伤的各种撕裂组织。对陈旧性膝关节脱位和合并严重创伤性关节炎的病例，应采用关节加压固定融合术，腓总神经受损者，多因过度牵拉性损伤，修补缝合确有困难，约 50% 的病例遗留永久性神经麻痹。

七、并发症

1. 韧带损伤。

2. 腘动脉损伤。

3. 腓总神经损伤。

八、功能锻炼与预后

1. 功能锻炼　固定后，即指导患者做自主股四头肌收缩锻炼，肿胀消减后做带固定仰卧抬腿锻炼，4~8 周解除固定后，先开始做膝关节自主屈曲，然后下床活动锻炼，按膝关节功能疗法处理。

2. 预后　膝关节脱位后由于膝部大多数韧带都造成严重损伤，预后关节功能也有严重障碍。

（李术斌）

第七节　髌骨脱位

髌骨是人体最大的种子骨，也是股四头肌腱上的种子骨。

一、解剖

髌骨被股四头肌扩张腱膜所包绕，以其腱抵止于胫骨粗隆，是伸膝动力的支力点，其两侧为支持带所附着，能保护膝关节，增强股四头肌的力量，是稳定膝关节的重要因素。当膝关节运动时，髌骨也随之移动。膝关节半屈时，髌骨与股骨之髌股关节面相接；膝关节强度屈曲时，髌骨则下降，正对股骨髁间窝；膝关节伸直时，髌骨上移，仅其下部与股骨的髌面相接；膝关节旋转时，髌骨的位置不动。髌骨在功能上，协助股四头肌，当伸直膝关节最后的10°~15°，主要是髌骨的作用。因膝关节有10°~15°的外翻角，股四头肌起止点又不在一条直线上。股四头肌是由上向下向内，而髌韧带则垂直向下，髌骨则位于此两轴心所形成的夹角上，当股四头肌收缩时，髌骨有自然向外脱位的趋向，故一旦脱位，多脱向外侧。同时膝关节内侧支持带和关节囊被撕裂，髌骨旋转90°，其关节面与股骨外髁相接触。

二、病因病机

1. 膝关节屈曲外展跌倒时，由于膝关节内侧张力增大，将内侧筋膜撕裂，致髌骨向外侧翻转脱位。或在膝关节屈曲位跌倒时，髌骨内侧受到外力的直接撞击，也可造成髌骨向外侧翻转脱位。

2. 膝关节强力屈曲时，使髌骨上缘卡于股骨髁下，致股四头肌由其上方撕脱，可形成髌骨沿冠状面翻转脱位于胫股关节面之间，髌骨关节面朝向胫骨平台，极少见。

3. 膝关节于半屈曲外翻位时，暴力来自内侧，撞击于髌骨内侧，可致内侧筋膜撕裂，髌骨向外翻转，但由于髌骨外缘被股骨外髁卡锁，致使髌骨沿股骨矢状面翻转脱位，呈90°翻转位于股骨两髁之间。髌骨外缘正对髌股关节面，若外力继续作用，可将股骨外髁切折，而使髌骨嵌夹于两髁之间，极少见。

4. 膝关节伸直位，暴力来自前方，作用于髌骨下部，致膝关节过伸，髌骨向上移动，当暴力过后，膝关节又恢复屈曲位时，然髌骨下缘被嵌入胫骨平台上方，髌骨不能向下滑动，致成向上移脱。

5. 股骨外髁发育差，膝关节呈高度外翻，膝关节囊内侧松弛，每当轻微外伤诱因，或无明显外伤史，当膝关节屈曲时，髌骨即可向外侧翻转脱位，而当膝关节伸直时，即又自行复位，称先天性脱位或习惯性脱位。

三、分型

1. 按病理机制

（1）外伤性脱位：由于外在暴力所致。

（2）先天性脱位：由于发育异常所致。

（3）习惯性脱位：由于失治、误治而形成髌骨的反复多次脱位。

2. 按其脱位的部位和方向

（1）外侧脱位：髌骨沿矢状面翻转90°，脱于膝关节外侧，髌骨关节面正对股骨外髁（图3－8）。最多见，占髌骨脱位的95%以上。

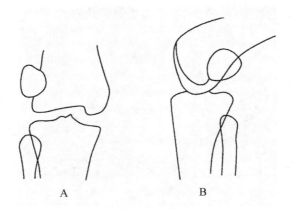

图3－8 髌骨外侧脱位

（2）膝关节间脱位：髌骨沿冠状面翻转脱于胫股关节之间，髌骨关节面朝向胫骨平台，极少见（图3－9）。

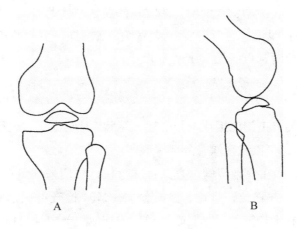

图3－9 髌骨膝关节间脱位

（3）股骨髁间脱位：髌骨沿矢状面翻转90°左右，侧棱于股骨两髁间，髌骨关节面朝向内侧，极少见（图3－10）。

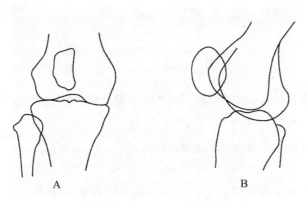

图3－10 髌骨股骨髁间脱位

（4）髌骨上脱位：又名髌骨上移，髌骨下缘与胫骨平台或股骨髁相交锁，髌骨沿冠状面翻转，髌骨关节面朝向股骨髁前下方，或侧指向股骨下端。极少见（图3-11）。

髌骨脱位，多脱向外侧，与膝关节的生理结构有关：①膝关节有10°~15°的外翻角。②股骨外髁小，内髁大。③股四头肌与髌韧带不在一直线上，力线偏于外侧。

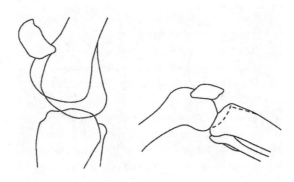

图3-11 髌骨上、下脱位

四、临床表现

伤处肿胀明显，髌骨压痛，活动明显受限，感觉膝部发软，行走困难，伸膝及用手轻推可复位。关节镜检查及X线检查可见髌骨脱位。患者感觉到膝关节突然剧痛，可有脱臼感觉或无力。在膝关节伸直后髌骨经常自行复位，复位时常可听见"卡嗒"声。

五、辅助检查

1. X线摄片　常规的膝关节正侧位摄片十分必要，屈膝30°侧位片，观测是否有高位髌骨存在；拍摄屈膝30°或45°髌骨轴位片，可以发现髌骨外侧半脱位。

2. CT、MRT检查　CT扫描在疑难病例中有其特殊价值，可用来确定三种特殊的髌骨力线：Ⅰ型，髌骨移位；Ⅱ型，髌骨倾斜合并移位；Ⅲ型，髌骨倾斜。MRI检查可以清晰地显示髌股关节半脱位、膝关节积液，同时还能判断有无伴随的股骨髁软骨损伤或其他关节内结构损伤。

3. 关节镜检查　关节镜检查主要是评估关节软骨面损害程度，根据髌骨软骨面退变程度决定选择何种手术，可以分成四级：1级，仅软骨变软；2级，有直径不到1.3 cm的纤维化病灶；3级，纤维化病灶直径大于1.3 cm；4级，软骨下骨皮质已暴露。

六、诊断

1. 诊断依据

（1）好发于青少年。

（2）膝关节肿胀、疼痛，不能自主伸膝，膝前方平坦，髌骨向外侧移位，膝关节伸直位则髌股关系恢复正常，屈膝时髌骨可重新脱位。

（3）X线摄片检查：髌骨位于膝关节外侧股骨外髁处。

2. 诊断分类

（1）按病理机制可分为：①外伤性脱位。由于外在暴力所致。②先天性脱位。由于发育异常所致。③习惯性脱位。由于失治、误治而形成髌骨的反复多次脱位。

（2）按其脱位的部位和方向可分为：外侧脱位、膝关节间脱位、股骨髁间脱位、髌骨上脱位。

七、鉴别诊断

1. 与膝关节内侧副韧带损伤的鉴别　膝关节侧副韧带损伤膝关节肿胀较轻，髌骨向外侧活动度较小或无活动度，不能形成脱位。

2. 与膝关节内侧半月板损伤的鉴别　内侧半月板损伤膝关节肿胀较轻或无肿胀，膝内侧压痛较局限，压痛在关节错缝处，膝关节活动度较小或无活动度，屈膝受限，膝关节研磨试验（＋）。

八、治疗

1. 手法复位　髌骨外侧脱位复位容易，采用屈伸法即可复位。

（1）髌骨外侧脱位：采用屈伸复位法或屈伸推挤复位法。患者仰卧，医者站于患侧，一只手持膝，另一只手持踝上方，顺势将膝关节伸直，即可复位。或在伸直的过程中，以持膝手的拇指推髌骨向前即可复位。若髌骨与股骨外髁相嵌顿，用上法不能复位者，可采用嵌入缓解法加屈伸推挤复位法。患者仰卧，一名助手固定股部，另一名助手持踝关节上方，先使膝关节屈曲外翻，使外侧筋肉松弛（有时髌骨的交锁可自行缓解）。医者站于患侧，双手持膝，先以两手四指，挤压脱位的髌骨内缘，使髌骨更向外翻转以扩大畸形，松解嵌顿，后令牵踝的助手将膝关节慢慢伸直，同时术者以两手拇指推挤脱出的髌骨向内前即可复位。

（2）髌骨关节内脱位：采用嵌入缓解复位法。局部麻醉或神经阻滞麻醉下进行。患者仰卧，一名助手固定股部，另一名助手扶持踝关节上方。医者站于患侧，先将膝关节缓缓屈曲60°左右，医者猛推按胫骨上端向后，并过伸膝关节，使嵌夹于胫股关节之间的髌骨弹出，然后将膝关节伸直即可复位。如上法失败，可采用钢针撬拨复位法，在局部麻醉或神经阻滞麻醉和 X 线透视下进行。患者仰卧，常规消毒铺巾，一名助手固定股部，另一名助手扶持踝关节上方，将膝关节缓缓屈曲80°~90°，使膝关节前侧间隙增宽。医者站于患侧，由膝关节内侧刺入骨圆针，至髌骨上缘之后，然后向前方推顶髌骨，使其滑出关节间隙，再进行推挤、按压使复位落实。

注意进针部位及深度，操作要稳缓，勿刺伤神经及血管。如复位失败，可进行切开复位。

（3）髌骨股骨髁间脱位：采用伸屈推挤复位法。患者仰卧，一名助手固定股部，另一名助手扶持踝关节上方，顺势将膝关节做小幅度缓缓伸屈。医者站于患侧，一只手拇指先按推髌骨之外缘向内，以扩大畸形，缓解其与股骨外髁之间的交锁，另一只手同时持脱出的髌骨内缘向内旋转推挤，让持踝部的助手同时将膝关节伸展，即可复位。

（4）髌骨上脱位：采用伸屈复位法或伸屈推按复位法。患者仰卧，一名助手固定股部，另一名助手扶持踝关节上方。医者站于患侧，双手扶持膝关节，让上下两助手缓缓将膝关节屈曲，即可缓解交锁，然后再缓缓将膝关节伸直即可复位。或当上、下两助手将膝关节缓缓屈曲的过程中，术者在扶持膝关节的同时，以两手拇指推按髌骨的上缘，使其下缘的嵌顿缓解，然后伸直膝关节，脱位的髌骨即复位。

2. 固定　用下肢托板或石膏托将膝关节固定于屈曲10°~15°中立位4~6周。

3. 辨证施治　参见膝关节脱位相关内容。

4. 手术治疗

（1）外伤性髌骨脱位：髌韧带断裂者宜立即修复。内侧关节囊破裂者原则上应手术治疗。也有学者主张长腿石膏固定 4～6 周，手术方法为清除关节内积血、软骨碎屑，并缝合从髌骨缘撕脱的关节囊。

（2）习惯性髌骨脱位：习惯性髌骨脱位的治疗，年龄越小效果越好。不仅能解决脱位问题，还可避免继发畸形。如果治疗较晚，全出现髋、膝关节继发屈曲、腰前凸加大等畸形，甚至膝关节骨性关节炎，影响工作与生活。

实践证明手术治疗能取得明显的效果。手术方法很多，归纳起来有以下几种：①膝内侧肌膜、关节囊、股四头肌扩张部分紧缩缝合术。②肌膜移位术，内侧肌膜、肌肉带蒂移位术。③肌腱移位术，将内侧腘绳肌移位，加强股四头肌内侧力量。

九、并发症

本病还容易并发一些术后并发症，包括再脱位、膝反屈、屈曲受限、骨关节炎等。手术后如髌股关节对合不良可致髌股关节炎，遗留髌部疼痛，所以矫形时应既有效地矫正脱位，又尽量维持正常髌股关节结构，保持髌股关节对合关系正常，术后不遗留膝部疼痛及髌股关节炎，功能恢复快。

十、功能锻炼与预后

1. 功能锻炼　固定后，即指导患者做自主股四头肌收缩锻炼，肿胀消减后做带固定仰卧抬腿锻炼。4～8 周解除固定后，先开始做膝关节自主屈曲，然后下床活动锻炼，按膝关节功能疗法处理。自主锻炼包括靠墙操，即患者下蹲约 40°、保持腰背靠墙 15～20 秒，共重复 10～15 次；用一个 15～20 cm 的平台，进行侧面与正面的跨台阶锻炼；继而进行小弧度压腿练习，并使用固定自行车与楼梯机进行耐力强化锻炼。当患者股四头肌与腘绳肌肌力恢复正常、恢复体育运动所需的敏捷性后，患者可参加体育活动。一般而言，参加体育活动的前 2～3 个月要使用髌骨固定带。

2. 预后　绝大多数病例预后良好。

（王　斌）

第八节　踝关节脱位

踝关节由胫、腓骨下端的关节面与距骨滑车构成，故又名距骨小腿关节。

一、解剖

胫骨的下关节面及内、外踝关节面共同构成的"门"形的关节窝，容纳距骨滑车（关节头），由于滑车关节面前宽后窄，当足背屈时，较宽的前部进入窝内，关节稳定；但在跖屈时，如走下坡路时滑车较窄的后部进入窝内，踝关节松动且能做侧方运动，此时踝关节容易发生扭伤，其中以内翻损伤最多见，因为外踝比内踝长而低，可阻止距骨过度外翻。

踝关节囊前后较薄，两侧较厚，并有韧带加强。胫侧副韧带为一强韧的三角形韧带，又名三角韧带，位于关节的内侧，起自内踝，呈扇形向下止于距、跟、舟三骨。由于附着部不同，由后向前可分为四部：距胫后韧带、跟胫韧带、胫舟韧带和位于其内侧的距胫前韧带。三角韧带主要限制足的背屈，前部纤维则限制足的跖屈。腓侧副韧带位于关节的外侧，由从前往后排列的距腓前、跟腓、距腓后三条独立的韧带组成，连结于外踝与距、跟骨之间。距腓后韧带可防止小腿骨向前脱位。当足过度跖屈内翻时，易损伤距腓前韧带及跟腓韧带。

踝关节屈滑车关节，可沿通过横贯距骨体的冠状轴做背屈及跖屈运动。足尖向上，足与小腿间的角度小于90°叫背屈，反之，足尖向下，足与小腿间的角度大于直角叫作跖屈。在跖屈时，足可做一定范围的侧方运动。

二、病因病机

多为间接暴力所致，如跌、扭而致伤，常见由高处跌下，足部内侧或外侧着地，或行走不平道路，或平地滑跌，使足旋转、内翻或外翻过度，往往形成脱位，且常合并骨折。

若跌下时足的内侧着地，或滑跌时，足呈过度外旋、外翻，而致内侧脱位，多合并外踝骨折；或同时有内踝骨折，亦称外翻脱位。

与外侧脱位机制相反，如由扭崴，由高处跌下，足外侧着地，或使足过度内旋、内翻而致伤，形成踝关节外脱位，多合并内踝骨折；或同时有外踝骨折，亦称内翻脱位。

若由高处掉下，足呈高度背屈位，跟骨后结节部着地，身体向前倾，而致胫骨下端向后错位，形成关节前脱位，多合并胫骨前唇骨折；或由外力推跟骨向前，胫腓骨向后的对挤暴力，也可形成踝关节前脱位。

若由高处掉下，足高度跖屈，足尖或前足着地，身体向后倾倒，致胫腓骨下端向前，足推向后，形成踝关节后脱位，往往合并后踝骨折。

若暴力过大，在致踝关节脱位过程中，并同时导致皮肉损伤，形成开放性脱位。此种损伤多见于踝关节外脱位（亦即内翻脱位）。

按脱位的方向可分为：①外脱位，足跗脱向外侧。②内脱位，足跗脱向内侧。③前脱位，足跗脱向前侧。④后脱位，足跗脱向后侧。

按皮肉损伤程度可分为：①闭合性脱位，皮肉损伤轻，无开放性伤口。②开放性脱位，皮肉损伤严重，有开放性伤口与外界相通。

内侧脱位较多见，其次是外侧脱位和开放性脱位，后脱位少见，前脱位则极少见。此外，踝关节在外翻暴力作用下，而外踝未合并骨折，仅内踝有撕脱骨折或内侧韧带撕裂，可致距骨及其以下各骨向内侧脱位，一般为半脱位；同样在内翻暴力作用下，可致距骨及其以下各骨向外侧半脱位。

三、临床表现

受伤后踝部即出现疼痛、肿胀、畸形和触痛。后脱位者胫腓骨下端在皮下突出明显，并可触及，胫骨前缘至足跟的距离增大，前足变短；前脱位者距骨体位于前踝皮下，踝关节背屈受限；向上脱位者外观可见伤肢局部短缩，肿胀剧烈。

四、辅助检查

1. X线摄片　常规行踝关节正、侧位摄片检查，确定脱位的方向、程度、有无合并骨折等。

2. CT、MRI检查　CT、MRI检查更有利于明确关节及软组织病变的大小、范围和密度变化，检出合并存在的微小骨折。

五、诊断

1. 诊断依据

（1）有外伤史。

（2）局部肿痛、畸形，足踝功能障碍，踝穴空虚。

（3）X 线摄片检查可确诊，并可显示有无合并骨折。

2. 诊断分型

（1）踝关节内脱位：多为外翻、外旋致伤。踝关节肿痛，功能障碍，足呈外翻外旋，内踝下高突，外踝下凹陷，畸形明显，可合并双踝骨折（图 3 - 12）。

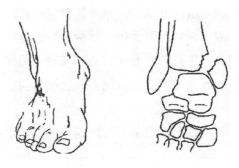

图 3 - 12　踝关节内脱位

（2）踝关节外脱位：多由内翻、内旋致伤。踝关节肿痛，功能障碍，足呈内翻内旋，外踝下隆突，内踝下空虚，多伴双踝骨折（图 3 - 13）。

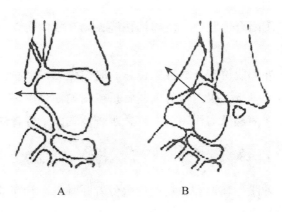

A　　　　　　　　　B

图 3 - 13　踝关节外脱位

A. 单踝；B. 双踝

（3）踝关节前脱位：局部肿痛，足背伸，跟骨前移，跟腱紧张，跟腱两侧可扪到胫腓下端向后隆突，可伴胫骨前缘骨折（图 3 - 14）。

（4）踝关节后脱位：局部肿痛，活动功能丧失，足跖屈，跟骨后突，跟腱前方空虚，踝前可扪及突出的胫骨下端，其下方空虚，可合并后踝骨折。

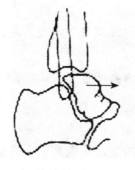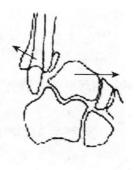

图 3 – 14 踝关节前脱位

六、鉴别诊断

由于踝关节韧带损伤时，因外力程度的不同，可导致踝关节韧带的完全断裂及撕脱性骨折，应予仔细鉴别。

1. 踝关节内、外侧副韧带完全断裂 外侧副韧带完全撕脱（伴有或不伴有外踝撕脱骨折）时，常可合并距骨暂时脱位，在足内翻时，不仅外踝疼痛剧烈，且感觉踝关节不稳，距骨有异常活动，甚至在外踝与距骨外侧可触到沟状凹陷。X 线检查可见距骨在踝穴内有明显倾斜。内侧副韧带完全撕脱时，多合并下胫腓韧带的撕脱，其临床表现有时与内踝扭伤相似。但根据 X 线片所示距骨体与内踝的间隙增宽这一现象即可诊断。

2. 第 5 跖骨基底部撕脱骨折 本病与踝关节外侧副韧带损伤的机制相似。是由于暴力使足突然旋后时，腓骨短肌受到牵拉，引起第 5 跖骨基底部撕脱骨折。检查时，在第 5 跖骨基底部可有明显压痛。X 线足部正斜位片可确诊。

七、治疗

1. 手法复位

（1）踝关节内脱位：采用牵拉推挤复位法。患者患侧卧位，膝关节半屈曲，一名助手固定患肢小腿部，将小腿端起。医者一只手持足跖部，另一只手持足跟，顺势用力牵拉，并扩大畸形，然后以两手拇指按压内踝下骨突起部向外，其余指握足，在保持牵拉的情况下，使足极度内翻、背伸，即可复位。

（2）踝关节外脱位：患者健侧卧，患肢在上，膝关节屈曲，一名助手固定患肢小腿部，将小腿端起。医者一只手持足跖部，另一只手持足跟，顺势用力牵拉，并扩大畸形。然后以两手拇指按压外踝下方突起部向内，其余指握足，在保持牵拉的情况下，使足极度外翻，即可复位。

（3）踝关节前脱位：采用牵拉提按复位法。患者仰卧，膝关节屈曲，一名助手固定患肢小腿部，将小腿端起。医者一只手握踝上，另一只手握足跖部，顺势牵拉的情况下，持踝上之手提胫腓骨下端向前，握足跖的手使足跖屈并向后推按，即可复位。然后跖屈踝关节。

（4）踝关节后脱位：患者仰卧，膝关节屈曲，一名助手固定患肢小腿部，将小腿端起，另一名助手一只手持足跖，另一只手持足跟，顺势向远端牵拉，并扩大畸形。医者用力按压胫腓骨下端向后，同时牵足的助手在牵拉的情况下，提足向前并背屈，即可复位。

（5）开放性脱位：争取时间，彻底清创。先整复脱位并以钢针固定，然后缝合伤口。

2. 固定

（1）踝关节内脱位复位后：用踝关节塑形夹板，将踝关节固定在内翻位3周；合并骨折者，固定5周。

（2）踝关节外脱位复位后：用踝关节塑形夹板，将踝关节固定在外翻位3周；合并骨折者，固定5周。

（3）踝关节前脱位：用石膏托将踝关节固定于背屈、中立位3～5周，注意塑形。踝关节前脱位复位容易，但在固定过程中，常发生再脱位。其主要原因是：后侧关节囊撕裂，胫骨前唇又往往合并骨折；复位后，患者仰卧，足跟部着力，小腿下段因重力下垂，而逐渐形成再脱位。因此当用石膏托固定时，一定要注意很好地塑形，后托要向前顶住小腿下段，以防止继发性再脱位。

（4）踝关节后脱位：用石膏托将踝关节固定于跖屈、中立位3～5周，注意塑形。踝关节后脱位，固定期间，由于小腿不自主地向前抬动，足跟易向后下垂，重复了受伤机制，易造成继发性再脱位。因此，石膏托要很好塑形，避免足向后垂，同时要经常向前方牵提足部，以保证复位良好。

3. 辨证施治

（1）内服药：此种损伤，位居足踝，瘀血易下注内结，多肿胀严重，或起水疱，故发病后，即应大剂量内服活血化瘀、利湿通经之剂，方用活血疏肝汤，或血肿解汤与活血灵合煎；起有水疱，可内服清热解毒、利湿通经之剂，方用解毒饮与血肿解汤合用；待肿消退后，内服通经利节、壮筋骨、强腰膝、通经活络之品，药用加味益气丸与养血止痛丸合用或健步壮骨丸等。

开放性损伤，初期内服清热解毒、活血消肿之中药，方用仙复汤或解毒饮。如发生伤口感染，时久可内服益气生肌、托里排脓之剂，方用托里消毒饮。

（2）外用药：复位后，外贴活血接骨止痛膏。解除固定后，外洗以活血舒筋中药，方用苏木煎。

4. 手术治疗　伤处软组织肿胀剧烈，复位失败或甚感困难者，可给予手术开放复位。手术中对距骨体不需要做内固定，但周围韧带撕裂、断裂伤者必须修补；合并有踝部骨折者，骨折复位后须做相应可靠内固定。

八、并发症

常并发内、外踝及胫骨远端前、后唇骨折。

九、功能锻炼与预后

1. 功能锻炼　踝关节要早日开始功能活动，不论合并骨折与否，从固定一开始，即需做足趾的活动。2周后，带固定下床做不负重活动锻炼；解除固定后，开始做踝关节的功能锻炼；再1周后下床练习负重行走并配合进行踝关节的按摩活筋治疗。

2. 预后　治愈后，由于周围韧带损伤，关节不稳，晚期容易出现骨关节炎，效果欠佳。

（梁相辰）

第九节　膝关节软骨损伤

（一）组成成分

由水、基质、软骨细胞组成（图3-15）。

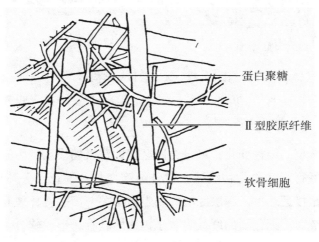

图3-15　关节软骨的组成

1. 水　关节软骨中的60%~80%为水。随着负荷的变化，部分水可以形成自由通透、营养软骨细胞、润滑关节。关节软骨发生退变后，水的含量减少。

2. 基质　主要由胶原及蛋白聚糖组成。胶原90%~95%为Ⅱ型胶原，Ⅴ型、Ⅵ型、Ⅸ型及Ⅺ型胶原的含量很少。Ⅰ型胶原主要存在于骨、角膜、皮肤、半月板、纤维环、肌腱中。Ⅱ型胶原存在于关节软骨、脊索及椎间盘的髓核中。蛋白聚糖可以单体及聚合体的形式存在（图3-16）。单体由蛋白核心及多个硫酸葡胺聚糖组成，聚合体由透明质酸形成的主链及单体形成的侧链构成。胶原纤维及蛋白聚糖形成晶格样网架结构，使得软骨具有抗张强度及弹性。

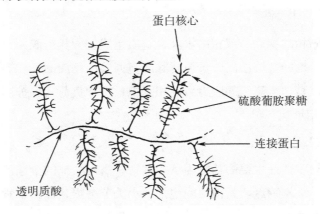

图3-16　蛋白聚糖聚合体的组成

3. 软骨细胞　源于间充质干细胞，主要功能为合成基质。软骨细胞与基质构成共生关系，软骨细胞合成基质，而基质通过液相机制维持软骨细胞营养。软骨细胞的功能活性与机体的年龄相关，幼年时，软骨细胞增生分化迅速，合成基质速度快；成年后，细胞数量减少，很少分化，功能降低。

（二）关节软骨的组织结构（图3－17）

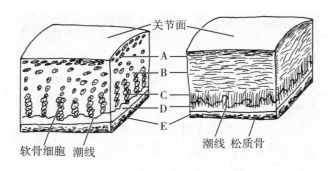

图3－17 关节软骨的结构

A. 浅表切线区（10%～20%）；B. 中间区（40%～60%）；C. 深层区（30%～40%）；D. 钙化区；E. 软骨
下骨

自表层至深层，存在典型的结构变化，可分为四区：即浅表切线区、中间区、深层区、钙化区。浅表区的胶原纤维与关节面平行，又称为切线区。软骨细胞变长，平行于关节面排列。中间区的纤维粗大，非平行排列，软骨细胞接近球形。深层区的纤维走向与关节面垂直，彼此平行排列，软骨细胞呈球形，柱状排列，垂直于关节面。钙化区的纤维附着于钙化的软骨，形成软骨－骨之间的固定。

胶原纤维、蛋白聚糖及水同时还以软骨细胞为中心呈特征性分布，分为细胞周围区、近细胞区、远细胞区。细胞周围区内很少有胶原纤维而富含蛋白聚糖；近细胞区的胶原纤维呈网状，保护软骨细胞；远细胞区的胶原纤维含量大。

二、关节软骨的生物学特性

（一）关节软骨的营养

关节软骨的黏弹性，产生水分的弥散效应，使得营养成分携带入基质，代谢产物运出。因此，当软骨的机械特性出现异常变化时，软骨细胞的代谢会受到影响，进一步使软骨基质受损，软骨逐渐退变。

（二）关节软骨的双相特性

关节软骨具有液相及固相的特点。液相由水及电解质组成，固相由胶原及蛋白聚糖组成。当关节软骨受压时，水分透过网状结构的基质溢出，负荷解除后流回，而基质的低通透性防止水分流出过快。据研究，在负荷开始作用的数秒内，75%的应力由液相承担，缓冲负荷，保护固相结构，负荷持续作用时（数百秒至数千秒），由固相承担。

（三）关节软骨的功能

节软骨是一种黏弹性物质，最主要的功能为承担载荷，满足关节的全程活动及功能需要，这种功能依赖于其特殊的组成成分及结构特点。其他功能包括减小关节磨损、保护软骨下骨。

（四）关节软骨的愈合反应

组织愈合的过程：分为组织坏死期、炎性反应期、塑形期。

第一期（组织坏死期）：组织损伤时开始。根据损伤及缺血的程度，立即出现数量不等的细胞死亡，但随后还会有更多的细胞死亡。血肿及血凝块形成。血小板释放各种生长因子及细胞因子，多能干细胞迁移，血管长入。

第二期（炎性反应期）：血管扩张，血管壁通透性增加，液体、蛋白质、细胞渗出，致密纤维网架形成，炎性细胞及多能干细胞聚集。

第三期（塑形期）：新生血管长入纤维网架，形成肉芽组织，进一步成熟并收缩，形成瘢痕组织。也可以通过细胞化生，复制为原有的组织。

组织愈合的两个要素：特定细胞及血运的存在。前者的作用为清除坏死组织、合成新生组织，这些特定细胞来源于细胞复制及细胞迁移。血运系统不仅是许多生物活性分子的来源，还可形成适当的生物化学环境。

关节软骨的愈合缺陷：关节软骨的损伤反应与上述典型的组织愈合过程有两方面的不同。首先是缺乏最为重要的血运系统，另外是软骨细胞被包埋在晶格网架样结构中，无法完成迁移。

关节软骨的愈合反应：根据损伤是否穿透软骨下板，反应过程不同。

非全层损伤：损伤区边缘出现坏死区，出现短暂的软骨细胞有丝分裂及分泌基质期，表现为一些小的、增生的软骨细胞丛。但随即停止，没有明显的愈合过程。此种软骨损伤稳定，不会发展为骨关节炎。

全层损伤：由于穿透了软骨下板，血管系统得以介入。纤维凝块充填缺损区，源于血液及骨髓内的细胞聚集、细胞化生，6～12周时形成典型的纤维软骨，其弹性、刚度及耐磨性均较差，很容易出现退变，发展为骨关节炎。另外，修复软骨的胶原纤维束不能与周围纤维整合，存在间隙，在垂直剪切力作用下出现微动，也是导致退变的原因。

影响关节软骨的愈合因素：缺损大小、持续被动活动、年龄。

三、关节软骨损伤的治疗

（一）手术修复方法

1. 截骨术　通过转移关节的负重面改善症状，疗效通常是部分及暂时的，大多为3～12年。适用于不适宜做关节置换的年轻患者。

2. 打磨刨削术/清理术　此方法不会促进软骨愈合，但去除了机械性刺激症状（如交锁、弹响、别卡感）、减轻了滑膜的炎症反应，可使症状得以暂时的缓解。

3. 间充质干细胞刺激法　通过穿透软骨下板的方法引出深层骨髓内的间充质干细胞、细胞因子、生长因子、纤维凝块，诱发纤维软骨愈合反应。具体的手术方法有很多种，如钻孔、微骨折、海绵化、软骨成形术等。

这类方法的疗效具有不可预测性，更主要的是这种愈合反应只产生纤维软骨即Ⅰ型胶原，而鲜有透明软骨所需要的Ⅱ、Ⅵ、Ⅸ型胶原成分，耐磨性差，即使早期具有好的疗效，也会逐渐减退。

4. 组织移植　目前受到广泛关注的是软骨及软骨细胞移植。软骨移植的关键是移植物必须包含活的软骨细胞。软骨移植与骨移植的根本不同点在于软骨移植物必须靠自身活的软骨细胞不断产生基质来维持移植物的长期存活，而骨移植是提供组织支架，供宿主进行爬行替代。由于软骨没有愈合能力，无法与宿主软骨愈合，所以通常是植入骨-软骨块，形成供体骨与受体骨间的愈合。

（1）异体骨软骨移植：优点是移植物来源充分，供体年龄可以选择，移植物可以精确匹配。缺点包括传播疾病（如HIV）及免疫排斥问题。

软骨本身没有血运，与血液中的免疫系统隔绝；基质内的大分子仅有弱的免疫活性；软骨细胞含有表面抗原，但由于周围基质的遮蔽作用，不会激发免疫反应；骨组织含有免疫活性细胞，所以骨－软骨块移植会出现排斥反应，同时也影响骨－骨间的愈合。为降低免疫活性，通常采取冷冻的方法，但同时也会减弱软骨细胞的活性。虽然采取安全有效的冷冻方法（如两阶段降温及使用细胞保护剂），但软骨细胞的活性还是会受到影响，移植物远期的结局更容易出现退变。

异体骨软骨移植成功的关键因素包括：①匹配精确（形态、高度），固定牢固。②供体年轻。③避免出现骨吸收。

（2）自体骨软骨移植：自体软骨移植的优点是不存在免疫反应及传播疾病的危险，软骨细胞活性好，骨间愈合可靠；缺点是组织来源有限，存在供区并发症，年龄固定，匹配困难。目前流行的方法之一是镶嵌成形术和马赛克成形术（图3－18），即在关节面的非重要区域，如股骨外髁的外侧边缘及髁间窝，取多个小的骨软骨栓植入缺损区，如此可以避免大块移植匹配不良的问题。

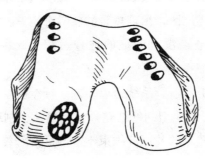

图3－18　马赛克成形术

（3）软骨膜移植：取肋软骨膜覆盖缺损区。Homminga 与 Okamura 分别报道了 30 例及 21 例临床应用，都发现了有透明软骨样组织充填缺损区。

1）骨膜移植：此方法的理论基础为受损区的生物学环境可以决定移植物的基因表达。低氧张力可以促使软骨形成，而高氧张力则促使成骨。因此，在血运不丰富的区域移植骨膜可以形成关节软骨。

2）间充质干细胞移植：自骨膜及骨髓分离骨软骨祖细胞进行培养，生成大量间充质干细胞植入缺损区。此方法的优点为间充质干细胞为分化细胞，软骨表达范围比成熟软骨细胞更广，能更准确复制局部区域的显微结构与生化环境。

（4）人工合成基质移植：将体外培养自体或异体软骨细胞种植于通过组织工程学方法合成的人工基质上，同时携带生物活性分子及生长因子，使用关节镜技术植入体内，软骨细胞不断合成Ⅱ型胶原，形成新的关节软骨，人工基质被逐步吸收。作为软骨细胞的载体，许多材料用于人工合成基质，如聚葡萄糖酸（PGA）、聚乳酸（PLA）、碳纤维垫、纤维原材料、胶原凝胶。

（5）药物学调控：目前有很多研究都在致力于生物活性分子对软骨合成及退变的影响，如生长因子、骨形态发生蛋白、细胞因子等。

（6）软骨细胞移植：通过切开或关节镜技术，在股骨内髁非主要负重区取软骨片段，在实验室将其切碎，经酶消化，分离软骨细胞，进行培养增殖。2～3 周后，在胫骨近端内侧取骨膜瓣并与关节软骨缺损区缝合，将培养增殖的软骨细胞注入骨膜下方。术后持续被动活动，2～3 月后负重。其疗效尚需严格的评估及长期的随访。

（二）关节软骨损伤的临床治疗对策

将软骨缺损分为以下四组：即小于 2 cm^2 的股骨髁缺损、大于 2 cm^2 的股骨髁缺损、髌骨缺损、胫骨缺损。

1. 小于 2 cm^2 的股骨髁缺损　预后最好。如果包含性程度好，可以首先考虑行间充质干细胞刺激术，即清理、钻孔、微骨折法。治疗后 3～5 年内不会出现退行变及关节病。如果这种方法失效，可以考虑自体软骨细胞移植术，其成功率达到 90%。另一种选择为马赛克成形术，可以进行关节镜下的微创操作，费用低。

2. 大于 2 cm^2 的股骨髁缺损　包含性差，退形变发生率很高。对于低运动水平者，可首先考虑间充质干细胞刺激术；如果失效，可行自体软骨细胞移植；对于高运动水平者，自体软骨细胞移植为一期治疗手段，其成功率为 90%；失效后可再次行此种手术或者行异体骨软骨移植；如果再次失效可以行人工关节置换术。

3. 髌骨缺损　重要的是同时纠正髌股关节的对线不良，可行联合手术。

4. 胫骨缺损　难于治疗。这种缺损虽然小，但自体软骨细胞移植及马赛克成形术的疗效均不好，间充质干细胞刺激术是唯一的选择。

对于股骨剥脱性骨软骨炎，首先考虑骨块的可吸收内固定术；如无法固定且缺损小于 2 cm^2，可行钻孔、微骨折或马赛克成形术；如大于 2 cm^2 且深在、有囊性变，可首先考虑自体软骨细胞移植；如果缺损特别深，可以分阶段治疗，即一期植骨，二期于 4～12 个月后行自体软骨细胞移植。

四、关节软骨损伤的临床评估

治疗前首先要对软骨损伤进行综合评估。国际软骨修复学会（International Cartilage Repair Society）制订了一套综合评估系统，包括以下因素：

1. 病因　急性或慢性？是否有特殊的急性损伤机制或是慢性反复的损伤？

2. 缺损深度　使用 Outerbridge 分型（图 3－19）。

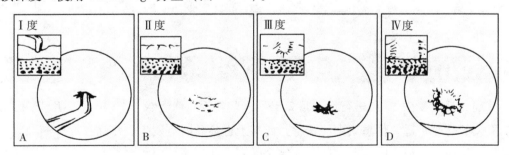

图 3－19　Outerbridge 分型

A. Ⅰ度 - 软化；B. Ⅱ度 - 纤维化；C. Ⅲ度 - 非全层裂伤；D. Ⅳ度 - 全层缺损

0 度：正常。

Ⅰ度：软化。

Ⅱ度：纤维化。

Ⅲ度：撕裂。

Ⅳ度：软骨缺损、软骨下骨外露。

另一个重要点是判断潮线是否穿透。如深在的骨软骨损伤、钻孔术、软骨下囊性变都会破坏潮线。

缺血、坏死、骨挫伤及梗死，也有助于判断。

3. 缺损大小　要用探针精确测量并以 cm² 为单位进行记录。

小缺损：＜2cm²。

中缺损：2～10cm²。

大缺损：＞10cm²。

4. 包含程度　需要观察矢状位 MRI，包含程度差的 X 线表现为关节间隙消失。需要判断其包含程度差的原因，如缺损过大、边缘软骨质量差等。

5. 缺损位置　单髁？双髁？多髁？

6. 韧带完整性　是否有部分或完全撕裂？关节是否稳定？是否做过重建术？

7. 半月板完整性　是否做过半月板部分、次全或完全切除术？是否做过半月板缝合、异体移植术？

8. 力线　是否存在内外翻，严重程度？是否做过截骨术，类型？髌骨的力线是否异常？是否做过矫形术？

9. 既往治疗　是否为初次治疗？以前的治疗方法？是否做过手术？清创术？钻孔术？微骨折术？移植术？马赛克成形术？

10. X 线表现　标准的投照方法为负重位正位 X 线片。记录关节间隙狭窄程度：轻、中、重度及骨赘、囊性变。

11. MRI 表现　缺损深度、骨挫伤、剥脱性骨软骨炎及缺血坏死是否存在？

12. 一般状况、系统病史、家族史　是否存在类风湿病史？检查红斑狼疮、类风湿关节炎、HLAB27 相关疾病。是否有内分泌疾病，如甲状腺疾患、糖尿病、肥胖？是否有骨关节病、结缔组织病，如 Ehlers – Danlos 或 Marfan 综合征的家族史。

附病例：

一、一般情况

鲁某，女性，67 岁，已婚。

二、病史

系"左膝痛、活动受限 10 年进行性加重 2 年"入院就诊。患者缘于 10 年前无明显诱因下出现行走及劳动后左膝关节疼痛不适，休息后即能缓解，此后上述症状时有发生、疼痛程度逐渐加重。近 2 年来左膝疼痛症状明显加重，蹲起困难，左膝不能完全伸直，休息及口服止痛药物缓解不明显，曾口服硫酸氨基葡萄糖胶囊，及关节内注射玻璃酸钠（近 3 个月未注射），效果均不理想。为进一步治疗今来我院就诊，门诊拟" 左膝骨关节炎"收入我科。自发病以来，患者精神及食欲正常，睡眠良好，无晨僵及发烧，大小便可自解。

三、体格检查

T：36.7℃ 、P：80 次/分、R：20 次/分、BP：120/ 70 mmHg。

神志清楚，呼吸平稳，营养中等，发育正常，跛行步入病房，自主体位，查体合作。全身皮肤黏膜无黄染，浅表淋巴结无肿大。头颅无畸形，双侧瞳孔等大等圆，对光反射敏感，耳郭无异常，鼻中隔无偏曲。口唇无发绀，伸舌居中。颈软，气管居中，甲状腺无肿大。胸廓无畸形，双肺呼吸音清，未闻及干湿性啰音。HR：80 次/分，律齐，心脏各瓣膜听诊区未闻及病理性杂音。腹平软，全腹无压痛，肝脾肋下未及，肠鸣音正常。肛门及外生殖器未见异常，运动系统详见专科检查。生理反射存在，病理反射未引出。

四、专科检查

患者跛行步入病房，步态不稳，左膝关节略肿胀，屈曲 30°、内翻 15°畸形，左膝关节周围间隙轻压痛（＋），髌周轻压痛（＋），髌骨研磨试验（＋），麦氏试验（＋）。伸屈活动度：左/右 ＝ －30° ~ 90°/0° ~ 120°。膝过伸过屈试验、浮髌试验、膝内外翻应力试验及前后抽屉试验：双侧均（－），双侧股四头肌肌力Ⅴ级，双侧胫前肌、腓肠肌肌力、伸趾、伸踇肌力Ⅴ级，双膝、跟腱反射双侧正常，双下肢末梢循环、感觉及运动正常。

五、辅助检查

左膝单膝站立正侧位片示：左膝关节退变，关节面骨质硬化，内侧间隙明显狭窄，周围骨赘形成。

六、初步诊断

左膝骨关节炎 Ⅳ期。

七、诊疗计划

1. 予完善术前检查（如血常规、尿常规、凝血功能全套、肝肾功能、电解质、空腹血糖、术前免疫常规、胸片、心电图、心脏超声、双下肢血管超声等）。

2. 全面评估患者病情，与患者及家属详细沟通，积极术前准备，查无手术禁忌后，择期手术治疗（人工关节置换术）。

八、手术记录

1. 手术名称　左侧人工全膝关节置换术。

2. 手术步骤　①插管麻醉平稳后患者平卧术台，左下肢碘附消毒术野，置无菌巾及贴膜，驱血上止血带，压力 70 mmHg。②取左膝前正中切口，长约 14 cm，逐层切开，向外翻开髌骨，见股骨髁及胫骨平台周围骨赘增生严重，关节面严重磨损，股骨内髁及胫骨内侧平台软骨面剥脱，软骨下骨裸露、硬化，咬除增生骨赘及滑膜组织，切除髌下脂肪垫、前后交叉韧带、内外侧残存的半月板，胫骨平台内侧平台松解过中线，行胫骨平台 8 mm 截骨，松解髌骨外侧支持带。③后叉止点前上 0.5 cm 钻孔，插入髓内杆，安装股骨切骨模块，行股骨远端 11 m 截骨，选用 2.5 号截骨导板，行股骨截骨，安装试摸，确定下肢力线正确。平台选用 2 号，行平台钻孔。安装股骨髁间截骨器行髁间截骨。④生理盐水脉冲冲洗 3 000 mL 并擦干，调和骨水泥至"面团期"，安装合适假体（股骨髁 2.5 号、胫骨平台 2 号），嵌入垫片复位至骨水泥凝固，去除周边溢出的骨水泥，修整髌骨，锯除周围增生骨赘，周边电刀灭活。生理盐水再次冲洗，注射配合好的"鸡尾酒"，逐层缝合，内置负压引流一根，弹力绷带包扎。

九、手术结果

手术顺利，术中麻醉平稳，患者无不良反应，术中出血 50 mL，术后患者安返病房，医嘱予预防感染（二代头孢）、预防下肢深静脉血栓形成及肺栓塞（依诺肝素）、补液、营养支持、治疗骨质疏松等对症治疗。

（刘增军）

第十节　髋关节后脱位

一、发病机制

无论是何种运动损伤，髋关节损伤的病理机制都有以下 3 个方面因素：①屈曲的膝关节前缘受到撞击。②膝关节伸直的情况下足底受到撞击。③大转子受力。极少数的情况下，暴力从后侧作用在骨盆上，而同侧的膝或足构成反作用力。髋关节后脱位多由间接暴力引起，当髋关节屈曲90°位，过度的内收并内旋股骨干，使股骨颈前缘以髋臼前缘处为支点形成杠杆作用；当股骨干继续内旋并内收时，股骨头受杠杆作用而离开髋臼，造成后脱位。当髋关节屈曲90°，外力作用于膝部沿股骨干方向向后，或外力作用于骨盆由后向前，亦可使股骨头向后脱位。有时可并发髋臼后缘或股骨头骨折。

没有系安全带的司机，在紧急刹车的时候，躯体以踩在刹车板上的右下肢为轴旋转向前，左膝在屈膝屈髋90°时撞击仪表盘。这样可以导致股骨头后侧脱位，通常不伴有骨折。如果髋关节屈曲较少，股骨头撞击髋臼后侧和后上部分，导致骨折脱位。

在股骨头脱出髋臼的时候可以导致股骨头骨折、压缩和划痕，在股骨头向前和后脱位撞击盂唇的时候，剪切力可以发生在股骨头上表面，前上面和后上面，圆韧带撕脱骨折经常可以见到。撕脱块可以从很小的软骨块到大的骨软骨块。这些松动的骨块可以在复位后卡在关节间隙内。不取出这种碎块可以导致游离体症状和关节软骨损害。

伴随股骨颈骨折的髋关节脱位可以由两种机制造成。首先暴力造成髋关节脱位，由于暴力仍未消散，股骨头顶在骨盆上，造成股骨颈和股骨干骨折；另一种机制是医源性损伤，在手法复位的时候导致股骨颈骨折。在所有报道的医源性股骨颈骨折中，都有股骨头骨折。这可能是由于外伤时股骨头吸收了大部分的暴力，导致没有移位的股骨颈骨折，这种骨折很难在复位前的 X 片上发现。因而，在复位之前必须认真观察股骨颈部有没有无移位骨折。另外，复位必须轻柔和控制力度，必须避免杠杆复位的方法。

二、分类

髋关节后脱位综合分型（图 3 - 20）：

Type Ⅰ：没有严重伴发骨折，复位后没有临床不稳。

Type Ⅱ：难复性脱位，没有严重的股骨头和髋臼骨折（复位指全身麻醉下复位）。

Type Ⅲ：复位后不稳定或伴有关节内骨块，盂唇、软骨嵌顿。

Type Ⅳ：伴随需要重建稳定性或髋臼形态的骨折。

Type Ⅴ：伴随股骨颈或股骨头骨折（包括凹陷骨折）。

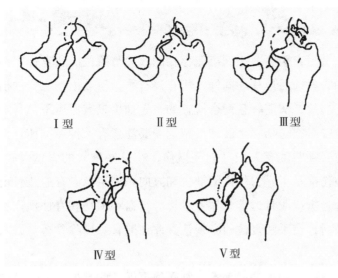

I 型   II 型   III 型

IV 型   V 型

图 3 – 20 髋关节后脱位综合分型

依据股骨头相对于髋臼的位置和伴有的髋臼、股骨近端骨折。Thompson 和 Epstein 将髋关节后脱位分为 5 个类型：

I 型：脱位伴有或不伴有微小骨折。

II 型：脱位伴有髋臼后缘孤立大骨折。

III 型：脱位伴有髋臼后缘的粉碎骨折，有或无大的骨折块。

IV 型：脱位伴有髋臼底部骨折。

V 型：脱位伴有股骨头骨折。

历史上中心性脱位一词是指不同类型的髋臼内壁骨折后，股骨头向内移位。准确说应该属于髋臼骨折部分，现在临床已逐渐不用这个术语了。

三、临床表现

有髋关节脱位和骨折脱位的患者会感到非常不舒服，患者无法活动患肢，可能有患肢远端麻木。外伤常常是由高能量创伤造成，比如交通事故，工业事故或从高处坠落。

复合伤的患者常常感到多处疼痛而无法明确说出特定位置的损伤。胸腹部、脊柱、四肢都会导致功能障碍而且表现不同。很多患者在到达急诊室的时候已经反应迟钝或意识不清而无法配合医生检查和评估。

单纯髋关节后脱位的患者表现为髋关节屈曲、内收、内旋和肢体短缩。虽然单纯的髋关节脱位容易诊断，但在伴有同侧肢体损伤的时候这些脱位的典型表现会改变，当髋关节脱位伴有同侧髋臼后壁或后柱骨折时下肢会维持在中立位，下肢短缩则不明显。同侧股骨或胫骨骨折也会影响脱位的表现。

正常骨盆平片上股骨头的大小应该对称，关节间隙也是均匀对称。髋关节脱位患者的 X 片除了头臼关系改变外，后脱位的患者股骨头会显得较小，而在前脱位的患者则表现较大。正常的 Shenton 线应该光滑连续。大小转子的关系提示髋关节旋转的位置。同时也要注意股骨干是否处在内收或外展的位置，股骨干在后脱位处于内收位，前脱位则处于外展位。

四、治疗

在处理高能量损伤患者时，医生应想到可能存在的髋关节脱位。所有钝器损伤导致精神异常或伴有局部体征和症状，必须拍骨盆前后位片。同样，所有伴有严重下肢损伤、脊柱损伤或胸腹部损伤的患者必须拍摄骨盆前后位片。当然，清醒并且配合检查的患者如果没有血压不稳和局部症状体征就没有必要拍摄骨盆片。初次体格检查必须包括整个肢体。特别需要注意有无神经损伤。坐骨神经损伤很常见，在进行闭合或开放复位之前必须明确有无坐骨神经损伤，在一些重大的骨盆骨折还常伴有腰骶丛神经损伤。膝关节前侧的皮肤擦伤提示了暴力作用的部位和方向。如果患者有这些发现，还须排除是否有潜在的膝关节韧带损伤，髌骨骨折或股骨远端骨软骨骨折。骨盆环损伤和脊柱损伤也是常见的并发伤，必须注意这些部位的检查。最后，在手法复位前必须认真评估股骨颈排除骨折。必须拍摄股骨近端正位片来评估这个部位。

髋关节脱位的诊断确立后，如果考虑手术，则必须再做一些其他放射学检查。通常这些检查是在成功闭合复位后进行，有时候在难复性脱位准备开放复位之前进行检查。这些额外的检查包括以脱位的髋关节为中心摄前后位和内外旋45°X线片。必须仔细分析正位片明确有无骨软骨块嵌顿和关节间隙不对称。髂骨斜位片投射角度垂直后柱，有利于分析后柱和前壁的完整性。闭孔斜位可以很好地评估前柱和后壁。

CT对于判断有无伴发的髋关节骨折很有帮助。隐形骨折、划痕骨折和其他骨折都能在CT上看清楚，同时能准确判断骨折块大小及移位的严重程度。能够评估股骨头，发现小的嵌顿碎片，判断股骨头和髋臼的一致性。如果在一个没有脱位表现的髋关节CT图像上的有气泡现象，提示关节曾脱位再自动复位。磁共振在髋关节创伤脱位中的价值并不明确。最近许多研究报道磁共振可以判断有无盂唇破裂、股骨头挫伤和微骨折、坐骨神经损伤、关节内碎片和骨盆静脉栓塞。特别是在CT正常但不稳定的髋关节中，MR有助于判断潜在的盂唇破损。同位素扫描并不适合外伤性髋关节脱位后成像。Meyers等建议用同位素扫描预测髋关节脱位后的股骨头改变，但是研究并没有显示这个方法有多少价值。

许多研究显示髋关节维持脱位的时间和后期的股骨头坏死有关，因而早期复位最重要，而伴随的髋臼和股骨头骨折可以亚急性处理。由于髋关节脱位患者经常伴有复合伤，一些伴有头部，腹部或胸部损伤的患者在进行全身麻醉的时候可已进行快速闭合复位。在急诊室需要气管插管的患者也可以在气管麻醉下进行闭合复位。复位后髋关节稳定的患者可以进行牵引固定，但是牵引不一定必要。不稳定的髋关节脱位伴有骨折患者需要骨牵引，注意后侧不稳的患者保持患髋轻度外展外旋。进一步的手术治疗须等全身情况稳定后进行。

（一）闭合复位

快速复位是初步处理的目的。无论脱位的方向如何都可以用仰卧位牵引复位。如果有条件的话，最好在全身麻醉下复位。如果不便立即进行全身麻醉，可以在静脉镇静作用下进行闭合复位。注意在患者镇静起效前不要做复位的动作。

1. Allis手法复位　见图3-21。患者仰卧于低平板床上或地上。术者站在患髋侧旁，一助手固定骨盆，术者一手握住患肢踝部，另一前臂屈肘套住腘窝。徐徐将患髋和膝屈曲至90°，以松弛髂股韧带和髋部肌肉，然后用套在腘窝部的前臂沿股骨干长轴用力持续向上牵引，同时用握踝部的手压小腿，并向内外旋转股骨，以使股骨头从撕裂关节囊裂隙中回到囊内，此时多可感到或听到股骨头纳入髋臼的弹响，畸形消失，然后伸直外展患肢，此手术成功的关键是手法轻柔，稳妥，以松解肌肉和减轻疼痛，如肌肉松弛不够好，术者不能把股骨头拉到髋臼附近，另一助手可用手将大转子向前下推，协助复位。

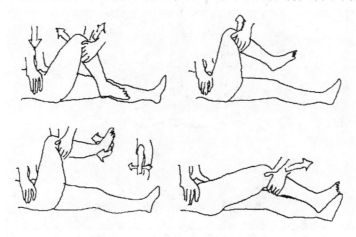

图 3 - 21　Allis 复位手法

2. Bigelow 手法复位　见图 3 - 22。患者仰卧位，助手双手置于患者双侧髂前上棘固定骨盆，操作者一手握住患肢踝部，另一前臂置于患者屈曲的膝关节下方，沿患者畸形方向纵向牵引，然后于持续牵引下，保持内收内旋位，屈髋 90°或 90°以上。然后外展、外旋、伸直髋关节，股骨头进入髋臼内。即划一"问号"的方法，左侧为正问号，右侧为反问号，此方法需十分稳妥，不可猛力，其杠杆作用有发生股骨颈骨折的可能。

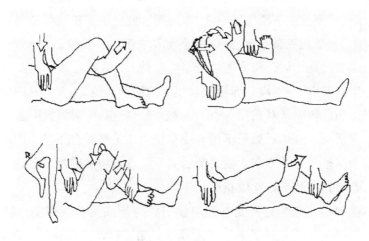

图 3 - 22　Bigelow 手法复位

3. Stimson 的重力复位法　见图 3 - 23。患者俯卧于手术台上或车上，患肢下垂于桌边外，操作者握住小腿使髋膝关节屈曲 90°，一助手固定骨盆，屈曲膝关节，在小腿后面施加纵向向下牵引，同时轻柔地内外旋股骨协助复位。

以上 3 种方法中，以 1、3 方法比较稳妥安全，也是最常用的复位方法。需注意的是由于有很大比例的患者具有复合伤，俯卧位有可能加重其他损伤。Bigelow 法在旋转复位时可能增加股骨颈骨折的风险。复位后应立即去拍摄髋关节正侧位片和骨盆正位片。分析 X 片确定关节对位是否良好，如果有髋臼骨折，则需要拍 Judet 位片。根据术后的体检和影像学检查，决定进一步的治疗方案，有不稳或髋臼内嵌顿的多需要手术治疗。

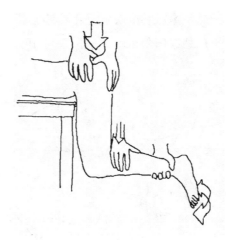

图 3 – 23　Stimson 的重力复位法

如果静脉镇静下复位不成功，患者需要到手术室进行麻醉下复位，如果麻醉下复位仍然不能复位则需要立即切开复位。在开放复位前，应该拍摄 Judet 片，这两张斜位片对评估髋臼和制定手术计划很重要。条件允许的话，在复位前行 CT 检查，可以判断在平片上无法看清的关节内骨块或股骨头损伤。

一旦 X 线检查确定已复位，应立即检查髋关节稳定性。这个步骤最好在患者仍然处在静脉镇静作用下进行。如果有大的后壁或后上壁骨折，不应进行稳定性检查。在出现髋臼前后柱骨折移位的时候也不应做稳定性检查。髋关节屈曲至 90°～95°、旋转中立位，分别在内收外展和中立位，从前向后施加力量，如果感觉有半脱位，患者需要进一步检查诊断，牵引甚至手术。如果患者是清醒的，可能帮助医生判断有无不稳。Larson 回顾性研究了一系列髋关节脱位发现在 17 例明显放射学不稳或关节对合不良的患者中，每一个都最后发展成创伤性关节炎。因而最重要的原则是：如果有不稳，就需要手术探查和修复。

成功闭合复位和稳定性检查之后，患者应进行牵引等待 CT 检查。如果髋关节是稳定的，简单皮肤牵引就足够，于轻度外展位牵引 3～4 周，即可扶双拐下地活动，但 2～3 个月内患肢不负重，以免缺血的股骨头因受压而塌陷，伤后每隔 2 月拍摄 X 线片 1 次，1 年左右证明股骨头血供良好，无股骨头坏死方可离拐，逐渐恢复正常活动。复位后如果不稳，或有骨块或关节对合不良，应采用胫骨结节牵引，根据髋关节不稳的方向适当调整骨钉的方向。髋关节后侧不稳骨钉应从前外向后内，这样可以使下肢轻度外旋保持髋关节稳定，如果是前侧不稳则做相反的调整。

两种情况下可以考虑 MRI 检查，一种是在没有髋臼壁骨折或关节内碎块，但是髋关节不稳定的情况下需要做 MRI 检查。MRI 可以发现一些髋臼盂唇撕脱。第二种情况是在平片和 CT 上显示无法解释的髋臼间隙增宽，MRI 可以显示嵌顿的骨块或软组织。MRI 是理想的了解关节间隙异常增宽原因的方法。因为它可以鉴别是盂唇嵌顿，关节软骨嵌顿或者仅仅是血肿。

体格检查和影像分析结束后，可以进行最后的分级。最后的分级根据最严重的损伤决定。根据最终的分型来决定治疗方案。

（二）各种脱位的处理

Ⅰ型：脱位指单纯脱位，没有伴发骨折或小的髋臼缘骨折。体格检查显示良好的稳定性，不需要手术介入。这些患者予以皮肤牵引，在患者感到没有不适的时候即可开始被动关节活动锻炼，6 周内避免髋关节屈曲超过 90°和内旋超过 10°，关节肿胀消退后可以开始扶拐下地活动，建议扶拐 6～8 周，扶拐的时间根据患者获得正常的肌力和正常的步态决定。如果患者没有达到预计的恢复可以进行 X 线片检查。如果 CT 上显示的关节内小碎块处在髋臼陷窝而不是卡在关节内，这个骨块就没有什么意义。这是非关节区域，在这个位置的骨块就像在膝关节外侧沟一样不会产生症状。如果患者后期出现症状，就有必要考虑手术取出碎片。

Ⅱ型：指无法闭合复位的脱位。如果股骨头已经回到髋臼窝而关节间隙增宽，根据导致间隙增宽的原因，最终的分型一般是Ⅲ、Ⅳ或Ⅴ型。如果难复性髋关节脱位在术中诊断是由于软组织嵌顿的原因，分型还是属于Ⅱ型。Proctor 报道梨状肌缠绕股骨颈导致无法复位。Bucholz 和 Wheeless 报道 6 例难复性髋关节后侧脱位，手术显露和尸体解剖发现髂股韧带一部分宽阔的基底部连同后壁移位的骨块阻挡了后侧脱位的股骨头回纳髋臼。

不管是什么原因导致Ⅱ型脱位，应该立即切开，采用 Kocher - Langenbeck 切口。手术中在复位之前，应该先检查髋关节，骨折块是否和缺损大小一致。关节要彻底冲洗去除碎块和碎屑。注意髋臼和股骨头软骨的损伤，在正确的牵引下，轻柔的手法复位，在大转子上使用骨钩牵引有利于增加关节间隙观察。直接在股骨头上用力使其复位可以避免下肢强力牵拉和扭转。成功复位后，检查稳定性，如果在屈髋 90°的情况下后推仍然保持稳定，术后处理和Ⅰ型一样。如果发现关节不稳，需要探察明确原因。广泛的关节囊撕裂和盂唇破裂应该修复。关节内碎片嵌顿也是不稳的原因之一，术中检查 X 线可以帮助判断有无碎片嵌顿导致的关节间隙增宽。如果伴有股骨头或髋臼骨折，必须做内固定。

当面对一个广泛的髋臼骨折或难复性髋关节，应谨慎的做有限的切口进行手术和复位，全面的骨折内固定应该在伤后 3～10 天，血压稳定后进行。分阶段治疗重建更为可靠，理由如下：第一，在扩大的切口进行髋臼骨折复位内固定不利于一个严重损伤患者的看护；第二，立即髋臼手术导致大量失血，包括潜在的大量失血；最后，复杂髋臼骨折要求认真术前分析和计划，并需要转到有经验的医生那里治疗。

Ⅲ型脱位：没有伴发骨折，但是复位后的检查显示不稳或术后的影像学检查显示骨软骨或单纯软骨片或移位的盂唇嵌顿在关节间隙。如果没有伴发骨折也没有碎片嵌顿的髋关节复位后不稳，需要查MRI。如果 MRI 图像显示广泛的盂唇分离，需要手术修复，小的盂唇分离和破裂或韧带和关节囊破裂更适合采用支具限制髋关节在稳定的范围内活动。如果支具固定 6 周后仍然不稳定则考虑手术探查和修复。关节内碎片不仅阻止关节复位，同样会导致关节软骨磨损。无论哪一种情况，如果碎片太小无法复位固定则必须取出。认真考虑切口以利取出碎片（图 3 - 24）。切开关节囊的时候必须沿着髋臼缘切开以保护股骨头的血供。

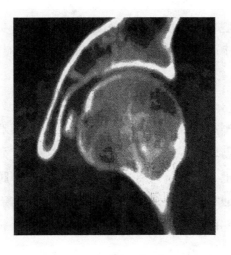

图 3 - 24 CT 显示髋关节内碎片

注意取出所有 CT 上发现的碎片。好的器械有利于取出碎片。有时候必须脱位髋关节来取出碎片。强力的脉冲灌洗有利冲出小的碎屑。术中必须 X 线检查并对比健侧明确关节对位情况，检查关节稳定性，了解稳定的活动范围。必要时术后再使用支具 6 周保持关节在安全范围活动。患者使用拐杖根据情况逐步下地活动，配合积极髋关节周围肌肉锻炼。肌力恢复后可在 6 周后弃拐。

关节镜仍处在发展中，最终可能对取出关节内碎片有意义。手术需要牵引，可以使用牵引床或 AO/ASIF 股骨牵引器。术中需要透视监视下以安全插入关节镜器械。术后处理和切开手术一样。

Ⅳ型脱位：指伴有大的髋臼骨折块，需要手术重建。手术可以重建髋臼的稳定性（图 3 - 25）。移位的髋臼柱骨折需要手术固定重建关节平整性。Letournel 和 Judet、Mears 和 Matta 指出，成功骨折内固定后的效果令人满意。

Ⅴ型脱位：股骨头骨折伴髋关节脱位远期疗效都很差。Butler 做了一个治疗股骨头骨折的前瞻性研究。闭合复位不能解剖复位的股骨头骨块采用内固定，10 个患者中没有 1 个结果好的。Mast 报道一种抬举股骨头凹陷骨折的技术。将凹陷骨折处抬升，松质骨填压软骨下骨，不需要使用内固定，目前这种方法的远期疗效仍待验证。

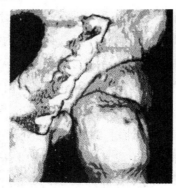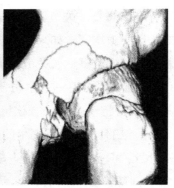

图 3 - 25 手术重建髋臼稳定性

（冯万文）

第十一节 髋关节前脱位

髋关节前脱位发生率远较后脱位低。汤普森和爱泼斯坦根据股骨头的位置和伴随的髋臼骨折进行分类。文献报道仅占创伤性髋脱位 10% ～12%。长期随访研究显示前脱位的预后更差，这可能是由于相应的股骨头损伤所致。

（一）发病机制

作用机制以杠杆作用为主，当患髋因外力强力外展时，大转子顶端与髋臼上缘相接触。患肢再稍外旋，迫使股骨头由关节囊前下方薄弱区脱出，髋关节囊前下方撕裂。如果发生车祸时驾驶员并没有意识到危险，右脚常是放在油门踏板上，髋关节外旋外展。在这个位置，膝关节的内面撞击仪表盘，导致右髋极度外展外旋并向前脱位。髂股韧带一般保持完整。股骨头可向前下移位，停留在闭孔内或向上向前移位，停留于耻骨上支平面，偶尔能引起股动静脉循环障碍，或伤及股神经。

（二）分类

前脱位综合分类法：

Type Ⅰ：没有严重并发骨折，复位后没有临床不稳。

Type Ⅱ：没有严重股骨头和髋臼骨折的难复性脱位（指全身麻醉下复位）。

Type Ⅲ：不稳定髋或伴有关节内骨块，软骨块，盂唇嵌顿。

Type Ⅳ：伴有需要重建髋关节稳定性或关节平整性的骨折。

Type Ⅴ：伴有股骨头或股骨颈骨折（骨折或凹陷）。

Epstein 将髋关节前脱位分类如下：

1. 耻骨方向（向上）

（1）不伴有骨折（单纯）。

（2）伴有股骨头骨折。

（3）伴有髋臼骨折。

2. 闭孔方向（向下）

（1）不伴有骨折（单纯）。

（2）伴有股骨头骨折。

（3）伴有髋臼骨折。

（三）临床表现

髋关节前脱位表现为下肢维持于外展和外旋、微屈的位置，并较健肢为长。在闭孔或腹股沟附近可触到股骨头，髋关节功能完全丧失，被动活动时引起疼痛和肌肉痉挛。有明确外伤史，X 线片可见股骨头在闭孔内或耻骨上支附近。

（四）治疗

对新鲜髋前脱位的治疗应尽早在麻醉下手法复位。

1. 整复手法　患者仰卧位，麻醉方法同后脱位，一助手把住骨盆，另一助手握住小腿，屈膝 90°，徐徐增加髋部外展，外旋及屈曲，并向外方牵引即加重畸形手法，使股骨头与闭孔或耻骨上支分离。此时术者站在对侧，一手把住大腿上部向外下按压，一手用力将股骨头向髋臼内推进，同时在牵引下内收患肢，当感到股骨头纳入髋臼的弹响时即已复位，放松牵引后畸形消失，如手法复位失败，应早期切开复位。

2. 术后处理　与后脱位同，但在术后牵引固定时，应保持患肢于内收内旋伸直位。对极少数闭合复位失败者，不宜多次重复，应立即切开复位。造成复位失败的原因，多为嵌入软组织，如股直肌、髂腰肌和撕裂关节囊及股骨头嵌入关节囊的"扣眼"引起，爱拨斯坦报道了前脱位后髂腰肌阻挡复位的情况。手术可以用 Smith-Peterson 入路，但是这个切口容易损伤股神经和股动静脉。可以采用其他一些暴露前侧关节囊的切口降低这种危险。复位后行皮牵引 3 周，然后扶拐下地行走。在闭孔脱位中，由于股骨头与闭孔前外侧相撞，易发生股骨头前上方压缩骨折，有些学者建议在当 CT 片上显示股骨头压缩 > 2 mm 时，应撬起压缩部位并植骨。

（付玉平）

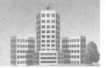

第四章

脊柱疾病

第一节　寰椎骨折

寰椎骨折各种各样，常伴发颈椎其他部位的骨折或韧带损伤。寰椎骨折占脊柱骨折的 1%~2%，占颈椎骨折的 2%~13%。在临床实践中，典型的 Jefferson 骨折是很少见的，3 处以下的寰椎骨折比较多见。如果前后弓均有骨折，导致两侧块分离，我们称其为寰椎爆裂骨折。寰椎骨折后椎管变宽，一般不会出现脊髓损伤。

一、损伤机制及骨折类型

最常见的致伤原因是高速车祸，其他如高处坠落、重物打击及与体育运动相关的损伤都可以造成寰椎骨折。Jefferson 推测，当暴力垂直作用于头顶将头颅压向脊椎时，作用力由枕骨髁传递到寰椎，寰椎在膨胀力的作用下分裂为 4 个部分。实际上，来自头顶的外力在极特殊的方向作用于寰椎才可以造成典型的 Jefferson 骨折。Panjabi 等在生物力学实验中对处于中立位及后伸 30°位的尸体颈椎标本施加以垂直应力，结果在 10 个标本中只出现了 1 个典型 Jefferson 骨折。在 Hays 的实验中用 46 个标本模拟寰椎骨折，出现最多的是 2 处骨折，其次是 3 处骨折，没有出现 4 处骨折。Panjabi 等认为，当头颈侧屈时受到垂直应力容易出现前弓根部的骨折，而颈椎过伸时受力，颅底撞击寰椎后弓或寰枢椎后弓互相撞击容易导致寰椎后弓骨折。事实上，各种损伤机制可以单独或合并发生，形成各种类型的骨折。这取决于诸多因素，如作用于头颅的力的向量、受伤时头颈的位置、寰椎的几何形状以及伤者的体质。

寰椎骨折可以出现在前、后弓，也可以在寰椎侧块（图 4-1）。Sherk 等认为后弓骨折占寰椎骨折的 67%，侧块的粉碎骨折占 30%。当前后弓均断裂时，侧块将发生分离，寰椎韧带在过度的张力作用下断裂。韧带可以在其实质部断裂，也可以在其附着处发生撕脱骨折。横韧带撕脱骨折的发生率占寰椎骨折的 35%。不论横韧带断裂或是撕脱骨折都会丧失韧带的功能，使寰椎向前失稳。如果前弓的两端均断裂，将会出现寰椎向后失稳。如果寰椎后弓的两端均断裂，对寰枢关节的稳定影响不大。

二、影像学诊断

寰椎骨折的诊断首先要做 X 线检查，在颈椎侧位片上可以看到寰椎后弓的骨折。但是，如果骨折位于后弓与侧块结合部，可能看不清楚。如果是前弓骨折，可以在侧位片上看到咽后壁肿胀。但要留意，伤后 6 小时咽后壁肿胀才会出现。在开口位 X 线片上观察寰枢椎侧块的对位情况，如果寰椎侧块向外移位，说明有寰椎骨折。Spenre 等发现，当左右两侧寰椎侧块移位总计达到 6.9 mm 时，提示寰椎横韧带已断裂。有时，在开口位片上还可以看到横韧带在侧块附着点的撕脱骨折。CT 扫描可以显示寰椎的全貌，可以看到骨折的位置以及是否有横韧带的撕脱骨折，从而确定寰椎的稳定性。摄屈颈侧位 X 线片观察寰齿前间隙是否增大，进而判断寰椎横韧带完整性的方法是不实际的。因为寰椎骨折后疼痛导致的肌肉痉挛将影响患者做屈颈动作。

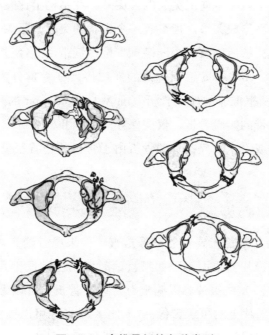

图 4 - 1 寰椎骨折的各种类型

三、治疗

无论哪种寰椎骨折都应首选保守治疗。对于侧块没有分离的稳定性寰椎骨折，用软围领保护即可。如果寰椎侧块分离小于 6.9 mm，应用涉及枕颈胸的支具（SOMI brace）3 个月。侧块分离超过 6.9 mm 的病例应用头环背心（Halo - vest）固定。头环背心只能制动，而没有复位的作用。颅骨牵引可以使分离的侧块复位，但头环背心难以防止侧块再度分离，因为这套装置没有轴向牵引的作用。要想最终获得良好的对位，只有将牵引的时间延长至 3 周以上，以便侧块周围的软组织达到瘢痕愈合，有了一定的稳定性后再用头环背心固定。文献报道，寰椎骨折保守治疗的效果是很好的，横韧带撕脱骨折的骨性愈合率在 80% 以上。只有极个别的病例因迟发性的寰枢关节不稳定需要手术治疗。寰椎侧块粉碎骨折的病例后期颈椎运动功能的恢复较差。对于寰椎骨折伴有横韧带实质断裂的病例，尽管韧带不可能愈合，也不应急于做寰枢关节融合术，可以先用外固定保守治疗，待寰椎骨折愈合后再观察寰椎关节的稳定性，如果稳定性尚好就可以不做融合术。当轴向负荷作用于寰椎导致横韧带断裂的情况与屈曲暴力造成的情况不同，在前一种情况下，翼状韧带和关节囊韧带都是完好的，它们对寰枢关节的稳定能起一定的作用；在后一种情况下，横韧带断裂的同时翼状韧带和关节囊均已断裂，寰枢关节必然失稳。

如果骨折愈合后确有寰枢关节不稳定，则应做寰枢关节融合术。枕颈融合术只有在寰椎侧块粉碎骨折不良愈合而产生顽固性疼痛时才有必要，对于伴有横韧带断裂或 Ⅱ 型齿突骨折的后弓骨折没有必要做枕颈融合术。

（王呈庆）

第二节　齿状突骨折

一、相关解剖和分型

作为第二颈椎的枢椎，除了有一个向上突起的齿突外，在结构上比寰椎更像下面的脊椎。齿突的前面有关节面，与寰椎前弓的后面形成关节。齿突有一个尖状的突起，是尖韧带的起点。齿突的两侧比较平坦，各有翼状韧带附着。齿突的后面有一个凹槽，寰椎横韧带由此经过。

枢椎的骨折大多涉及齿突。Anderson 根据骨折的部位将齿突骨折分为三型：齿突尖骨折（Ⅰ型）、齿突基底部骨折（Ⅱ型）、涉及枢椎体的齿突骨折（Ⅲ型）。Anderson 的分型方法对治疗方式的选择有指导意义：Ⅰ型骨折是翼状韧带的撕脱骨折，仅需保守治疗；Ⅱ型骨折位于齿突直径最小的部位，愈合比较困难，可以选择保守治疗或手术治疗；Ⅲ型骨折由于骨折的位置很低，骨折面较大，骨松质丰富，易于愈合，所以适合保守治疗。

二、影像学检查

颈椎侧位和开口位 X 线摄片是首先要做的影像检查。如果患者确有齿突骨折，将会表现为头颈部剧痛，此时做颈椎屈、伸侧位摄片会很困难。如果就诊时创伤已经发生几个小时了，在颈椎侧位 X 线片上可以见到咽后壁肿胀。如果 X 线摄片难以确定有否齿突骨折，可以做枢椎 CT，以齿突为中心的冠状和矢状面重建 CT 可以证实平片上的可疑影像。CT 比 X 线影像可以提供更多的信息，但也容易因为成像质量的问题而产生误导，造成误诊。患者如果没有神经损伤就不必做 MRI 检查在中矢面重建 CT 和 MRI 影像上见到的软骨结合（synchondrosis）残迹容易被误认为是齿突的骨折线。

三、治疗原则

齿突骨折的治疗包括使用支具固定的保守治疗和借助于内固定的手术治疗。支具可以选择无创的，如颈围领（Philadelphia collar）、枕颈胸固定装置（SOMI brace）和有创的头环背心（Halo - vest）。手术有前、后两种入路。前入路用中空螺钉经骨折端固定；后入路手术固定并植骨融合寰枢关节，不指望骨折端的愈合。由于齿突中空螺钉固定可以保留寰枢关节的旋转功能，所以应作为首选的手术方式。

Ⅰ型骨折由于位于寰椎横韧带以上，对寰枢关节的稳定性影响不大，所以用最简单的支具保守治疗就可以。

确定Ⅱ型骨折治疗方案，要参考骨折原始移位的程度、齿突与枢椎体成角的度数、患者的年龄、骨折端是否为粉碎性的、骨折面的走向以及患者自身对治疗方式的选择。骨折发生的一瞬间，齿突平移或与枢椎体成角的程度越大，骨折愈合的可能性越小；患者的年龄越高，骨折越不易愈合；粉碎性骨折即使得到很好的固定也很难自然愈合。如果估计骨折愈合的可能性很小，可以选择直接做后路寰枢关节融合术。

对Ⅱ型骨折，如果选择保守治疗则必须用最坚固的外固定方式（Halo - vest，头环背心）。由于头环背心仅有固定而没有牵引复位作用，所以，如果在骨折发生后马上就安装，不一定能将骨折在解剖对位状态下固定。Ⅱ型骨折由于骨折的对合面比较小，而对合程度与骨折的愈合结果又密切相关，所以应努力将其固定在解剖对位状态。如此，可以先使用头环或颅骨牵引弓在病床上做颅骨牵引，待骨折解剖对位后再持续大约 2～3 周，以便寰枢关节的软组织得到修复、骨折端形成初期的纤维连接。此时再安装头环背心，就可以很容易地将骨折端固定在解剖复位了。文献报道Ⅱ型齿突骨折用头环背心固定的愈合率为70%左右。

Ⅱ型齿突骨折如果骨折面是横的或是从前上向后下的，就适合做中空螺钉固定。如果骨折面是由后上向前下的，在用螺钉对骨折端加压时会使骨折移位，这样的病例相对来说不适合做中空螺钉固定。

Ⅲ型骨折用一枚中空螺钉内固定是不可靠的。这是因为骨折的位置低，螺钉在骨折近端的长度太短；骨折端的骨髓腔宽大，螺钉相对较细。Ⅲ型骨折比较适合保守治疗，文献报道用 Halo – vest 头环背心固定，Ⅲ型骨折的愈合率可以达到98.5%。

（廖江龙）

第三节　枢椎椎体骨折

枢椎椎体骨折即发生在齿突基底与椎弓峡部之间区域的骨折，这一定义将部分 Anderson 定义的Ⅲ型齿突骨折也收入枢椎椎体骨折的范畴。

枢椎椎体骨折占枢椎损伤的11%～19.7%，占上颈椎损伤的10%～12%，临床上并非罕见。枢椎椎体骨折的致伤原因多见于交通事故伤，占71%～80%，其他原因见于坠落伤（13%～14%）、滑雪伤（6%）、跳水伤（4%），男性略多于女性。

Benzel 将该骨折分为三型：Ⅰ型骨折，侧位 X 线片可见类似于 Hangman 骨折的表现，即表面上看为双侧椎弓峡部骨折，同时伴有 C_2 相对 C_3 的前移，轴位 CT 可见冠状面骨折线位于 C_2 椎体后缘。鉴于损伤机制的不同，伸展型骨折可在椎体前下方看到泪滴样撕脱骨折片，这通常是由于 $C_{2～3}$ 水平过伸所致。一般 $C_{2～3}$ 水平椎间盘也有撕裂，$C_{2～3}$ 椎间隙前方增宽；而屈曲型损伤可看到 $C_{2～3}$ 背侧间隙增宽，同时可能在 C_2 椎体后下方看到泪滴样撕脱骨折片，轴位 CT 可能见到骨折线累及横突孔。Benzel Ⅱ型骨折，矢状位 CT 重建能更清楚显示骨折位置，冠状位 CT 重建可见到 C_2 椎体呈矢状位的骨折线，寰椎侧块向下压到枢椎椎体，这也印证了Ⅱ型骨折的损伤机制主要是轴向负荷。若轴向负荷的暴力稍偏外侧，可能造成Ⅱ型骨折的变异型，骨折线仍垂直，但可以累及横突孔及椎板。Benzel Ⅲ型即为 Anderson Ⅲ型齿突骨折，开口位 X 线片及 CT 矢状位重建可见骨折线位于齿突基底，呈水平位，而单纯轴位 CT 扫描有可能会漏诊骨折。

绝大多数枢椎椎体骨折均可行非手术治疗获得痊愈。若骨折存在较多的成角或移位，可以先行颅骨牵引复位，1～2 周后进行外固定。根据患者损伤的稳定性可选用颈部围领、枕颈胸支具或 Halo – vest 头环背心，固定时间 8～16 周。保守治疗骨折愈合率 90% 以上。由于该节段椎管储备间隙较大，该病并发神经损伤的概率相对下颈椎椎体骨折少，保守治疗后大多预后较好。

（龚良金）

第四节　下腰椎骨折

一、概述

脊柱骨折多发生在胸腰段，发生在下腰椎（$L_3～L_5$）则较少。40 岁以下的年轻人腰椎骨折几乎都为创伤性。下腰椎的损伤机制相对于胸椎和胸腰段损伤更加复杂。由于解剖的复杂性，以及腰部矢状位生理性前凸和相对于胸段、胸腰段更大的活动度，造成了下腰椎损伤治疗的复杂性。下腰椎损伤也经常会波及骶骨上方从而对脊柱正常生理前凸造成干扰及破坏，治疗的关键在于恢复腰椎的生理曲度及伤椎的生物力学性能。选择性节段融合或骨折后如果没有恢复或维持脊柱正常的矢状位力线，则会造成晚期的相关并发症出现或加速脊柱的退变进程。腰骶关节既要分散来自脊柱的应力又要具备一定的活动度，因此这一位置损伤后治疗也具有一定的难度及争议。

近年来，随着影像学技术和内固定物的不断发展进步，使得下腰椎损伤治疗也能获得与胸椎和胸腰段骨折相类似的预后。要达到这一目的，骨科医师要熟练掌握该节段的解剖关系以及该节段区别于脊柱其他节段的特殊之处。脊柱创伤后总体治疗目标为：①损伤处解剖学复位；②骨折的坚强固定；③必要时进行神经结构减压。下腰椎骨折在上述基础上还应注意：①维持有效的矢状位力线；②保留有效的运动节段活动度；③防止常见并发症的发生（如后凸畸形、骶骨固定松动或假关节形成）。

二、下腰椎的解剖特点

下腰椎脊柱（$L_3 \sim L_5$）周围有坚强的髂腰韧带和较多的椎旁肌覆盖，且有骨盆环及髂嵴的保护，因此其发生骨折的概率要远小于胸腰段脊柱。其中第5腰椎爆裂骨折约占所有脊柱骨折的1.2%，在胸腰段骨折中的发生率为2.2%。而对于下腰椎骨折的确切发病率文献还没有明确的报道。

下腰椎损伤治疗时需要考虑的是腰椎的矢状位力线。胸椎有15°～49°的正常生理后凸，而在腰椎正常的生理性后凸往往小于60°，并和骶骨倾斜角（一般多为与水平线夹角45°）有一定关系，同时这个角度也决定了腰骶关节所承受的剪切力大小。随着腰椎节段向尾端走行，椎管面积逐渐增大，而神经结构在其中所占的面积逐渐缩小。在下腰椎椎管内主要容纳马尾神经，在骶骨，椎管面积逐渐减小并变得扁平。在骶骨中点（约$S_2 \sim S_3$水平）存在轻度的生理后凸。在不同脊柱节段，椎板的形态也有所不同：胸椎和胸腰段椎板多见矩形或者长略大于宽；在中腰段椎板长宽基本接近；在腰$_5$椎板宽度要大于长度。

与椎弓根相关的一些参数（椎弓根横断面、椎弓根长度、椎弓根成角等）从$L_1 \sim L_5$节段逐渐变化。CT图像上测得L_1椎弓根横径约为9 mm，由上至下逐步增加到L_5则为18 mm。轴向方向椎弓根的角度也在不断变化：L_1约为11°，L_3约为15°，L_5超过20°，椎弓根螺钉的进钉角度要根据不同的椎体进行调整。不仅如此，进钉角度也会影响椎体后皮质到前皮质的距离。如按照Roy - Camille的方法垂直于后皮质进钉，则L_1深度为45 mm，而在L_5节段仅为35 mm。如果进钉角度调整为10°～15°，则L_1和L_5的皮质间深度均可达到50 mm。

下腰椎的另外一个不同于其他节段的解剖特点是具有较大的屈伸活动度。胸椎由于关节突关节和肋骨的限制只具有很有限的活动度，甚至旋转活动度都要大于屈伸活动度。在胸腰段，屈伸活动度较胸椎略有增加，但侧弯及旋转的活动度有所减少。随着腰椎关节突关节面变为矢状位，关节突关节增大，因此整个腰椎的屈伸活动度明显增加，从腰$_{1/2}$间隙的12°至腰$_5$骶$_1$间隙的20°，其活动度逐渐增加，但侧弯角度基本维持在6°，变化不大。在腰椎骨折进行治疗时需考虑到腰椎这种较强的屈伸活动能力，尤其是在损伤发生时伤椎邻近椎体的位置也有可能发生较大的改变。这些不同于脊柱其他节段的解剖特点决定了下腰椎损伤的治疗不同于其他节段损伤。

三、下腰椎损伤的不同类型

在胸椎骨折、胸腰段骨折及腰椎骨折中最常需要进行手术治疗的是胸腰段骨折。胸腰段是从相对固定的胸椎到活动度较大的腰椎的过渡区域。腰椎由于仅仅靠来自腹侧和背侧的肌肉群来保护，因此更容易遭受牵张和剪切暴力而发生损伤。除此之外，来自脊柱外的暴力，如各种类型的意外情况（机动车车祸或高处坠落）以及安全带对快速移动躯干部的限制作用等都会造成不同类型的损伤。如发生车祸时车内的乘客由于安全带的限制很容易发生腰椎屈曲–牵张性损伤。由于下腰椎和腰骶接合部在正常情况下存在前凸，因此严重的屈曲性损伤相对于胸椎和胸腰段并不多见，在暴力发生时，良好的腰椎屈伸活动度可以起到抵消部分屈曲暴力的作用。因此，下腰椎损伤更多见的是当脊柱位于直立中立位时遭受来自轴向的负荷暴力而发生骨折。

正确区分腰椎骨折的类型对判断骨折预后和制定治疗方案非常重要。目前腰椎骨折的分型方法较多，但尚没有一种分型为大家所公认。大多数分型都是基于影像学和所遭受暴力的性质进行分型。根据暴力作用的方式可分为：屈曲、伸展、压缩、侧屈、旋转、牵张以及剪切暴力。大多数骨折都是多种暴力综合作用所致而并非单一暴力作用。

早期的损伤分型都是基于 X 线片或 CT 影像，从这些影像上无法获得确切的软组织的损伤程度的证据。磁影像学的发展使得临床医生可以直接辨明软组织的损伤程度。即便如此，影像学上软组织、韧带的异常信号与脊柱稳定性两者的相关性却仍不明了。

当评价损伤机制及程度时，要根据患者的具体表现进行具体分析。如腰$_5$存在明确横突骨折时，往往暴力是来自于与骨盆垂直的剪切力，这种情况与多发的腰椎横突骨折受伤机制又有所不同。更加严重的损伤多见于直接暴力损伤，如行人被机动车撞伤，而较轻微的损伤则多见于肌肉的拉伤。损伤发生时肌肉的强力收缩也可在不同节段引起撕脱骨折。在治疗撕脱骨折前，尤其是合并有其他部位的撕脱骨折前，要充分评价横突附近的出口根是否同时受损，在很多情况下出口根都会受到波及。在遭受到较大暴力时，在成人患者中椎间盘突出也比较常见，儿童因终板韧带连接较骨性连接强大，故较为少见。椎间盘突出可以导致神经结构受损。这种类型的损伤可以通过在 CT 或 MRI 上发现，需要通过手术去除终板碎片，大多情况下神经功能可以得到完全的恢复。终板撕脱在成人及青少年患者腰$_{4/5}$节段及腰$_5$骶$_1$节段损伤中多见。儿童中可仅仅表现为软骨环的隆起，成人中可见终板边缘的游离或整块骨性终板的骨折。

后方韧带复合体（棘上韧带、棘间韧带、关节囊、黄韧带及纤维环）撕裂多与其他类型的屈曲性骨折同时发生。当后方韧带复合体损伤单独发生或合并影像学上不易觉察的骨性损伤（如只有不明显的椎体前方压缩）时，初诊时很容易被忽视。CT 上无法看到韧带的损伤，MRI 可以很好地显示韧带有无损伤，但无法根据其表现确定对脊柱稳定性的影响。在患者遭受巨大暴力后，如果存在腰$_{3,4,5}$椎体的前方压缩，要考虑到是否存在后方韧带结构的撕裂可能，因为在这种情况下，要造成椎体前柱的压缩，腰椎要完全克服原有的正常前凸而使后方韧带超过正常的弹性极限而发生损伤。

楔形压缩骨折（前柱压缩小于50%）的主要致伤机制为屈曲性损伤。其表现多种多样，可以是椎体前方不影响稳定性的轻度压缩，也可以伴有后方韧带撕裂而导致脊柱不稳发生。无论中柱有无涉及，爆裂骨折和压缩骨折主要不同在于椎体后壁是否完整。压缩程度不同，骨折类型有所区别。常见的屈曲负荷使得脊柱沿其矢状位旋转轴发生旋转并导致椎体上方软骨下终板骨折，此类骨折可发生在多个节段。合并牵张损伤则不同，患者可因严重的韧带撕裂而导致脊柱后凸畸形或不稳。

在老年人群中因为骨量减少，压缩骨折非常常见。尽管在腰椎的发生率要低于胸椎，一旦某个椎体发生骨折，则其他椎体也很容易发生压缩骨折。此类骨折往往有轻微外伤史，而有的患者则完全没有任何外伤史。这不同于年轻人外伤后的压缩骨折，此类骨折随着时间延长还会进一步发展。当最初出现疼痛时，前柱压缩不超过10%，而在2～3个月之后则可进展为100%的前柱压缩，同时波及椎体后壁，出现椎管面积减少及神经功能受损。对椎体进展性的压缩及持续性疼痛的患者可采用椎体成形术。

爆裂骨折是腰椎骨折中最终需要手术治疗的一类骨折。骨折类型复杂，因致伤暴力不同而表现不一。所有爆裂骨折都是多种暴力综合作用的结果，其中最多见的是屈曲暴力及轴向负荷。在上腰椎（腰$_2$或腰$_3$）轴向暴力为主常见Denis A型损伤，屈曲暴力为主则引起Denis B型损伤。前者后凸畸形并不明显，但多见上下终板同时被压缩，椎体与椎弓根的连接处被破坏，后柱破坏亦多见。后者多见上终板及椎体骨折，并伴有骨折块突入椎管内。典型的CT表现为椎弓根下半保持完整并与椎体相连续。突入椎管的骨折碎片来自骨折椎体的后上角。此类损伤常常包含显著的椎体前柱压缩、不同程度的后方韧带撕裂，后方结构多不被波及。腰$_4$和腰$_5$骨折后凸畸形罕见，但多波及椎管。一部分腰$_4$或腰$_5$骨折表现为典型的爆裂骨折，与常见的上腰椎腰$_2$或腰$_3$的骨折相类似，在正位X线片上可见椎弓根间距增大、椎弓根断裂及椎体椎弓根连续性消失，往往伴随有大的骨折块后移及椎体前方的严重碎裂。引起此类骨折暴力多为伴有旋转的屈曲暴力，椎体发生爆裂，但后凸少见。如果暴力作用不均匀或损伤后患者肢体发生扭曲，则会由于旋转或侧屈产生脊柱侧凸或椎体外侧楔形骨折。

屈曲牵张型损伤大多发生在上腰椎，只有不到10%的腰椎骨折是由屈曲牵张暴力引起的。此类损伤多是由于下腰椎相对固定于不活动的骨盆之上，在遭受暴力（如车祸时安全带伤）时，上腰椎处于加速状态，而下腰椎由于有骨盆结构的限制处于相对静止的位置而发生位移。常见的有3种类型：第一种为完全骨性结构损伤（Chance骨折），第二种为完全性韧带损伤（关节脱位），第三种为部分韧带及骨性结构损伤。根据不同的损伤，其稳定性及治疗方法也有很大的不同。Chance骨折是以前纵韧带作为沿着棘突、椎弓根、椎体由后向前的骨性骨折类型，多见于安全带损伤，不伴有剪切力的存在及椎体的移位。Chance多见神经损伤。在脊柱正侧位X线片上可明确地看到骨折类型。尽管Chance骨折会有后纵韧带及椎体前部的破坏，但仍可认为这是一种稳定的骨折类型。

剪切力为主的损伤可引起脊柱的畸形及不稳，其治疗较为复杂。剪切暴力引起的双侧关节突关节骨折脱位或Chance骨折可致前纵韧带完全断裂。对于本来存在脊柱僵直的患者（如弥漫性特发性骨肥厚或强直性脊柱炎）更容易遭受剪切力造成损伤。尽管并非所有的剪切暴力骨折早期都会出现腰椎的严重畸形，但在早期的影像学中看到脊柱双向移位（前方或侧方）则可预测以后会出现脊柱的严重畸形。这种骨折类型也考验着外科医师的技术水平，要想达到解剖复位恢复脊柱的稳定性并非易事。要充分认识到前纵韧带的撕裂及环脊柱损伤的特点，而目前的大多数后路内固定是建立在前纵韧带完整的基础上的。

四、下腰椎骨折合并神经损伤　

圆锥及马尾神经的解剖学关系在很大程度上决定了神经损伤的类型。在上腰椎，圆锥膨大并占据50%的椎管面积，而在椎管末端，马尾神经占据不足椎管横截面积的1/3。一般来说，腰$_2$椎体以下的损伤引起马尾神经损伤（根性损伤），其神经功能恢复也与椎管近端损伤不同。神经根在硬膜囊中的分布位置有时候也决定了神经损伤发生的类型。越晚发出的神经根在硬膜囊内越靠近后方，在腰$_4$或腰$_5$椎板骨折时，神经根也会由于硬膜囊的撕裂而受损。这些神经根包括远端的骶神经，从而造成会阴部的麻木及膀胱直肠功能的改变。

腰椎骨折后神经损伤常见为两种类型。第一种是完全性马尾神经损伤综合征，常见于严重的爆裂骨折后椎管面积减小或大的骨折块突入椎管内。第二种是单独或多节段神经根损伤。这些损伤多由于神经根完全撕脱或合并有横突的撕脱伤。神经根损伤常见于合并硬膜囊撕裂的椎板纵行骨折中，神经根漂移到硬膜囊外或被棘突以及椎板挤压后受损。与胸腰段损伤不同，下腰椎双侧关节突关节脱位引起的椎管面积减少很少引起严重的神经功能缺失。50%的爆裂性骨折患者可发生神经功能的损害。

五、下腰椎骨折的治疗

腰椎骨折的治疗方法可分为手术治疗和非手术治疗。非手术治疗可包括各种石膏及支具以及体位复位。手术治疗则包括各种不同的方法，如腰椎后路复位、稳定、融合；后路或后外侧入路直接或间接减压；经前路减压、复位、稳定、融合及固定。

非手术治疗既可用于稳定性骨折也可用于不稳定性骨折。更多的情况是用于轻微的骨折，如棘突骨折、横突骨折、椎体前方压缩小于50%的骨折及Chance骨折。部分爆裂骨折也可以认为是稳定性骨折，因此适用于非手术治疗。越来越多的医师倾向于通过非手术方式治疗腰椎爆裂骨折，这是基于以下的原因：爆裂骨折手术治疗的高风险、手术矫正后角度丢失、短中期随访功能恢复不理想。但这一方法尚缺乏前瞻性随机对照研究支持。近年来，更多的人认为应该通过椎体后壁及矢状位冠状位脊柱力线的破坏程度来决定治疗方案。标准的腰椎骨折非手术治疗应包括3～6周的卧床时间并使用合适的支具稳定脊柱。没有神经损害或只有轻微的单根损害的患者均可选择进行非手术治疗。单髋支具要可以稳定骨盆或采用胸腰骶支具。对于腰椎骨折，要避免采用Jewett支具，因其无法固定骨盆，而导致腰椎活动度增大。

下腰椎骨折的手术治疗原则为：①骨折部存在不稳定，无法通过非手术方法治疗；②神经功能损害；③腰椎轴向或矢状位力线严重破坏。腰椎骨折中，神经功能的损害往往代表着脊柱严重不稳的存在。对于管椎比小的患者，腰椎发生严重移位或成角则必定伴随着神经功能的损害。横突撕脱骨折也可伴随神经根的撕脱伤。

部分腰椎骨折被定义为不稳定性骨折，无论是否合并神经损伤。屈曲暴力或屈曲-牵张暴力导致的后方韧带复合体严重撕裂均被认为是不稳定性损伤。大多数医生认为非手术治疗无法恢复脊柱的稳定性，应该采取有限的外科手术干预。剪切暴力导致的环脊柱韧带损伤也被认为是严重的脊柱失稳类型，需要进行手术治疗。爆裂骨折因其致伤因素复杂处理起来更加困难。轻微畸形、神经功能完整的患者可能不需要更多的侵入性手术干预，但问题是通过静态的平片无法预判畸形的发展趋势。合并椎管侵及、椎体前后方骨质破坏的爆裂骨折和椎板骨折一般都被认为是不稳定性骨折，均需要进行手术治疗。明显移位的多方向不稳定性骨折和剪切力损伤被认为是极度不稳的骨折类型。

神经功能损害也是外科手术治疗的适应证之一。超过50%椎管面积的压迫可以通过手术减压有效地恢复神经功能。局限性的神经根压迫也可以通过神经根探查及减压获得满意的疗效。对于存在棘突骨折、神经功能受损及硬膜囊撕裂神经组织漂移至硬膜囊外的患者也可以通过手术进行减压并进行硬膜囊修补。

手术治疗的另外一个适应证是矢状位或冠状位脊柱畸形。多数腰椎骨折会发生后凸畸形，同时可能存在移位及旋转畸形。因为腰椎生理前凸对脊柱负重及为维持椎旁肌正常功能具有重要作用，因此恢复矢状位力线是治疗的重点。同时患者也有可能因重建良好的生理前凸获得长期无痛的疗效。不合并明显的脊柱后凸或侧凸的稳定性骨折可采用支具进行治疗，支具无法维持或矫正的畸形则需要进行手术治疗。手术治疗需要注意恢复腰椎的生理曲度，医源性术后平背畸形则会引发患者新的腰背部症状。外科医师在选择进行手术治疗时，要考虑到是否可以通过手术的方式达到恢复腰椎生理曲度的目的。

手术所要达到的第一个目标是尽可能对骨折进行解剖复位。通过使用内固定物来抵消外力对脊柱造成的畸形，尤其是剪切力造成的畸形。内固定物的选择要根据其矫形能力及所需要的长度进行选择，如果可以选择短节段则尽量选择短节段以保留更多的腰椎活动度。对于屈曲暴力及轴向暴力损伤的患者，因导致的畸形较为复杂，手术方案的选择要更加慎重，因为并非所有的内固定系统均具有良好的复位功能。

除了骨折的解剖复位外，脊柱矫形的维持也是手术需要达到的目标之一。合理的选用内固定物对矫正畸形维持生理曲度非常重要。畸形矫正不理想，则长期结果多不满意。同时对于腰椎而言，选取内固定物的长度也很重要，过短的内固定物会因受力过大而发生内固定失败，在大多数情况下要考虑应用后方内固定结合前方结构性植骨来增强稳定性，单独采用前方结构性植骨长期疗效不满意。当然前后路联合手术虽然增强了脊柱的稳定性，但也随之带来更高的手术风险。

手术要达到的第三个目标是恢复并维持腰椎及腰骶关节的正常前凸。当小腰椎骨折波及腰骶关节时，为了维持良好的力线，则有必要将骨盆一起进行固定。目前大多数内固定系统为跨过腰骶关节的钉棒系统。此类系统可以较好地维持腰骶角、腰椎前凸及整个脊柱的矢状位力线。

（黄　刚）

第五节　颈椎管狭窄症

构成颈椎管的解剖结构，因发育性或纤维性退变因素，造成一个或多个椎节管腔狭窄，导致脊髓血液循环障碍，引起脊髓及神经根造压迫症者称为颈椎管狭窄症。临床上腰椎管狭窄最常见，其次为颈椎管狭窄，胸椎管狭窄较少见。

一、发病机制

（一）发育性

是指颈椎在发育过程中，因某些因素致椎弓发育过短，椎管矢径较正常狭窄，导致脊髓及脊神经根受到刺激或压迫，并出现一系列临床症状。颈椎管狭窄症是以颈椎发育性椎管狭窄为其解剖特点，以颈脊髓压迫症为临床表现的颈椎疾患。在早期或在未受到外来致伤因素的情况下，可无明显症状。但随着脊柱的退行性改变加重，或者是头颈部的一次外伤后，均可使椎管狭窄程度加重，导致脊髓受压。椎管发生狭窄时，椎管内的储备间隙减少或消失，脊髓在椎管内更贴近椎管周壁，此时，即使在正常的颈椎伸屈活动中，也可能因刺激和挤压脊髓而导致脊髓损伤。20 世纪 70 年代以来，认为发育性椎管狭窄是颈椎病的重要发病基础因素，临床资料表明，脊髓型颈椎病中，发育性颈椎管狭窄者占 60% ~70% 。

（二）退变性

是颈椎管狭窄中最常见的类型。退变发生的时间和程度与个体差异、职业、劳动强度及创伤等有密切关系。颈椎位于相对固定的胸椎与头颅之间，活动较多，故在中年以后，容易发生颈椎劳损，首先表现是颈椎间盘的退变，其次是韧带、关节囊及骨退变增生。由于椎间盘退行性改变，可引起椎间隙不稳，继而出现椎体后缘骨质增生、椎板增厚、小关节增生肥大及黄韧带肥厚，造成突出混合物压迫脊髓，使椎管内的有效容积减少，椎管内缓冲间隙明显减少甚至消失，引起相应节段颈脊髓受压。如同时遭遇外伤，破坏椎管内骨性或纤维结构，则可迅速出现颈脊髓受压的症状。

（三）医源性

主要由手术原因导致。

1. 由于手术创伤，出血及瘢痕组织形成，与硬膜囊粘连并造成脊髓压迫。

2. 椎板切除过多或范围过大，未行骨性融合导致颈椎不稳，引起继发性、创伤性结构改变。

3. 颈椎前路减压植骨术后，骨块突入椎管内。

4. 椎管成形术失败。

（四）其他

如颈椎病，颈椎间盘突出症，颈椎后纵韧带骨化症，颈椎肿瘤、结核和创伤等。在这些疾病中，颈椎管狭窄只是其病理表现的一部分，故不能诊断为颈椎管狭窄症。

二、类型

根据颈椎管狭窄症的病因，可分为 4 种类型。

1. 发育性颈椎管狭窄。

2. 退变性颈椎管狭窄。

3. 医源性颈椎管狭窄。

4. 其他病变和创伤所致的继发性颈椎管狭窄。

三、诊断

（一）症状

1. 感觉障碍　发病早期，由于脊髓丘脑束及其他感觉神经纤维束受累，可出现四肢麻木、过敏或疼痛。部分一侧肢体先出现症状，也可四肢同时出现，多数感觉障碍从上肢开始，尤以手臂部多见。躯干部症状有第 2 肋或第 4 肋以下感觉障碍，胸、腹或骨盆区"束带感"，严重者可出现呼吸困难。

2. 运动障碍　一般在感觉障碍之后出现，表现为锥体束征，如四肢无力及僵硬不灵活。大多数开始有下肢无力、沉重、脚落地似"踩棉花"感，严重者站立步态不稳，容易随着症状的逐渐加重出现四肢瘫痪。

3. 括约肌障碍　一般出现在晚期。早期为大小便无力，以尿频、尿急及便秘多见。晚期可出现尿潴留及大小便失禁。

（二）体征

颈部体征不多，颈椎活动受限不明显，颈椎棘突或棘突旁可有压痛。躯干及四肢常有不规则的感觉障碍，躯干两侧可不在一个平面，也可能有一段区域的感觉减退，而腰部以下正常。浅反射如腹壁反射、提睾反射多呈减弱或消失。深感觉如位置觉、振动觉存在。腱反射多明显活跃或亢进，肛门反射多数存在。霍夫曼征单侧或双侧阳性，是颈。以上脊髓受压的重要体征。下肢肌肉痉挛侧可出现巴宾斯基征阳性，膝、踝阵挛阳性。四肢肌肉萎缩、肌力减退、肌张力增高。

（三）影像学表现

1. X 线检查　颈椎发育性椎管狭窄主要表现为颈椎管矢状径减少。因此，在标准侧位片行椎管矢径测量是确立诊断准确而简便的方法。椎管矢径为椎体后缘至棘突基底线的最短距离，如矢状径绝对值 <

12 mm，属发育性颈椎管狭窄；绝对值 <10 mm 者，属于绝对狭窄。因椎管与椎体的正中矢状面在同一解剖平面，其放大率相同，用比率法表示更为准确，可排除放大率的影响。正常椎管与椎体的比率为 1 ： 1，当比率 <0.75 时，提示有椎管狭窄，当比率 >0.75 时可确诊。此时，可出现下关节突背侧皮质缘接近棘突基底线的情况（图 4-2）。

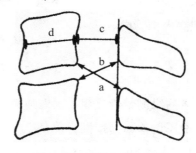

图 4-2 颈椎矢状径测量

a、b. 棘突基底连线；c. 椎管矢状径；d. 椎体矢状径

2. CT 扫描　可清晰显示颈椎管形态及狭窄程度。发育性颈椎管狭窄的突出表现为椎弓短小、椎板下陷致矢状径缩短，椎管各径线均小于正常。椎管呈扁三角形，硬膜囊及脊髓呈新月形，脊髓矢状径小于正常，颈椎管正中矢状径 <10 mm 为绝对狭窄。在退变性颈椎管狭窄，CT 扫描显示椎体后缘有不规则致密的骨赘并突入椎管，黄韧带肥厚或钙化等，脊髓萎缩则表现为脊髓缩小而蛛网膜下隙相对增宽。

3. MRI 检查　可准确显示颈椎管狭窄的部位及程度，并能纵向直接显示硬膜囊及脊髓的受压情况，尤其当椎管严重狭窄致蛛网膜下隙完全梗阻时，能清楚显示梗阻病变上、下尾端的位置。但 MRI 对椎管的骨性结构显示不如 CT 扫描，因骨皮质、纤维环、韧带和硬膜均表现为低信号或无信号改变，而骨赘、韧带钙化或骨化也为低信号，因此，在显示椎管退行性病变及脊髓与神经根的关系上，MRI 不如常规 X 线片及 CT 扫描。

四、治疗

多数经保守治疗后，症状可获得缓解。对脊髓损害发展较快、症状较重者应尽快行手术治疗。手术方法按照入路不同可分为前路手术、前外侧路手术及后路手术。手术入路的选择，应在临床的基础上，借助 CT 及 MRI 影像学检查结果确定。

1. 前路手术　前路减压手术分为两类，一类是摘除椎间盘突出物，把突向椎管的髓核及纤维环彻底刮除；另一类是摘除突出物，把突向椎管内的椎间盘连同骨赘一起切除，同时植骨。

2. 后路手术　全椎板切除脊髓减压术，可分为局限性椎板切除、椎管探查减压和椎板切除椎管探查减压术。

（陶　阳）

第六节　腰椎间盘突出症

腰椎间盘突出症是骨科的常见病和多发病，是腰腿痛最常见的原因。统计表明，腰痛在轻劳动者有 53%、重劳动者 64%、患腰痛者 35% 可发展为椎间盘突出症，现已认识到大多数腰痛并发坐骨神经痛是由腰椎间盘突出症引起。本病多发于青壮年，患者痛苦大，有马尾神经损害者可有大小便功能障碍，严重者可致截瘫，对患者的生活、工作和劳动均可造成很大影响。

一、应用解剖

脊柱的椎骨有 32 块，因寰枢椎之间和骶、尾椎之间无椎间盘，故椎间盘只有 23 个。椎间盘的总厚度占脊柱全长的 1/5 ~ 1/4，其中以腰部椎间盘为最厚，约为 9 mm。其形状与脊柱的生理性弯度相适应，对脊柱具有连接、稳定、增加活动及缓冲震荡的弹性垫作用（图 4 - 3）。

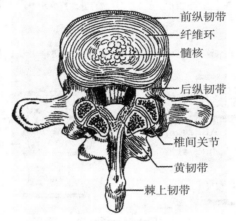

图 4 - 3 腰椎体间横断面解剖形态

（一）腰椎间盘的结构（图 4 - 4）

腰椎间盘由软骨板、纤维环、髓核及纵韧带四部分构成。

1. 软骨板　由透明软骨构成，覆盖于椎体上、下面前环中间的骨面，平均厚度约为 1 mm，有许多微孔，是髓核水分代谢产物的通路。成人的软骨板为无血管、神经的组织。损伤时不产生疼痛，也不能自行修复。软骨板与纤维环一起将胶状髓核密封，如软骨板有破裂或缺损，髓核可突入椎体，在 X 线片上显示椎体有压迹，称 Schmorl 结节。

2. 纤维环　由含胶原纤维束的纤维软骨构成，位于髓核的四周，其周边部纤维附着于上下椎体的边缘，中层纤维附着在上下椎体的骺环，内层纤维附着于软骨板。在横切面上可见多层纤维软骨呈同心圆排列，各层之间有黏合物质牢固结合。纤维环的纤维束相互呈30°～60°角斜行交叉重叠，这种纤维束的特殊排列，使椎间盘能承受较大的弯曲和扭转负荷。纤维环为较坚实的组织，其前侧及两侧较厚，后侧较薄，各层之间黏合物质较少，不如前部及两侧部坚实。纤维环的前部有强大的前纵韧带加强，后侧有后纵韧带，但后纵韧带较窄且薄，在暴力较大时，髓核易向后方、特别是向后外方突出。

3. 髓核　是一种弹性胶状物质，为纤维环和软骨板所包绕，成人期髓核位于腰椎间盘偏后，脊柱的运动轴通过此部，其有如弹簧的弹性作用，可减少脊髓与头部的震荡。髓核中含有大量的水分和黏多糖蛋白复合体、硫酸软骨素。依据不同的年龄，水分的含量可占髓核总量的 70% ～ 90%。出生时含水量高达 90%；18 岁时约为 80%；70 岁时下降至 70%。髓核中的含水量可随着承受压力的改变发生变化。椎间盘受到压力时，髓核中的水分通过软骨板外渗，含水量减少。压力解除后，水分重新进入，髓核体积又增大，弹性和张力升高。随着年龄的增长，椎间盘逐渐退变，含水量随之减少，其弹性和张力减退，降低了抗负荷的能力，容易受到损伤。

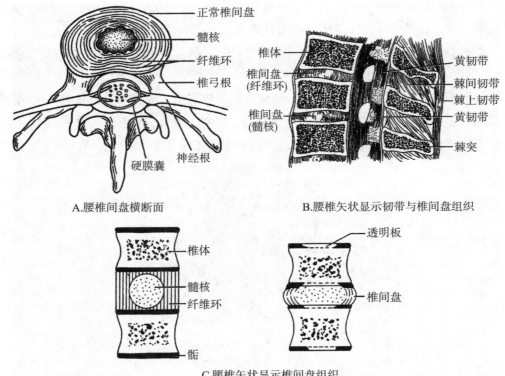

A.腰椎间盘横断面　　　　　　　　　　B.腰椎矢状显示韧带与椎间盘组织

C.腰椎矢状显示椎间盘组织

图 4 - 4　腰椎间盘的结构示意图

4. 前、后纵韧带　附着于脊椎及软骨表面，韧带很坚韧，其作用为限制椎体活动。

（二）椎间盘的血管和神经

1. 椎间盘的血供　在胎儿时期，血供来自周围组织和椎体，椎体的微血管穿过软骨板进入椎间盘内，但不进入髓核，至 12 岁左右则这些血管完全闭锁。在幼年时期，纤维环各部部有血管分布，至成年期，除了纤维环的周边部分外，椎间盘的其他部分均无血管存在，髓核和纤维环的营养靠周围渗透供应。

2. 椎间盘的神经分布　一般认为与血管的分布相似，即在纤维环的周边部有丰富的神经末梢，纤维环的深部、软骨板和髓核内均无神经纤维。由于纤维环周边部有丰富的神经纤维，故在纤维环损伤时可产生腰痛，手术中切除纤维环时患者也有疼痛感觉。

（三）腰椎间盘与神经根的关系

腰骶神经根从硬脊膜囊的前外侧穿出，在椎管内斜向外下走行，然后经椎间孔出椎管。

1. 腰$_3$、腰$_4$神经根　皆自相应的椎体上 1/3 或中 1/3 水平出硬膜囊，紧贴椎弓根入椎间孔，在椎管内行走过程中，不与同序数椎间盘相接触。

2. 腰$_5$神经根　自腰$_4$、腰$_5$椎间盘水平或其上缘出硬膜囊，向外下走行，越过腰$_5$椎体后上部，绕椎弓根入腰$_5$、骶$_1$椎间孔。

3. 骶$_1$神经根　发自腰$_5$、骶$_1$椎间盘的上缘或腰$_5$椎体下 1/3 水平，向下外走行，越过腰$_5$、骶$_1$椎间盘的外 1/3，绕骶$_1$椎弓根入椎孔。

腰椎间盘突出以腰$_4$、腰$_5$和腰$_5$、骶$_1$平面的发病率最高，突出部位多在椎间盘的后外侧。椎间盘的突出物主要压迫在此处或即将穿出硬膜囊的下一节段的神经根，如突出物较大或突出偏内时，也可压迫硬膜囊内的下一条神经根。

（四）腰椎间盘与椎板间隙的关系

腰椎间盘后部位于椎板间隙上方者占 40%，与椎板间隙上部相对者占 50%，正相对者占 6.7%，与椎板间隙下部相对者占 3.3%。腰$_5$、骶$_1$ 椎间盘后缘在相应的椎板间隙以上者占 26.7%，与椎板间隙上部相对者占 40%，正相对者占 33.3%。

在腰椎正位 X 线平片上，可以测出椎间盘后缘与椎板间隙的对应关系和距离，对术前检查及手术中准确定位有重要意义。

二、病理变化

腰椎间盘突出的发生基础为椎间盘的生理退变，这种生物学的改变与年龄有关。20 岁的椎间盘中开始有退行性变，有的到 20～30 岁间已有纤维环出现裂隙。单纯椎间盘退变，仅是椎间盘突出的病理学基础，不会出现症状。腰椎间盘退变的发生与遗传学因素、椎间盘的生物力学改变、椎间盘的营养改变、椎间盘细胞凋亡失衡、椎间盘的自身免疫反应和椎间盘中的细胞因子的改变等因素有关。

临床上 90% 的腰椎间盘突出部位，都发生在椎间盘的后外侧及后方。突向后外侧和后方的椎间盘常侵及硬膜、神经根及马尾神经，产生一系列的临床症状。少数椎间盘直接突入椎体和经前方突出。

三、类型

（一）病理形态分型（图 4 - 5）

根据病理观察和术中所见，将腰椎间盘突出症依病理形态分为 3 种类型。

1. 隆起型　纤维环内层破裂，外层因为髓核压力而隆起，呈半球形孤立隆起于椎间盘的后外侧，位于神经根外前方或内下方。

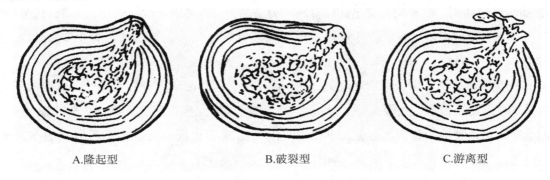

A.隆起型　　　　　　B.破裂型　　　　　　C.游离型

图 4 - 5　腰椎间盘突出的病理形态类型

2. 破裂型　纤维环全层破裂或基本全层破裂。已纤维化的髓核、破碎的纤维环及部分软骨终板向后移并进入椎管。突出范围较隆起型广泛，突出物仅有薄膜覆盖，表面高低不平，可有与神经根粘连或同时压迫两条神经根，导致马尾神经功能障碍。

3. 游离型　突出物已离开椎间盘的突出空腔，进入椎管中，甚至可进入硬膜囊内，压迫硬膜或刺激神经根。

（二）神经损伤关系分型（图4-6）

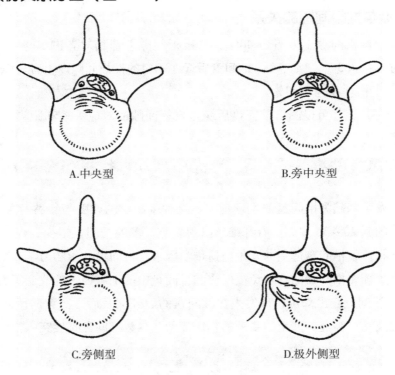

A.中央型　　　　　　　　　　B.旁中央型

C.旁侧型　　　　　　　　　　D.极外侧型

图4-6　根据临床神经损伤的关系分型

根据临床神经损伤的关系可分为中央型、旁中央型、旁侧型和极外侧型4种类型。

四、发生率

1. 发病年龄和性别　腰椎间盘突出症以青壮年为最多，男性多于女性，约为7∶3，认为与劳动强度大及外伤有关。资料报道发病年龄可为14~72岁，其中21~45岁占66.3%，青少年占少数，发病年龄最小的为11岁。

2. 腰椎间盘突出平面　腰骶部活动度大，处于固定的骨盆和活动的脊柱交界处，承受的压力最大，椎间盘容易发生退变及损伤，故腰$_4$、腰$_5$及腰$_5$、骶$_1$椎间盘的发病率最高。据国内外文献报道，最下两个椎间盘突出可占腰椎间盘突出总数的90%以上，部分患者可同时有两个平面以上的椎间盘突出，国外报道以腰$_5$、骶$_1$椎间盘突出为最多，国内则以腰$_4$、腰$_5$椎间盘突出为最多。

五、临床表现

腰椎间盘退变或损伤，髓核突出刺激、压迫神经根或马尾神经，临床出现系列症状和体征，大多数可根据其症状和体征作出诊断。

（一）腰痛和放射性下肢痛

是本病典型的症状，发生率高达96.5%，其中57%有外伤史。多数先有腰痛，随后出现腿痛，部分腰痛和腿痛同时发生，少数只有腿痛而无腰痛，也有出现腿痛后，腰痛减轻或消失。疼痛程度差别较大，轻者可坚持工作，但不能从事体力劳动；重者疼痛难忍，卧床不起，翻身困难，甚至服镇痛剂也难以缓解。疼痛性质多为刺痛、烧灼或刀割样痛，常伴有麻、胀等感觉。腰椎间盘突出症引起的腰腿痛一般具有下列特点。

1. 根性放射痛

（1）坐骨神经痛：常见的腰$_4$、腰$_5$和腰$_5$、骶$_1$椎间盘突出，分别压迫腰$_5$和骶$_1$神经根，故引起坐骨神经痛。疼痛一般沿臀部、大腿后侧放散至小腿或足部。

（2）股神经痛：如腰$_3$、腰$_4$椎间盘突出，压迫腰$_4$神经根，可引起疼痛放射至大腿前外侧或小腿前内侧。如放射痛只达臀部或股部，不至小腿或足，应注意其他病因，如骶髂关节病变或脊椎滑脱等。

（3）小腿前外侧、足背或踇趾痛：腰$_4$、腰$_5$椎间盘突出疼痛多放射至小腿前外侧、足背或踇趾，腰$_5$、骶$_1$椎间盘突出则放射至小腿后外侧、足跟或足背外侧。

2. 疼痛与腹压有关 凡能使腹压和脑脊液压力增高的动作，如咳嗽、打喷嚏、排便，甚至大笑或大声说话，均可使腰痛和放射痛加剧，发生率可达82.6%。

3. 疼痛与活动、体位有明显关系 疼痛在活动或劳累后加重，卧床休息后减轻。晨起时较轻，下午较重。病程较长可有明显呈间歇期。为了缓解疼痛，患者常被迫采取某一侧卧位，并屈髋屈膝或取仰卧屈腿位，少数患者被迫采取下蹲位、屈髋屈膝跪在床上。如椎间盘突出物很大或椎间盘纤维环完全破裂，有大块纤维环和髓核组织进入椎管，严重压迫神经根，在急性期则常有持续性剧痛，卧床休息或任何体位都不能使疼痛缓解。

（二）棘突间旁侧压痛与放射痛

在椎间盘突出间隙相对应的棘突间旁侧有局限性压痛点，并伴有向小腿或足部的放射痛。此体征对诊断和定位均有重要意义，压痛及放射痛点，即为病变所在处，发生率可为83.1%。在急性期压痛和放射痛多很显著，发病时间较长的患者，压痛和放射痛变得不明显，俯卧位有时不易查出，如让患者取站立位，在伸腰挺腹姿势检查，则较易查出压痛和放射痛部位。

（三）麻木

当突出椎间盘刺激本体感觉或触觉纤维时，常引起肢体麻木，疼痛感觉较少见。麻木感觉区常按受累神经区域皮节分布，但与神经根受压的严重程度无直接关系，常见部位为小腿外侧及足部（图4-7）。

（四）肌肉瘫痪

当突出椎间盘压迫神经根时间较长且较严重时，常导致该神经麻痹，所支配的肌肉常有不同程度的瘫痪症状。常见有腰$_4$、腰$_5$椎间盘突出，腰$_5$神经根受压麻痹，出现胫前肌，腓骨长、短肌，伸踇长肌及伸趾长肌不同程度瘫痪，甚至出现足下垂，其中以伸踇长肌瘫痪，踇趾不能背伸最常见。腰$_5$、骶$_1$椎间盘突出，可引起骶$_1$神经根受累，腓肠肌和比目鱼肌肌力减弱，可表现为踇趾跖屈肌力减弱，小腿三头肌肌力可无明显影响。

（五）跛行

常有跛行步态，严重者不能行走或需扶拐，行走时躯干僵硬，向前或向一侧倾斜，患肢不能正常迈步及负重，伴有腰椎管狭窄者则表现为间歇性跛行。

（六）腰肌痉挛、脊柱畸形和活动受限

常有一侧或两侧腰肌痉挛，同时脊柱腰段生理性前凸减小或消失，严重者可有后凸畸形。此外，约65%有脊柱侧弯畸形，侧弯的方向一般取决于髓核突出位置与神经根的关系。如髓核突出位于神经根的外前方（根肩型），脊柱则向健侧弯、凸向患侧；如髓核突出位于神经根的内前方（根腋型），脊柱则

向患侧弯、凸向健侧，脊柱前屈、后伸活动均可受限。

　　腰肌痉挛和脊柱畸形均属继发性适应性改变以缓解疼痛，在椎间盘突出症治愈后，畸形就会随之消失，逐渐恢复正常形态。

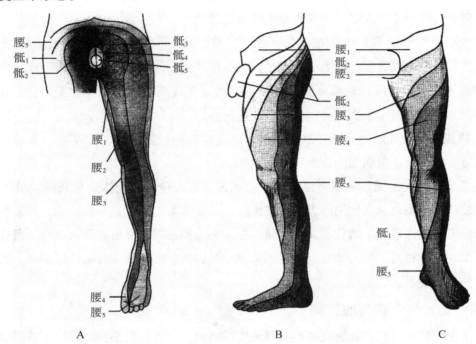

图 4 – 7　腰椎间盘突出时的感觉障碍按受累神经区域皮节分布

（七）马尾神经损伤

　　中央型腰椎间盘突出或纤维环完全破裂，大块纤维环髓核碎片脱入椎管者，可引起突出平面以下的马尾神经严重受压，出现广泛的神经根和马尾神经损害症状和体征。早期表现为双侧典型坐骨神经痛，会阴部麻木，排便、排尿不畅，随后疼痛消失而小腿和足部肌肉广泛萎缩、无力，甚至完全瘫痪。括约肌功能障碍，男性可出现功能性阳痿，女性出现假性尿失禁，跟腱反射也常减弱或消失。

六、体格检查

（一）步态

　　症状较轻者，行走步态常稍为拘谨，症状严重者多取躯干前倾、臀部凸向一侧的姿势，同时可伴有跛行。

（二）脊柱外观

　　为使突出组织向后凸的张力减小，以减轻对神经根的刺激，常出现生理性前凸变浅甚至完全消失或反常。当突出椎间盘在神经根内侧即腋部时，腰椎凸向健侧，可使神经根松弛，减轻突出物的压力。当突出椎间盘在神经根的外侧即肩部时，腰椎凸向患侧，使患侧纤维环紧张和髓核部分还纳，以减轻椎间盘对神经根的压迫。故腰椎间盘突出症患者常可出现腰椎侧弯，其中以腰$_4$、腰$_5$ 椎间盘突出症最为常见，但对于腰$_5$、骶$_1$ 椎间盘突出症则不明显。

（三）腰椎活动

　　腰椎间盘突出症的腰椎各方向的活动度都有不同程度的减小，但在腰椎侧凸时，腰椎向凸侧对侧侧弯时可不受限。纤维环未完全破裂者，腰椎后伸受限较为明显，因为前屈时后纵韧带紧张及椎间隙后方加宽，突出的髓核前移，对后方神经根的压迫减轻，而在后伸时后方间隙狭窄而突出物更为后凸，加重了对神经根的刺激与压迫。腰椎间盘完全破裂者则腰椎前屈受限明显，因为腰椎前屈时，更多的髓核物质可从破裂的纤维环向后方突出而压迫神经根引起疼痛。

（四）压痛

在病变间隙的棘突旁 $1 \sim 2$ cm 处，常有明显压痛点，深压痛点可向同侧臀肌和下肢沿着坐骨神经分布区放射，原因是深压时刺激了骶棘肌中受累神经的背根神经纤维而产生感应痛。这种压痛点在腰$_4$、腰$_5$椎间盘突出较腰$_5$、骶$_1$椎间盘突出更为明显。

（五）感觉减退

感觉障碍常按受累神经根支配区分布，如腰$_4$神经根受损，表现为大腿内方、膝内侧和小腿内侧感觉障碍。腰$_5$神经根受损，则为小腿外侧、足背前内方和拇趾感觉障碍。骶$_1$神经根受损，可有足外侧、小趾及足底感觉障碍。

（六）肌肉萎缩

当神经根受到压迫时，由于神经末梢营养的变化，可导致神经根所支配的肌肉如胫前肌、腓骨长、短肌，伸拇长肌及伸趾长肌、腓肠肌等发生不同程度的肌肉萎缩。另外，由于患肢活动减少，可导致失用性肌萎缩，常见有股四头肌的萎缩。

（七）肌力改变

腰$_4$、腰$_5$椎间盘突出症，拇趾背伸肌力明显减弱，甚至踝关节背伸无力。腰$_5$、骶$_1$椎间盘突出症可有拇跖屈肌力减弱，小腿三头肌肌力较少有改变。

（八）腱反射减弱或消失

深反射减弱和消失与神经功能障碍的严重程度有关。在腰$_3$、腰$_4$椎间盘突出症，由于腰$_4$神经根受累，常出现膝反射减弱或消失；腰$_5$、骶$_1$椎间盘突出症，由于骶$_1$神经根受累，可出现跟腱反射减弱或消失。

（九）特殊检查

1. 直腿抬高试验（Laseque 征）　患者仰卧，将患肢置于轻度内收、内旋位。检查者一手握住踝部，一手置于膝上，保持膝关节处于完全伸直位，缓慢抬高患肢，当出现坐骨神经痛时记录下肢抬高的度数。正常下肢抬高 $\geq 70°$ 时，均不出现坐骨神经痛，当抬高 $< 70°$ 时出现坐骨神经痛，即为阳性。椎间盘突出症时抬高试验阳性的敏感性为 $80\% \sim 99\%$，年轻人较老年人更为敏感。

2. 直腿抬高加强试验（Bragaid 征）　患者仰卧，检查者一手握住患者踝部，另一手置于膝上，保持膝关节伸直位，抬高下肢的同时缓慢屈曲膝关节，达到一定角度，患者感到下肢有沿坐骨神经放射痛时，稍放低直腿抬高角度，检查者再用手握住足前部，背伸踝关节，如再次引起坐骨神经痛即为阳性。

3. 健肢抬高试验（Fajersztajn 征、Radzikowski 征、Bechterew 征）　患者仰卧，当健侧直腿抬高时，患侧出现坐骨神经痛者为阳性，突出的椎间盘在肩部时可为阴性。

4. 股神经牵拉试验　患者俯卧，患侧膝关节保持屈曲、过伸髋关节，如出现股前侧放射痛则为阳性。提示组成股神经的腰神经受累，此检查阳性常见于腰$_2$、腰$_3$和腰$_3$、腰$_4$椎间盘突出症，腰$_4$、腰$_5$和腰$_5$、骶$_1$椎间盘突出一般为阴性。

5. 腘神经压迫试验　患者仰卧，检查者一手握住患者踝部，另一手置于膝部，保持膝关节伸直位，

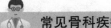

行直腿抬高试验，患者感到下肢有沿坐骨神经放射痛时，稍放低直腿抬高角度，使放射痛刚刚消失，检查者手指压迫位于股二头肌腱内侧走行的腘神经，引起腰和下肢放射痛为阳性。

6. 屈颈试验（Lindner 征）　患者取坐位或半坐位，两下肢伸直，向前屈颈引起患肢的放射性疼痛者即为阳性。

7. 仰卧挺腹试验　患者仰卧，做挺腹抬臀动作，使臀部和背部离开床面，出现患肢坐骨神经痛为阳性。必要时可做一些附加动作如咳嗽等来加强对神经根的刺激，从而引发疼痛。

七、影像学检查

（一）X 线检查

在 X 线照片上，椎间盘透光度大，不能直观地显示椎间盘的病理形态，但可以显示椎间盘退变突出的间接征象及与椎间盘突出相关的发育异常等。常规腰椎正、侧位 X 线片疑有腰椎弓峡部不连者，还需摄腰椎左、右斜位片。

1. 正位片　正位片上可见脊柱侧弯畸形，其侧弯方向与髓核突出位置和神经根的关系有关，侧弯度最凸点常与突出间隙一致。

2. 侧位片　侧位片可见腰椎生理前凸减小或消失，严重者甚至后凸，以病变间隙上下相邻的两个椎体最为明显。可出现典型的"前宽后窄"现象。

（1）可见椎体前、后上下缘骨质增生，呈唇样突出，小关节突增生、肥大、硬化，椎间盘纤维环或突出物钙化。

（2）可发现引起神经病变的其他异常，例如，腰椎肿瘤、结核、椎间盘炎等。

（二）脊髓造影

曾经作为诊断椎间盘突出较常用的影像学检查方法，随着 CT 和 MRI 的发展，目前脊髓造影主要在怀疑有椎管内病变或临床检查与其他检查相矛盾使诊断有疑问时使用。此外，脊髓造影还用于手术后椎管狭窄的检查，脊髓造影后与 CT 扫描结合诊断有一定临床意义。

（三）CT 扫描

CT 检查对椎间盘突出的诊断准确率为 80% ~ 92%，照射剂量小，基本无害。应用具有软组织窗、高分辨率的 CT 检查图像，可清楚地显示不同层面椎间盘的形态，与神经根、硬膜囊的关系，黄韧带、椎间关节囊及硬膜外脂肪的影像，应用骨窗还可显示骨质的病变，对极外侧型椎间盘突出症的诊断较为可靠。但须强调，CT 检查必须结合临床病史、体征及普通 X 线片来进行判断，才能提高诊断的准确性。

典型椎间盘突出的 CT 图像表现为（图 4 - 8）：

1. 向椎管内呈丘状突起，软组织肿块影或异常钙化影，神经根鞘和硬膜囊受突出物挤压移位等。

2. CTM 即 CT 加脊髓造影，可使硬膜囊和神经根袖显影，用于观察神经组织与神经通道的关系，在神经通道狭窄的层面表现为无造影剂充盈，有造影剂充盈的层面则无狭窄。

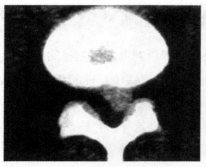

A.旁侧型　　　　　　　　　　　B.中央型

图 4－8　椎间盘突出的 CT 图像

（四）MRI 检查（图 4－9）

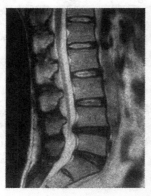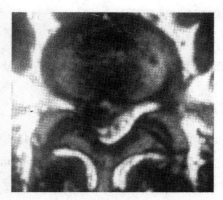

A.矢状面　　　　　　　　　　　B.横断面

图 4－9　椎间盘突出的 MRI 图像

MRI 是椎间盘突出症较为精确、简单的无创性检查手段。

椎间盘突出都有退行性病理改变，在 MRI 中，椎间盘退变在 T_2 加权像显示为低信号。如 T_1 加权像低信号，T_2 加权像高信号则提示骨的炎性反应；T_1 加权像上高信号，T_2 加权像上中等信号为提示黄骨髓成分增多；T_1 和 T_2 加权像上均为低信号提示骨硬化。必须注意，正常中年人也均有椎间盘退变现象，故椎间盘退变影像并不能即诊断为椎间盘突出症。

1. 优点

（1）可明确显示椎间盘突出的类型。

（2）了解髓核碎块进入椎管后移动的位置和硬膜受压的部位和程度。

（3）全脊髓 MRI 检查，可一次性显示多节段病变，对于与椎管狭窄、椎管内良、恶性肿瘤如神经鞘瘤、脊膜瘤的鉴别具有较好的效果。

2. 限制　对皮质骨、钙化或骨化组织呈低信号，不能全面清晰显示。对椎间盘突出伴有的侧隐窝狭窄及极外侧型椎间盘突出症诊断阳性率和准确率较低，需与 CT 扫描结合应用，才能获得较高的准确率。

（五）其他检查

包括电生理检查，如肌电图、感觉诱发电位和运动诱发电位，超声图检查、骨扫描、腰椎穿刺和脑脊液检查等，通过这些检查可排除椎间盘突出以外的病变。

八、诊断

依据病史、症状和体格检查，结合全腰椎影像学检查，可诊断典型的腰椎间盘突出症。随着 CT 和 MRI 技术的进步和普及，脊髓造影和椎间盘造影属于有创检查，除须对椎间盘源性疼痛的诊断和多发性椎间盘突出的鉴别，目前临床已不再采用。

绝大多数腰$_4$、腰$_5$ 和腰$_5$、骶$_1$ 椎间盘突出，根据以下几点即可作出正确诊断。

1. 腰痛并发坐骨神经痛，放射至小腿或足部，直腿抬高试验阳性。

2. 腰$_4$、腰$_5$ 或腰$_5$、骶$_1$ 棘突间旁侧有明显压痛点，同时有放射性痛至小腿或足部。

3. 伸踇趾肌力减退，小腿前外或后外侧皮肤感觉减退，胫后肌腱反射及跟腱反射减弱或消失。

4. 影像学检查排除腰椎其他骨性病变。

九、鉴别诊断

1. 骶髂关节劳损　有时与腰椎间盘突出症状混淆。可有一侧腰痛，臀部及股外侧疼痛或不适，跛行以及直腿抬高受限等症状。但无明显放射痛，小腿及足部不受影响。无肌力、感觉和反射改变。压痛部位在骶髂关节部，而不在棘突间旁侧，且无放射痛。

2. 腰椎结核　有腰痛，少数有神经根激惹症状，严重者也可并发截瘫。结核患者多有全身症状，如低热、盗汗、消瘦、血沉加快等。X 线片显示有骨质破坏、椎间隙变窄等改变。

3. 椎管肿瘤　椎管内肿瘤压迫脊髓或马尾神经，可出现神经根或马尾神经损害症状；椎管外肿瘤，如转移性骨瘤、骨巨细胞瘤、脊椎血管瘤等均可对马尾神经和脊神经压迫损害。肿瘤与外伤无关，神经损害症状严重而广泛，病程发展为进行性，休息不能缓解症状。可疑病例可考虑腰穿作脑脊液检查或行 CT 及脊髓造影检查。

4. 腰椎管狭窄症　间歇性跛行是该病最典型的症状，步行一段距离后，下肢出现酸困、麻木、无力，蹲下休息后才能继续行走，骑自行车和卧床时多无症状。检查可无任何异常体征，少数可有根性神经损伤表现，严重的中央型椎管狭窄可出现大小便功能障碍。应注意腰椎间盘突出症常与椎管狭窄同时存在，发生率高达 40% 以上。主要依据临床判断，必要时做 CT 或脊髓造影检查。

十、治疗

（一）保守治疗

保守治疗为椎间盘突出症的基本疗法，大多数患者经保守治疗后可获得缓解或治愈。

1. 适应证

（1）初次发病或病程短。

（2）虽病程长，但症状和体征较轻。

（3）由于全身性疾病或局部皮肤疾病，不适合实施手术。

2. 一般治疗　适用于症状较轻患者。包括卧床休息、腰背肌过伸功能锻炼和腰部支具限制。

3. 药物治疗　可选用肌肉松弛、止痛、镇静药物，也可应用舒筋活血的中药制剂。目前应用较多是非甾体类药物和选择性 COX – 2 抑制剂，前者可抑制前列腺素 COX – 1 和COX – 2 的合成，减轻炎症反应，缓解症状。后者则通过单纯抑制 COX – 2 而达到治疗效果。

4. 牵引疗法

（1）适应证：适用于腰椎间盘突出症并发有腰椎小关节紊乱、腰椎假性滑脱。

（2）禁忌证：孕妇、重度腰椎间盘突出症、脊椎滑脱症、腰椎结核或肿瘤、严重心脏病、活动期肝炎或明显肝脾肿大。

（3）常用方法：仰卧于牵引床上，暴露腰部，胸和臀部分别固定于牵引床的胸腰板和臀腿板上，患椎间隙与床的胸腰和臀腿板间隙对应。依据患者的性别、年龄、身体状况、症状、体征及影像学检查，设置治疗参数。

（4）术后：牵引后平卧于硬板床上，腰部腰围制动，一般认为应绝对卧床 20 日至 2 个月不等。

5. 物理治疗　物理治疗有镇痛、消炎、促进组织再生、兴奋神经肌肉和松解粘连等作用，在椎间盘突出症的治疗中具有重要的作用。常用方法有高、中、低频电疗法及红外线疗法等。

6. 推拿、针灸疗法　推拿与针灸均为中医学的重要组成部分，用于治疗腰椎间盘突出症具有悠久的历史，并取得良好治疗效果。

7. 硬膜外腔或骶管注射封闭疗法

（1）适应证：适用于大多数椎间盘突出症，治疗有效率为 80% 左右。

（2）禁忌证：全身急性感染、活动性肺结核、封闭部位的皮肤或深部组织炎症、体质极度衰弱。

（3）治疗方法：硬膜外腔注入利多卡因类麻醉药物及少量激素，抑制神经末梢的兴奋性，同时改善局部血液循环，减轻局部酸中毒，达到止痛目的。治疗有效可 1～2 周后再注射 1 次，一般不超过 3 次，经多次注射治疗无效者，应考虑系广泛致密的粘连，需改用其他治疗方法。

（二）手术治疗

经保守治疗无效，症状较重且影响生活和工作，或经保守治疗后病情加重者，应采用手术治疗。自 1934 年报道手术治疗腰椎间盘突出症获得成功以来，经过漫长的探索，腰椎间盘突出症的手术治疗获得很大进步，从传统的开放式髓核摘除术到内镜下微创手术、人工椎间盘置换术，再到椎间盘的生物学治疗，腰椎间盘突出症的手术治疗已越趋完善。但是，手术的目的不是治愈，而是解除腰腿痛症状，因为手术的本质并不能终止导致椎间盘病突出的病变过程，也不能达到完全恢复腰部的生理状态。

1. 适应证

（1）腰腿痛病史超过半年，并经过至少 6 周以上的正规保守治疗，疼痛无缓解，直腿抬高试验阳性无改善或神经症状继续加重。

（2）有严重下肢肌力减弱及马尾神经损害，明显影响生活或工作。

（3）并发腰椎峡部裂及脊椎滑脱、较严重的退变性脊椎滑脱、脊椎节段性失稳和腰椎管狭窄。

（4）原位复发的腰椎间盘突出。

（5）病史虽不典型，经 CT 及脊髓造影检查确诊为较大椎间盘突出。

（6）初次手术失败，症状复发且有加重趋势，应尽早明确原因，再次手术。

（7）突出的髓核出现骨化，较重的高位腰椎间盘突出症，极外侧型腰椎间盘突出症，伴有软骨板破裂，可适当放宽手术限制。

2. 禁忌证

（1）并发有严重心、肺、肝、肾疾病。

（2）有较广泛的纤维组织炎、风湿性疾病。

（3）神经精神性疾病。

3. 开放式髓核摘除术　传统后路腰椎间盘髓核摘除术，仍是目前最常用和可靠的手术方法之一。

（1）手术方法：包括开窗法、半椎板及全椎板切除术。①开窗法，软组织分离少、骨质切除局限、对脊柱稳定性影响较小，大多数椎间盘突出均可以采用。②半椎板切除，多用于单侧椎间盘突出累及神经根管，需较广泛探查或减压者。③全椎板切除，适用于中央型腰椎间盘突出并发椎管狭窄、累及神经根管者。

（2）术后处理

1）术后 24～48 小时拔出引流。

2）术后 24 小时内，须严密观察双下肢及会阴部神经功能的恢复情况，如有神经受压症状且进行性加重时，应立即手术探查，防止因长时间神经受压出现不可逆性瘫痪。

3）卧床时间根据手术方式决定。一侧椎板开窗，因未涉及关节突关节的切除，卧床 2 周后即可下地活动；一侧椎板切除并一侧关节突关节切除或全椎板切除，应卧床 2 个月；双侧半椎板切除并关节突切除或全椎板切除并关节突切除，须卧床 3 个月，至少半年后才能从事体力劳动。

4. 经腹入路腰椎间盘摘除术　包括腹膜后入路和腹膜内入路，后者已少用。由于存在手术部位出血、血肿引起神经根粘连，不能完全摘除病变的椎间盘，以及后路的骨窗造成脊柱后侧结构不稳定等原因，因而提出经前侧入路行腰椎间盘摘除术。

（1）优点

1）能较好暴露整个椎间隙和软骨板。

2）可同时处理腰$_4$、腰$_5$ 和腰$_5$、骶$_1$ 椎间盘。

3）可在椎间盘摘除后植骨，保持椎间隙宽度并达到骨性融合。

4）容易控制椎管内椎静脉出血。

5）可同时处理退行性脊椎滑脱。

（2）限制

1）手术创伤较后路手术大。

2）术中可能损伤腹下神经丛，在男性引起性功能障碍。

3）术后恢复期较长。

（3）术后处理

1）严格卧床 3 个月，椎体间骨性融合后方可离床活动。

2）手术后早期易发生肠麻痹，可注射新斯的明 0.5 mg，每隔半小时 1 次，共 3 次。须预防下肢血栓性静脉炎。

5. 微创脊柱外科治疗　包括显微内镜下腰椎间盘切除术、经皮穿刺腰椎间盘切除术、经皮激光腰椎间盘汽化减压术、经皮射频消融腰椎髓核成形术和腰椎间盘髓核化学溶解术等。

十一、疗效分析

1. 手术效果　腰椎间盘突出症外科治疗的方法，不论是开放或是微创手术手段，目的都是摘除突出的髓核致压物，达到解除神经根受压、缓解腰痛及下肢放射痛等症状。临床实践证明，绝大多数（80% 以上）效果是良好和持久的。据资料报道，对腰椎间盘突出施行髓核摘除术后平均 12.7 年的随访结果，开窗组的优良率为 77.3%，半椎板组为 84%～86%。恢复工作后，椎间隙高度在术后 9 年平均丢失36%，未发现椎间不稳定。

2. 术后腰痛　目前，部分对腰椎间盘突出行摘除髓核的同时，作该椎间隙的融合或融合器融并发椎弓根钉固定，其理由是腰椎间盘髓核摘除后，该椎间隙进一步狭窄，将发生腰痛或者出现不稳定，为预防其发生而行融合及内固定。

对于腰椎间盘突出髓核摘除后，是否一定发生椎间隙狭窄性腰痛和不稳定的问题，有学者提出不同看法。据研究报道一组手术治疗腰椎间盘突出症和腰椎管狭窄症2 560例，术后并发症发生率约为5%。另有研究报道，手术治疗腰椎间盘突出症7 235例，术后随诊，腰椎不稳发生率<1%。以上两组近万例的病例，均未提及术后及远期出现腰痛的问题。由此可见，影响治疗效果的主要因素是髓核摘除不彻底以及发生神经根损伤、马尾损伤、神经根粘连和椎间盘炎等。据以上两组病例可见，腰椎间盘的髓核摘除后，并发持续腰痛及滑脱者极少，预防性融合及内固定缺乏足够的理论依据和实际病例支持。

3. 术后椎间隙变窄　关于椎间盘突出髓核摘除后出现的椎间隙变窄，可视为一种正常生理性变窄。椎间盘突出多发生在中、老年人，资料报道平均为45.8岁，人在中年之后，由于椎间盘逐步退变及纤维化而变窄，至老年时身高可降低5~8 cm不等，老年人因椎间盘退变而稳定性较差，从而代偿性发生骨质增生以增加椎间接触面积而达到增加稳定。此时发生的退变性滑脱和退变性侧凸，多数无明显症状，部分椎体边缘因为增生已自发形成骨桥连接。故可认为，没有必要对老年人腰椎间活动减少、变窄施行预防性融合。再者，做融合手术时撑开椎间隙，也可能是不必要且无益，反而可因撑开椎间隙牵拉神经根而出现症状。椎间神经孔直径比神经根大3倍以上，故较少发生因椎间孔狭窄压迫神经根。

4. 椎间融合　在治疗脊柱疾患中，为恢复腰椎生理前突，可选用椎间隙前面张开方法。融合是在没有其他治疗方法可供选择情况下的最后的手段，对脊柱破坏性疾患，如肿瘤和结核，为治愈疾病必须进行融合。而对椎间盘退变性病变，脊柱尚未失去稳定，不应当将融合治疗作为首选，首先应考虑保留脊柱活动功能的治疗方法。

（袁　媛）

第五章 盆骨疾病

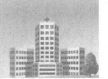

第一节 骨盆骨折

　　骨盆是连接躯干和下肢的重要结构，站和坐时都要承受负荷。骨盆骨折常发生于高能量损伤，时常发生血流动力学不稳定，伴发内脏、泌尿系统和神经系统损伤也很常见，病死率和伤残率比较高。疼痛是最常见的并发症，尤其是骶骨骨折时。骨盆骨折的发生率，在躯干骨中，仅次于脊柱损伤，骨盆由两侧髋骨和其前部耻坐骨支与骶骨组成，髋骨包括髋臼。

一、解剖

　　骨盆为环形，后环由两侧宽大的髋骨，在后面与骶骨形成骶髂关节，上半部为韧带关节，下半部为滑膜关节。由前后骶髂韧带维持稳定，髋骨翼又称髂骨，其下前为耻骨支与坐骨支，耻骨支最细，最易发生骨折，在前方正中两侧耻骨支形成耻骨联合为前环，双下肢负重由双侧髋臼、骶髂关节向骶骨脊柱传达，而骨盆前部则主要包容腹腔和骨盆内脏器。与骨盆关系密切之脏器，在后面两坐骨之间为直肠，女性为生殖道，坐骨骨折移位可损伤直肠或阴道，在前面耻骨联合后为膀胱，其下为尿道，尿道后上壁固定于三角韧带，当骨盆骨折累及耻骨支或耻骨联合时，可发生膀胱损伤和尿道损伤。骨盆壁与大血管、神经干关系密切。骶神经根从两侧骶孔出来，可因骶骨骨折被损伤，坐骨神经由骶髂前经过出坐骨大孔，累及坐骨大孔或髋臼后柱的骨折，有可能损伤坐骨神经干，股神经干由耻骨支前方通过，耻骨骨折移位有可能损伤股神经。骨盆壁的大中血管很多，在后面有腰横动脉，髂内动脉的一些分支，臀上动脉前面与股神经相近的髂外动脉，前环损伤，耻骨支骨折，可伤及阴部内动脉、膀胱支或闭孔动脉，盆后壁、前列腺等有丰富的静脉丛，骨盆骨折时可损伤静脉丛中血管，造成大量出血。

二、生物力学

　　1. 骨盆活动度　人直立时，骨盆向前方倾斜，骨盆上口平面与水平面呈 50°～60° 的前倾斜角，双侧骶髂关节和耻骨联合组成骨盆的关节，且均有微小的活动，在骶骨伸屈时，骶髂关节有向上或向下的旋转活动，致骨盆上口的前后径有数毫米改变，耻骨联合的活动，系由于两侧髂骨的旋转和上下移动，而发生约 1.5° 的旋转活动或垂直数毫米的活动。

　　2. 骨盆稳定性

　　（1）与骨盆韧带的完整直接有关：骶髂关节前后韧带，骶棘和骶结节韧带，以及耻骨联合韧带。骶髂关节稳定性主要靠后方韧带维持，而骶髂关节前方韧带的作用比后方韧带要小。耻骨联合由纤维软骨和板状的纤维结构所覆盖，最厚部分在前上方。韧带的损伤，将使髂骨与骶骨之间产生变形，例如骶髂关节前韧带损伤，损伤侧髂骨向外翻变形，如果耻骨联合韧带也损伤或耻骨支骨折，则成为开书形损伤，反之，骶髂关节后方韧带损伤，伤侧髂骨可向内压缩变形。骨盆通过髂腰韧带和腰骶韧带相连，前者起于 L_4、L_5 的横突止于后方髂棘，后者起于 L_5 横突止于骶骨翼，L_5 神经根在其前方经过。

（2）有赖于前环与后环的完整性：Simonlan 等以新鲜冷冻尸体骨盆测试，耻骨联合或耻骨上，及下支损坏，则致前环不稳，而骶髂关节、关节囊及韧带损坏，则后环不稳定。进一步切断骶棘韧带与骶结节韧带，对骨盆的稳定性影响不大。关于骨盆骨折的固定，该作者的实验结果是耻骨联合分离以四孔钢板固定可恢复前环稳定，但不能稳定骶髂关节的活动，同样以钢板与螺丝固定骶髂关节，可使骶髂关节稳定，但不能稳定耻骨联合的活动，外固定架安置 Shanz 针于髂骨可增加耻骨支骨折的稳定，但不能控制骶髂关节的活动，用 Ganz 骨盆复位钳固定骶髂关节可限制其活动，但不能控制耻骨支骨折的活动。因此前后环即骶髂关节与耻骨联合的损伤应分别固定。Warga 的实验是耻骨联合两侧螺丝钉上捆 4 道钢丝固定最稳定。有研究用尸体骨盆做成垂直不稳定损伤，比较 3 种骨盆后环固定的骨盆稳定性，以骶髂关节骨松质螺钉固定作用最强，骶髂关节前路 4 孔钢板固定次之，骶骨后面骶骨棒固定力最差，固定后骨盆稳定性分别达到完整骨盆的 48.2%、38.4% 和 17.8%，而上述后环固定与前环耻骨联合 4 孔钢板同时固定，则骨盆稳定性大为提高，骶髂关节骨松质固定组达正常骨盆的 65.5%，骶髂关节 4 孔钢板组达 56.3%，骶骨棒组达 48.1%。前环固定，4 孔钢板置于耻骨联合上的固定力强于置于耻骨联合前。

三、致伤机制

平时骨盆骨折多发生于交通意外事故，骨盆部被撞击砸压或辗轧，患者在刹那间，不易明确受伤机制，特别是近代高速交通意外致高能量损伤非常严重。而在自然灾害，例如夜间地震，患者在睡梦中被倒塌的建筑物砸伤，受伤机制较清楚。骨盆骨折可以有 4 种暴力作用机制。

1. 前后暴力 可造成半骨盆的外旋。后方暴力的结果是骨盆环打开，铰链位于完整的背侧韧带。这种暴力使骨盆底和骶髂前韧带破裂。由于背侧韧带复合体完整，无垂直不稳定。

2. 侧方压迫暴力 是骨盆骨折最常见的作用机制。侧方压迫暴力通常直接作用于髂骨翼的侧面，平行骶骨的骨小梁。这种损伤造成骶骨骨松质的压缩。若压迫暴力接近骨盆背侧，骨折常发生于骶骨。由于暴力平行于韧带纤维及骨小梁，骨盆内移时背侧韧带松弛，软组织损伤小，骨折为稳定性。侧方暴力的第 2 种机制是暴力直接作用于髂骨翼的前半部。暴力将骨盆向内旋转，轴心位于骶髂前关节和前翼。然后骶骨的前半部骨折，接着骶髂背侧韧带复合体损伤。由于背侧骨间韧带结构的断裂，此损伤为不稳定的。然而骶棘韧带及骶结节韧带完整，最重要的是骨盆底完整，限制了水平方向的不稳定。暴力继续将骨盆推向对侧，使对侧骨盆外旋。这一系列机制造成一侧的压迫暴力损伤，对侧的外旋损伤，还有骶髂关节前方纤维的损伤。骨盆前方的损伤可能是骨盆某支的骨折或经过耻骨联合的骨折脱位。最终暴力终止于大转子区域，也可以造成侧方压迫损伤，通常合并横向的髋臼骨折。

3. 外旋外展暴力 摩托车车祸最常见。这种损伤中下肢被固定以后施以外展外旋暴力，一侧骨盆从骶骨上撕脱。

4. 剪切暴力 剪力骨折是高能量损伤的结果，通常是垂直于骨小梁的暴力。这种暴力导致不同程度的垂直不稳定骨折。可以发生于经过骨盆韧带结构及腰椎横突的撕脱骨折。如果损伤了骶棘韧带、骶结节韧带，受累的一侧骨盆会出现垂直方向的不稳定。具体骨折机制依赖于暴力的大小及骨、韧带结构的强度。对于骨质疏松或老年人，骨的强度下降，低于韧带的强度，首先出现骨损伤。相反年轻人骨强度高，通常先出现韧带损伤。

唐山地震的所有伤员中，骨盆骨折的发生率占第1位，在1组4 000例伤员中，骨盆骨折400例，占10%。地震伤中骨盆骨折受伤机制为侧卧被砸伤或俯卧被砸伤。侧卧被砸时，骨盆被侧方力所压缩，呈压缩型骨折，而俯卧被砸时，前方两侧髂翼为支点，由于骨盆前宽后窄，致成骨盆向两侧分离的骨折，称分离型或开书型。

四、分型

1. 根据骨盆骨折变形状态分型 可分为压缩型、分离型和中间型。

（1）压缩型：骨盆侧方受到撞击致伤，例如机动车辆撞击骨盆侧方，或人体被摔倒侧位着地，夜间地震，侧卧位被砸伤等。骨盆受到侧方砸击力，先使其前环薄弱处耻骨上下支发生骨折，应力的继续，使髂骨翼向内压（或内翻），在后环骶髂关节或其邻近发生骨折或脱位，侧方的应力使骨盆向对侧挤压并变形。耻骨联合常向对侧移位，髂骨翼向内翻。骨盆为环状，伤侧骨盆向内压、内翻，使骨盆环发生向对侧扭转变形。

（2）分离型：系骨盆受到前后方向的砸击或两髋分开的暴力，例如摔倒在地俯卧位骶部被砸压；或俯卧床上骶后被建筑物砸压，两髂前部着地，两侧髂骨组成的骨盆环前宽后窄，反冲力使着地重的一侧髂骨翼向外翻，先使前环耻、坐骨支骨折或耻骨联合分离，应力的继续，髂骨更向外翻，使骶髂关节或其邻近发生损伤。骨盆环的变形是伤侧髂骨翼向外翻或扭转，使与对侧半骨盆分开，故称分离型或开书型。由于髂骨外翻，使髋关节处于外旋位。

（3）中间型：骨盆前后环发生骨折或脱位，但骨盆无扭转变形。

2. 根据骨盆环稳定性分类 前环骨折，如耻骨支骨折，髂前上棘撕脱骨折等均不破坏骨盆的稳定性，后环骶髂关节及其两侧的骨折脱位和耻骨联合分离，都破坏了骨盆的稳定性，为不稳定骨折。

3. 根据骨折部位分类 除前述稳定骨折的部位外，不稳定骨折的骨折部位和变形如下。

（1）骶髂关节脱位：骶髂关节的上半部为韧带关节，无软骨关节面，在骶骨与髂骨之间有许多凸起与凹陷，互相嵌插借纤维组织相连，颇为坚固。骶髂关节的下半部有耳状软骨面、小量滑膜及前后关节囊韧带，是真正的关节，比较薄弱。常见骶髂关节脱位，又分为3种：①经耳状关节与韧带关节脱位。②经耳状关节与$S_{1,2}$侧块骨折发生脱位。③经耳状关节与髂骨翼后部斜行骨折发生脱位。前者脱位的骨折线与身体长轴平行，脱位的半侧骨盆受腰肌及腹肌牵拉，向上移位，很不稳定，不易保持复位，后者髂骨翼后部斜骨折线，对脱位半侧骨盆向上移位有一定阻力。

（2）骶髂关节韧带损伤：施加于骨盆的暴力，使骨盆前环发生骨折，使骶髂关节的前侧韧带或后侧韧带损伤，该关节间隙张开，但由于一侧韧带尚存而未发生脱位，骨盆的旋转稳定性部分破坏，发生变形。

（3）髂骨翼后部直线骨折：骨盆后环中骶髂关节保持完整，在该关节外侧髂骨翼后部发生与骶髂关节平行的直线骨折，骨折线外侧的半个骨盆受腰肌腹肌牵拉，向上移位。

（4）骶孔直线骨折：骶髂关节完整，在其内侧4个骶骨前后孔发生纵骨折，各骨折线连起来使上4个骶骨侧翼与骶骨管分离，该侧半骨盆连骶骨侧翼被牵拉向上移位，由于S_1侧翼上方为第5腰椎横突，该侧骶骨翼上移的应力，可撞击第5腰椎横突发生骨折，此类型损伤，骨折线与身体纵轴平行，靠近体中线，向上牵拉的肌力强大，故很不稳定，该侧骨盆上移位较多，可达5 cm以上。复位时需要强大的牵引力。

以上 4 类不稳定骨盆骨折的后环损伤部位，都在骶髂关节或其邻近，其损伤机制及骨盆变形有共同的规律。

在骶髂关节脱位，髂骨翼后部直线骨折及骶孔直线骨折中，均可见到压缩型、分离型与中间型。在骶髂关节后侧韧带损伤，前环耻坐骨支骨折，骨盆向对侧扭转变形；其分离型，骶髂关节前面韧带损伤，前环耻、坐骨支骨折，伤侧髂骨翼外翻，骨盆向伤侧扭转变形。无中间型。

（5）骶骨骨折：多为直接打击所致骶骨发生裂隙骨折，未发生变位者不影响骨盆的稳定性。由挤压砸击所致的骶骨骨折，严重者亦发生变位及前环骨折，就成为不稳定性骨盆骨折。由于骶骨管中有马尾神经存在，移位骨折可致马尾损伤。骶骨骨折通常根据骨折线方向分为：垂直、横行和斜行。大多数为垂直骨折。Denis 等将骶骨骨折分为三区：Ⅰ区为骶骨翼骨折，L_5 神经根从其前方经过，可受到骨折的损伤；Ⅱ区为骶管孔区，S_{1-3} 孔区骨折，可损伤坐骨神经，但一般无膀胱功能障碍；Ⅲ区为骶管区，骶管骨折移位可损伤马尾，其表现为骶区肛门会阴区麻木及括约肌功能障碍。

据报道，在一组 400 例地震伤骨盆骨折患者中，①稳定性骨折 254 例（63.5%）。②不稳定性骨折 146 例（36.5%），其中压缩型 105 例（72%），中间型 30 例（20.5%），分离型 11 例（7.5%）。在骶髂关节脱位 88 例（占不稳定性骨折的 60.2%）中，压缩型 59 例，中间型 26 例，分离型 3 例；在骶髂关节韧带损伤 42 例（占不稳定性骨折的 28.7%）中，压缩型 40 例，分离型 2 例，无中间型；在骶孔直线骨折 10 例（占不稳定性骨折的 6.8%）中，压缩型 4 例，中间型 2 例，分离型 4 例；在髂骨翼后部直线骨折 6 例（占不稳定性骨折的 4.1%）中，压缩型、中间型、分离型各 2 例。

4. Tile 分类

（1）稳定型（A 型）：骨盆环骨折，移位不大，未破坏骨盆环的稳定性，如耻骨支，坐骨支骨折，髂前上棘撕脱骨折，髂翼骨折等。

（2）旋转不稳定型（B 型）：骨盆的旋转稳定性遭受破坏，但垂直方向并无移位，仅发生了旋转不稳定，根据损伤机制不同分为 B1，即前述分离型骨折，骨盆裂开 <2.5 cm，骨盆裂开 >2.5 cm。B2 骨盆侧方压缩骨折，即压缩型，受伤的同侧发生骨折。B3 骨盆受侧方压缩，对侧发生骨折，同前述压缩型骨折。

（3）旋转与垂直不稳定型（C 型）：骨盆骨折即发生旋转移位，又发生垂直移位，C1 单侧骶髂关节脱位，C2 双侧骶髂关节脱位，C3 骶髂关节脱位并有髋臼骨折。

（4）改良的 Tile AO Muller 分型：这一分类综合了损伤机制、骨盆稳定程度，可以作为确定诊断和治疗的辅助工具。根据骨盆稳定性、旋转、垂直及后方脱位，以及受伤史、机制及软组织受伤的评估。

5. Young - Burgess 分类 将骨盆骨折分为侧方挤压、前后挤压、垂直剪切和混合性损伤 4 种。

按照 Young - Burgess 分类 LC 和 APC 多见于汽车交通意外事故，APC Ⅲ 为徒步者最常见的严重损伤，VS 和 LC 多见于摔伤，APC 常见于挤压伤。摩托车伤常引起 APC Ⅱ 伤，LC 和 APC 伤的重要脏器伤的发生率高，APC 常发生脑和腹腔脏器伤和腹膜后出血，从病死率看 LC 死于脑外伤多，APC 死于内脏伤，出血休克，败血症和 ARDS 等，动脉损伤多见于 LC 伤，LC Ⅱ 和 LC Ⅲ 多为高速暴力致伤。Young - Burgess 分类可以使骨科医师有效地预期骨盆内与腹内的损伤情况，以便针对损伤采取有效的、有预见的复苏治疗。前后暴力（AP）损伤常容易合并骨盆血管损伤。故休克、败血症、成人呼吸窘迫综合征（ARDS）及死亡的可能性较大。侧方暴力损伤合并脑损伤及内脏损伤的可能性大。前后暴力导致的死亡与血管及内脏损伤有关。垂直剪力（VS）损伤机制导致的相关损伤、骨盆血管损伤及死亡接近于侧方暴力损伤。

以上是根据地震伤骨盆骨折分类和 Tile，Young-Burgess 分类，各有优缺点，地震伤分类未能包括严重交通意外损伤，但对骶髂关节韧带损伤描述清楚，其压缩型即 Watson Jones 提出的骶髂关节半脱位，对后环骶髂关节脱位伴骶骨翼骨折或髂骨翼骨折和骶孔直线骨折，描述清楚，Tile 分型和 Young-Burgess 分类都较全面。前环耻骨支骨折，在处理上不及耻骨联合分离重要，因此对骨盆骨折类型的认识应以后环损伤为主结合前环损伤来分型。

五、临床表现

需从 3 方面来观察与检查，即骨盆骨折本身、骨盆骨折的并发伤与同时发生的腹腔脏器伤，后者无疑更为重要。

1. 骨盆骨折本身

（1）稳定性骨折：单纯耻骨支骨折（单侧或双侧）疼痛在腹股沟及阴部，可伴内收肌痛。髂前部撕脱骨折常有皮下溢血及伸屈髋关节时疼痛，骶骨、髂骨的局部骨折表现为局部肿痛。

（2）不稳定性骨折：耻骨联合分离时，可触到耻骨联合处的间隙加大及压痛。在骶髂关节及其邻近的纵行损伤，多伴有前环损伤，骨盆失去稳定，症状重，除疼痛外，翻身困难甚至不能，后环损伤侧的下肢在床上移动困难。由于骨盆至股骨上部的肌肉（如髂腰肌、臀肌等）收缩时，必牵动稳定性遭到破坏之骨盆环，使脱位或骨折处疼痛，致该下肢移动困难，在分离型损伤中，由于髂骨翼外翻，使髋臼处于外旋位亦即该下肢呈外旋畸形。

（3）压缩型或分离型骨折的鉴别：①脐棘距，由肚脐至髂前上棘的距离。正常两侧相等，在压缩型骨盆后环损伤，伤侧髂骨翼内翻（内旋或向对侧扭转），其脐棘距变短，短于对侧。在分离型，伤侧，髂骨外翻（外旋或向同侧扭转），其脐棘距增大，长于对侧。②髂后上棘高度，患者平卧，检查者双手插入患者臀后触摸对比两侧髂后上棘的突出程度及压痛，除髂骨翼后部直线骨折对髂后上棘无影Ⅱ向外，在压缩型，由于髂骨内翻，伤侧髂后上棘更为突出且压痛。在分离型，髂骨翼外翻，伤侧髂后上棘较对侧为低平，亦压痛。如有明显向上移位，亦可感到髂后上棘位置高于对侧。

2. 合并损伤及并发症

（1）骨盆骨折出血、休克：骨盆骨折为骨松质骨折，本身出血较多，骨盆骨折错位，常损伤靠近盆壁的血管，加以盆壁静脉丛多且无静脉瓣阻挡回流，以及中小动脉损伤，Matalon 报道 20 例骨盆骨折出血，血管造影证实 36 个出血部位中，33 个为髂内动脉分支，尚有腰动脉，旋髂深动脉或臀上动脉出血，严重的骨盆骨折常有大量出血（1 000 mL 以上），积聚于后腹膜后，耻骨联合分离可使骨盆容积增大，耻骨联合分离 3 cm，骨盆容积可增加 4 000 mL，患者可表现为轻度或重度休克。因此，对骨盆骨折病例，首先要检查血压、脉搏、意识。血红蛋白、血细胞比容等，以便对有休克者及时救治。对骨盆分离尽快复位。

（2）直肠肛管损伤及女性生殖道损伤：坐骨骨折可损伤直肠或肛管，女性生殖道在膀胱与直肠之间，损伤其生殖道常伴有该道前或后方组织的损伤。伤后早期并无症状，如直肠损伤撕破腹膜，可引起腹内感染，否则仅引起盆壁感染。阴部检查及肛门指诊有血是本合并伤的重要体征。进一步检查可发现破裂口及刺破直肠的骨折断端。早期检查出这些合并伤，是及时清创、修补裂孔、预防感染的关键。延误发现及处理，则感染后果严重。因此对骨盆骨折病例，必须检查肛门及会阴。

（3）尿道及膀胱损伤：是骨盆骨折常见的合并伤。尿道损伤后排尿困难，尿道口可有血流出。膀胱在充盈状态下破裂，尿液可流入腹腔，呈现腹膜刺激症状，膀胱在空虚状态下破裂、尿液可渗出到会阴部，因此应检查会阴及尿道有无血液流出。

（4）神经损伤：骨盆骨折由于骨折部位的不同，神经损伤的部位也不同。骶骨管骨折脱位可损伤支配括约肌及会阴部的马尾神经。骶骨孔部骨折，可损伤坐骨神经根。骶侧翼骨折可损伤 L_5 神经。坐骨大切迹部或坐骨骨折，有时可伤及坐骨神经。耻骨支骨折偶可损伤闭孔神经或股神经。髂前上棘撕脱骨折可伤及股外皮神经。了解上述各神经所支配的皮肤感觉区与支配的肌肉，进行相应的感觉及运动检查，可以做出诊断。

（5）大血管损伤：偶尔骨盆骨折可损伤髂外动脉或股动脉。损伤局部血肿及远端足背动脉搏动减弱或消失，是重要体征。因此，对骨盆骨折病例应检查股动脉与足背动脉，以及时发现有无大血管损伤。

（6）腹部脏器损伤：骨盆遭受损伤发生骨折时，亦可伤及腹部脏器，除上述骨盆骨折的并发伤之外，可有实质脏器或空腔脏器损伤，实质性脏器损伤表现为腹内出血，可有移动性浊音体征，空腔脏器破裂，主要是腹膜刺激症状及肠鸣音消失或肝浊音界消失，腹腔穿刺检查有助于诊断。

六、辅助检查

1. X线片　应拍摄骨盆正位 X 线片，以及入口位和出口位 X 线片。入口位投照方向垂直于真骨盆界，代表真正的骨盆入口结构，主要显示半侧骨盆有无旋转畸形或前后移位。经过骶髂关节的后方移位在此投照位置显示最清楚，还可以观察侧方挤压造成的内旋，以及剪切力或髋臼骨折时的外旋。出口位像主要显示半侧骨盆有无垂直移位、骶骨骨折和前骨盆有无变宽或骨折。下面将 4 种类型骨盆后环纵行损伤，即 C 型的 X 线表现分述如下。

（1）骨盆后环损伤：骶髂关节脱位及髂骨翼后部直线骨折易于辨认，脱位及骨折移位程度容易测量，骶孔直线骨折，由于骶髂关节并无脱位，骶孔外缘骨折线又很不清楚，易被忽略。但如仔细比较两侧髂骨翼高度及骶骨侧块高度，则可见第 1 骶骨侧块有骨折线。以第 5 腰椎横突为标准，骨折侧的髂骨翼上移。骶骨侧块更接近 L_5 横突。如 L_5 横突有骨折并向上移位，则说明系此种骨折。此类骨折易于误诊，应予特别注意。

（2）骶髂关节韧带损伤：由于没有脱位，X 线表现不明确，亦易被忽略，仅看到前环耻骨支骨折，被作为稳定性骨折。但如仔细对比两侧骶髂关节的间隙，在压缩型可见骶髂关节后侧韧带撕伤，关节后面略有张开；在分离型，前侧韧带损伤，关节前面略有张开，髂后上棘并可稍稍向后移位。二者均表现为关节间隙略有增宽，再加以骨盆变形及前环损伤，可以判定为骶髂关节韧带损伤。

（3）骨盆扭转变形：在压缩型，后环损伤侧的髂骨翼向内旋，在正位 X 线片，其髂骨翼宽度比对侧窄（测量髋臼上方髂骨或骶髂关节至髂前上棘之距离）。由于髂骨扭转，其闭孔由斜变正，显得大于对侧，耻骨联合被挤离中线，向对侧移位。伤侧髂骨向上脱位或移位多者可造成耻骨联合上下分离。在分离型，后环伤侧髂骨翼向外旋，由斜变平，显像宽于对侧，并牵拉耻骨联合离开中线向伤侧移位或分离，外旋髂骨的闭孔更斜，故显像比对侧小。

（4）前环损伤：耻骨上下支及坐骨下支的骨折与单纯前环损伤的骨折并无特殊，但变位则有不同，在压缩型，如无耻骨联合向对侧移位，则可见耻坐骨支骨折处发生重叠。在分离型，耻坐骨支骨折，发生在后环损伤的同侧者，如无耻骨联合的同侧移位或分离时，则可见耻坐骨支骨折的分离。在中间型则无耻坐骨支骨折的重叠或分离。不论何型，如伤侧髂骨向上移位明显且无耻骨联合上下分离时，耻坐骨支骨折处，发生上下分离。

2. CT 检查　使用 CT 检查可以充分显示骨盆后方骨与韧带的结构。当骶骨骨折伴有大量肠气和粪便时，骨盆平片容易造成漏诊，CT 检查非常有帮助。对于确定骨盆背侧损伤的机制，CT 检查是必需的。它可以发现通过骶骨的损伤是压缩还是剪力损伤。骶髂关节移位程度对于确定背侧损伤的稳定性是很有价值的。若关节张开的程，度继续加大，后方韧带将断裂，损伤将变为不稳定型（C 型）。CT 还有助于了解有无髋臼骨折。很多接近前柱的耻骨支骨折容易合并髋臼骨折。近年来发展起来的三维重建 CT 对骨盆骨折的诊断帮助更大。CT 三维及多平面重建，可获得任意平面的图像及任意旋转的三维立体图像，为临床医师整体、全面观察骨盆骨折提供了直观立体的图像，为骨折类型的诊断和手术设计提供了极大的帮助。最近 Obaid 报道了 174 个骨盆骨折患者，51% 被骨盆平片漏诊，最后由 CT 确诊。而这些骨折大多发生在骶髂区域。

3. 血管造影及栓塞　骨盆骨折由严重的创伤造成，常合并盆腔大出血，因出血量大、来势凶猛，导致患者发生失血性休克，病死率高。目前普遍认为，骨盆骨折出血主要是髂内动脉或其分支损伤所致。传统的保守疗法常通过大量输血、补液以纠正低血容量性休克，但易引起酸碱平衡紊乱、DIC 和心、肾等脏器急性衰竭，且止血效果差。外科髂内动脉结扎术虽有一定疗效，但存在着创伤大、风险高、并发症多等缺点。原因是手术打开腹腔后，消除了血肿的压迫效果而加重出血，同时因髂内动脉存在丰富的侧支循环，单纯结扎髂内动脉主干达不到确切的止血疗效。采用介入治疗方法，选择性髂内、外动脉造影可显示骨盆骨折所致的出血动脉及其受损程度，并根据造影结果进行栓塞治疗，可迅速有效地止血，具有创伤小、适应证广、疗效显著等优点，已逐步应用于临床。目前，公认的血管造影指征是：①腹腔穿刺阴性，排除腹腔内出血。②24 小时内输血超过 4 U。③48 小时内输血超过 6 U。④CT 或开腹时发现巨大腹膜后血肿。应当注意栓塞只对直径小于 3 mm 的血管有效。Eric 总结 283 个骨盆骨折患者，37 人做了血管造影栓塞。发现需要栓塞的患者与其骨盆骨折类型不相关，ISS 评分高需要栓塞的人比例较高。

七、诊断

主要根据外伤史、症状及前述骨盆骨折体征，辅以 X 线、CT 等检查，不难做出诊断，重要的是应及时对其并发伤及腹腔脏器伤做出诊断。

八、治疗原则

合理的治疗必须依赖于正确的分类与诊断，才能采取正确的治疗方法。

1. 稳定性骨折　如单纯前环耻骨支坐骨支骨折，不论单侧或双侧，除个别骨折块游离突出于会阴部皮下，需手法压回，以免畸形愈合后影响坐骑之外，一般均不需整复骨折。在站或坐时，不影响骨盆之稳定性及体重之传导。治疗仅需休息一段时间。在止痛措施下（如内收肌封闭等），不待骨折完全愈合，即可起床活动。有的患者虽有耻骨支骨折，但完全没有卧床休息。一般休息 2～4 周，年老体弱者则时间稍长。骶骨、髂骨裂隙骨折，仅休息止痛即可。撕脱骨折，需松弛牵拉骨折块的肌肉至临床愈合。例如髂前下棘撕脱骨折，应屈膝位 4 周。

2. 不稳定性骨折　强调早期复位。

九、非手术治疗

对骶髂关节脱位行骨牵引，对耻联合分离行骨盆悬吊。

1. 骶髂关节脱位　在三种脱位形式中，经真正关节及韧带关节脱位与经第 1~2 骶骨侧块骨折脱位均很不稳定。牵引重量应大，占体重的 1/7~1/5 为宜，一般无过牵，且 6 周之前不应减重，以免在韧带完全愈合前，又向上脱位。牵引应不少于 8 周。重量轻、减重早是再脱位的主要原因。经髂骨翼后部斜行骨折脱位，由于骨折线斜行，又是海绵骨创面，复位之后有一定稳定性，牵引时间可短至 6 周。

伤后 1 周内可以手法协助复位，对压缩型需避免骨盆悬吊，因悬吊挤压伤侧髂骨翼内翻，加重向对侧扭转变形。下肢牵引通过髋臼牵拉髂骨向外翻，对压缩型正适合矫正其髂骨翼内翻。对分离型则应避免单纯牵引，必须加以骨盆悬吊才能克服髂骨翼外翻。因下肢牵引可加重髂骨翼外翻，但为矫正或保持骶髂关节复位又必须以牵引维持，故需加悬吊，由侧方挤压矫正髂骨翼外翻。Watson - Jonse 指出，髋关节伸直位牵引将增加耻骨联合分离的趋向，即牵引髂骨外翻，而髋关节屈曲 20°，例如放在勃朗架上，或以枕垫股后部进行牵引，则可减少耻骨联合分离。故在压缩型，应在髋关节伸直位下牵引，而对分离型则髋关节屈曲 20°进行牵引，更为合理。

2. 骶髂关节韧带损伤型骨盆骨折　主要是纠正骨盆扭转变形，使骶髂关节韧带在恢复原位下愈合。因此，对压缩型应手法矫正，腹带固定，卧床 6~8 周或下肢牵引 6 周，以后者为可靠。对分离型手法侧方挤压矫正，骨盆悬吊 6 周，或下肢内旋矫正髂骨翼外翻后，内旋位石膏裤固定 6 周。

3. 骶孔直线骨折　其特点是向上错位大及海绵骨骨折愈合快，故以早期闭合复位并骨牵引维持为恰当的治疗方法。治疗延误 1 周以上，将难以复位，牵引重量要大，达体重近 17 秒为好，牵引 6 周，不减重以防再移位。对压缩型或分离型的骨盆固定，同骶髂关节脱位的同型者。

4. 髂骨翼后部直线骨折　移位一般不大，髂骨内翻或外翻畸形亦较轻，故复位较易。用牵引复位并保持。对压缩型及分离型的矫正，同骶髂关节脱位之同型者，但矫正力不必过大，以防过度。海绵骨折愈合快，牵引维持 6 周即可，复位不完全者，后遗疼痛亦不多。

5. 耻骨联合分离　合并于骨盆后环损伤的耻骨联合分离，有上下分离与左右分离两种。后者见于分离型损伤中，于整复骨盆后环骨折脱位时，耻骨联合的分离即行复位。单纯耻骨联合的分离均系分离型骨折。耻骨联合左右分离，以手法侧方挤压复位并用骨盆悬吊保持或用环形胶布加腹带固定多可成功。但均需在早期施行。

十、手术治疗

1. 外固定架固定　外固定器是骨盆骨折损伤重要的治疗手段，骨科医师需要熟练掌握。作为临时固定以稳定骨盆，减少出血，有利于休克的复苏，作为肯定治疗，则受到一定限制。秦宏敏等比较 78 例骨盆骨折患者使用和非使用骨盆外固定支架手术疗效。结果在 38 例骨盆骨折患者未使用骨盆外固定支架治疗中，失血性休克的纠正率为 76% 病死率 10.6%；而在使用骨盆外固定支架治疗的 40 例患者中失血性休克的纠正率为 90%，病死率为 2.5%。可见使用外固定架有利于休克复苏。使用外固定架有几点需要注意：一是进针要牢固可靠，有较强的把持力；二是为方便护理尽量避免从骨盆后方进针；三是进针点要避开切开手术内固定时的切口；四是外固定没有复位功能，安放外固定架前最好经过牵引或手法复位，使骨折能基本复位。从生物力学看，外固定架对不稳定垂直移位骨盆骨折，不能使之复位与保持固定，需配合牵引或手术内固定。外固定架适用于 TileB 型及旋转不稳定骨折，如分离型（开书型）

与压缩型损伤，无骶髂关节向上脱位者，选用针粗应达 5 mm 直径，最少要 3 mm。第 1 针在髂前上棘后 2 cm，向后隔 1 cm 为第 2 针，每侧应有 3 根针，深约 3.5 cm。在髂嵴上钻孔后打入针应插至髂内外板之间。亦有将 2 针插入髂前上下棘之间的凹部者，连以固定架，对于骨盆的压缩或分离变形，可以手法与调整外固定架纠正。固定 6 周，带外固定架可移动躯干，稳定后可下地活动，需注意防止针孔感染，有报道引起髂骨骨髓炎者。

2. 内固定手术　20 世纪 80 年代以前对骨盆骨折行切开复位内固定很少有报道。由于非手术治疗卧床时间长，复位不尽满意，近些年来主张用切开复位内固定治疗不稳定骨盆骨折。尤其是伴有移位的骶骨骨折和骶髂关节脱位的患者，使用保守治疗经常效果不好。手术的目的不但是为了固定，更重要的是复位。金建华比较了垂直不稳定骨盆骨折在不同移位下行后环骶髂关节螺钉和前环钢板螺钉固定的稳定性差异性，发现在不同移位下的垂直不稳定骨盆骨折行前后环内固定，低度移位组骶髂关节垂直稳定性显著高于高度移位组。Matta 比较了非手术、外固定架与内固定治疗的结果，在非手术治疗组行牵引治疗，其中 4 例复位不良，2 例不连接均改内固定治疗，结果 67% 满意，33% 不满意。外固定组中亦有 4 例改内固定，结果仅有 25% 满意，75% 不满意，有的未愈合。内固定组则 76% 满意，24% 不满意。术前除 AP 位 X 线片外，再照头侧斜 40°、尾侧斜 40°，即入口位与出口位骨盆片与 CT 片，以观察骨盆前后面骨折移位情况，便于决定治疗。

（1）适应证：对于旋转不稳定但垂直稳定（Tile B 型）的骨折伴有耻骨联合分离大于 2.5 cm，耻骨支骨折伴有大于 2 cm 移位，或其他旋转不稳定的骨盆骨折伴有明显的下肢不等长大于 1.5 cm 的，或不能接受的骨盆旋转畸形均宜手术复位和稳定，骶髂关节脱位 >1 cm，髂骨、骶骨骨折移位明显，均应手术复位。手术时机选在全身情况稳定之后，即伤后 5~7 天时间。

（2）切开复位内固定的优点：①解剖复位和坚强固定能维持骨盆环的良好稳定性，使患者无痛护理更容易进行。②目前良好的内固定技术和内固定器材应用于骨盆大面积骨松质可帮助防止畸形愈合，减少不愈合。

（3）切开复位内固定的缺点：①切开后丧失了闭合盆腔的压塞作用，容易使原来已经停止出血的部位再发生大出血。②增加了感染的概率。③有发生医源性神经损伤的可能。

3. 常见内固定手术

（1）耻骨联合分离：标准的方法是用 4~6 孔 4.5 mm 钢板进行固定，对于身材较小的患者也可改用 3.5 mm 钢板或重建钢板固定。为了达到稳定的固定效果，钢板螺钉的方向应该处于头尾方向，使螺钉在耻骨中固定距离最长。手术采用标准的 Pfannesteil 切口，在耻骨联合上方 2 横指处做长 7~12 cm 横切口，显露腹壁及腹直肌筋膜，男性需要保护输精管。劈开腹直肌筋膜后无须过多暴露即可显露损伤。一般腹直肌的止点仅在一侧发生撕裂，置放接骨板时不需要剥离另一侧腹直肌止点。如果腹直肌没有从耻骨体撕脱，则需要先将腹直肌止点剥离才能显露耻骨联合。复位方法可用大钳夹住耻骨联合两侧闭孔缘复位后固定，或床边用骨盆挡挤住骨盆复位，也可在两侧耻骨上各拧 1 枚螺钉，通过螺钉用复位钳复位把持力更强。将耻骨联合分离复位至间隙 ≤5 mm，钢板放置在耻骨联合上方，将手指放在耻骨联合后方指引螺钉拧入。当耻骨联合分离的力量较大时，也可以在耻骨联合前后再放一块钢板加强固定。在复位和固定期间，应在 Retzius 间隙里置放一顺应性好的拉钩以防止膀胱的损伤。关闭切口时，常规于该间隙内置放闭式引流。关闭伤口时还要注意将腹直肌缝回止点上，这时需要放松腹直肌，必要时可以将手术台屈曲以利于缝合。腹外斜肌也必须缝合，如果打开了外环，也要修复防止疝出。对骶髂关节与耻联合均有损伤分离较大者，则先将耻联合复位钢板内固定，再做骶髂关节复位内固定。根据生物力学测试及临床观察，骨盆前环与后环破裂，需分别固定前环与后环，仅固定骶髂关节，不能使耻骨联合稳定，同样仅固定耻骨联合也不能使骶髂关节稳定。术后处理：后方稳定的耻骨联合分离 4~7 天可以下地，允许患肢负重 15 kg，8 周后完全负重。

（2）耻骨、坐骨支骨折：单纯的耻骨、坐骨支骨折很常见，一般不需要内固定手术。耻骨支合并髋臼骨折前柱骨折时，可以通过髂腹股沟切口将髋臼前柱和耻骨支同时固定，能够增加髋臼骨折固定的牢固程度。耻骨骨折不稳定合并耻骨联合分离时，耻骨支也需要固定。耻骨联合分离的固定方法同上，耻骨支可以采用长螺钉在 X 线监护下穿入耻骨支来固定，以防止螺钉穿入髋关节。

（3）骶髂关节骨松质螺钉固定：患者俯卧，沿髂翼后骶髂关节弧形切口，显露骶髂关节至坐骨大切迹。将臀大肌从髂峰后部及其起点处掀起，并牵向外下方，可以看到梨状肌的起点。剥离梨状肌即可显露髂峰的后侧部分，继续向内分离即可显露骶骨。剥离梨状肌后可以达到骨盆的前面。注意梨状肌上方坐骨大切迹处的臀上动脉及其分支。在患侧肢体牵引下，以骨起子撬拨髂骨则可使脱位复位，如关节内有撕裂韧带阻挡可切除之。以示指自坐骨大切迹上缘插入骶髂关节前，触摸该关节是否平整完全复位，对完全复位者，行骨松质螺钉固定，选 6.5 mm 或 4.5 mm 直径长 100 mm 骨松质螺钉，自髂骨后面拧入。其定位标志是，在坐骨大切迹顶至髂翼顶缘分为 3 个等份，上 1/3 与中 1/3 交界处为第 1 螺钉入点，横向直至 S_1 椎体中，中 1/3 与下 1/3 交界处为第 2 螺钉进入点，入 S_2 椎体中，需在 C 形臂 X 线机监视下拧入骶骨体中，宋连新，彭阿钦等在尸体标本上测得第 2 螺钉的进钉点在坐骨大切迹顶点向上（2.9 ± 0.2）cm，向后（2.22 ± 0.15）cm 处。进钉点距骶管外缘的距离为（4.25 ± 0.28）cm，另一瞄准方法是于 S_1 及 S_2 后孔处各插入 1 小拉钩板，使螺钉进入方向在骶后孔之间。

（4）透视下经皮骶髂关节螺钉固定术：后侧切口骶髂关节复位固定术可以直视下复位及固定，比较直观，但创伤大，感染及皮肤坏死不少见。现在选择更多的是微创经皮固定。这种新方法适合于骶髂关节脱位和骶骨骨折。但这种技术要求术前要复位，且医师熟悉该部位的解剖和熟练掌握了这项技术。

1）适应证：a. 伤后 1 周内，时间较长则闭合复位困难；b. 术前牵引已经使骨折或脱位复位。

2）禁忌证：a. 闭合复位失败；b. 用 C 形臂不能看到骶骨后侧及外侧结构；c. 存在骶骨解剖变异；d. 骨质疏松。

3）手术方法：选择透光的手术床，且 C 形臂可以自由旋转比较清晰地照出骨盆正位、侧位、入口位和出口位像。患者可以俯卧位也可仰卧位取决于医师的习惯。螺钉从髂骨翼进入，穿过骶髂关节进入 S_1 椎体。进钉点位于股骨干轴线与髂前上棘垂线交点下方 2 cm 处。切开皮肤，将克氏针插入到髂骨后外侧。正位像显示导针指向 S_1 椎体并垂直于骶髂关节。然后侧位像证实导针位于 S_1 椎体中央。入口位显示导针方向能够在骶骨体内行走并指向骶骨岬。出口位显示进针方向位于 S_1 神经孔上方 S_1 椎体上下方向的中央。沿此方向逐步进针，并不断重复上述位置的 X 线检查，以确保进针方向正确。导针进入到骶骨体近中线处即可。透视导针进入到合适位置时，即可选择合适长 6.5 mm 或 7.3 mm 直径空心钉沿导针拧入。不必过度加压，防止出现神经受压的并发症。如果需要可以在 S_1 拧入第 2 枚螺钉，或在 S_2 椎体按上述方法拧入 1 枚螺钉。van Zwienen 等通过尸体模型验证单在 S_1 拧入 1 枚螺钉，不如在 S_1 上拧入两枚螺钉牢固，而在 S_1 拧入两枚螺钉与在 S_1、S_2 各拧 1 枚牢固程度没有明显差别。骶髂螺钉的植入有一定的盲目性，即使在透视下手术，危险仍较大。目前新兴的计算机导航技术的应用，为该手术的顺利进行可提供极大的帮助。

（5）骶髂关节前路固定：Olernd 与 Hamberg 报道前方入路整复及固定骶髂关节脱位的方法，因在新鲜骶髂关节脱位，从后方触摸及观察是否复位受到髂后上棘部遮盖的限制。

患者平卧，患侧髋关节屈曲 90° 并内收，以松解髂腰肌及神经血管束，由髂嵴切口向前延长 4 ~ 5 cm 至腹股沟韧带，将腹肌起点自髂嵴上切下，找出股外皮神经。然后骨膜下分离髂肌、显露髂骨内板及骶髂关节前面，向内侧牵开髂肌和腹腔脏器，暴露骶髂关节。骶骨侧显露约 1.5 mm 宽，髂骶骨膜前为 $L_{4,5}$ 神经根但未显示于视野中，以 2 ~ 3 mm 直径克氏针插到髂骨中做牵开用。复位时，通常需要一边向远端牵引腿部，一边内旋半侧骨盆，不可剥离关节的软骨面。复位较困难的陈旧脱位可以用骨盆复位钳进行复位。检查骶髂关节情况，掉下的软骨予以取出，在直视下搬动活动的髂骨，使骶髂关节复位，可自臀部经皮插入克氏针将骶髂关节暂时固定。固定可以用两块 2 ~ 3 孔加压钢板或一块方钢板跨过骶髂关节固定。注意钢板在骶骨侧只可拧入 1 枚螺钉，否则有损伤 L_5 神经根的危险。

（6）骶骨棒固定：使用于单侧骶骨骨折，是一种对骶骨的间接固定。此方法要求一侧骨盆环稳定及双侧后结节完整。骶骨棒选择直接至少 6 mm 的全螺纹棒，从一侧髂骨后结节穿入，从另一侧髂骨后结节穿出。一般使用两根骶骨棒固定才能得到比较稳定的固定效果。第一根棒高度在 L_5 ~ S_1 间盘水平，经过骶骨后方而不穿过骶骨，然后从另一侧髂骨后结节穿出，两侧分别安放垫片及螺母并拧紧。第二根棒在第一根下方 3 ~ 6 cm 处，并与之平行。此方法只对骶骨骨折起间接固定，双侧骶髂关节仍会有一定的活动。此技术要求既对骶骨骨折起到固定作用，又不能过度加压而造成神经的卡压。在透视复位及固定均满意后，剪断螺母外侧多余的骶骨棒。使用骶骨棒同样要求在安放前复位骨折，或者骶骨骨折错位较小可以接受。也有人将该技术用于双侧不稳定骨折，这要求用骶骨钉或钢板固定一侧的骶骨骨折，然后再使用骶骨棒。

（7）后路钢板固定：Pohlemann 报道了一种钢板固定技术。允许小钢板直接固定骶骨。患者俯卧位，背侧单一切口。皮肤切口的重要标志是 L_4 和 L_5 棘突，后方髂嵴和臀肌裂隙。单侧骶骨骨折的皮肤切口位于骶棘与后方髂棘连线的中间。为了暴露双侧骶骨翼切口可以稍偏向骶棘外侧。靠近骶棘切开腰背筋膜并从骶骨上剥离附着的肌肉，暴露单侧的骶骨骨折。如果需要更广泛的暴露，可以完全将竖脊肌远侧和外侧部分从骶骨表面和髂嵴后方剥离。在双侧使用此入路可以暴露双侧骶骨。只要不被骶髂韧带妨碍，钢板尽可能靠近骶髂关节，外侧的螺钉固定于髂骨翼，内侧的螺钉固定于骶孔之间。在骶髂关节内插入导针指导外侧螺钉平行骶髂关节植入，从而保证安全。S_1 骶骨翼螺钉绝对不能穿出前方皮质，因为前面有髂内血管和腰骶干。骶骨外侧骨折，螺钉方向应在矢状面上并且平行于头侧骶骨板。经骶孔的骨折，螺钉在水平面上成向外的 20°，且在矢状面和额状面上平行于头侧骶骨板。S_2 ~ S_4 内侧螺钉入点在经骶孔的纵行线上，在两相邻骶孔中点，方向垂直于骶骨后椎板。每条骨折线必须由两块钢板固定，最后在 S_1、S_3 或 S_4 水平。如果骨折线向外延伸得过远，可以将钢板延长到髂骨。如果不能使用内侧螺钉，就需要使用动力加压钢板横跨中线固定于两侧骶骨翼。

（8）髂骨翼固定：对于有明显移位的髂骨翼骨折有时也需要固定。手术入路与骶髂关节前入路相同。一般情况下骨盆内壁的固定多在髂嵴下方，这里骨质较厚利于固定。髂骨翼中部骨质薄，不适于钢板固定，如果必须在此安放钢板，则选用长钢板较为合适。

（9）π 棒固定骶骨骨折：南京医科大学第一附属医院发明的 π 棒由 CD 棒和骶骨棒骨栓经接头装置组合而成，由 CD 棒近端与椎弓根螺钉相连，远端插入接头装置，呈倒 π 字形。由于有 CD 棒的纵向支撑对抗骶骨的垂直移位，骶骨棒无须加压过紧，其压缩固定作用可以根据骨折的不同情况调节。π 棒固定在脊柱后柱，CD 棒插入接头装置内深达 16 mm。当腰椎中立位和后伸时起静力固定作用，而前屈时两侧 CD 棒和健侧屈时患侧 CD 棒均可在接头装置孔洞内滑移 2 ~ 3 mm 起动力作用，而不影响 CD 棒与接头装置联结的稳定性。因此，无须二次手术去除内固定，术后 6 周患者即可活动腰骶部。因此 π 棒固定后既可促进骨折愈合，又不会使 $L_{4,5}$ 和 $L_5 \sim S_1$ 椎间盘产生退变。对于Ⅱ、Ⅲ型骨折可使用在骶骨棘内侧的螺帽防止过度加压，从而避免损伤骶神经。故 π 棒可适用于各种类型的骶骨骨折。

（吴　强）

第二节　髋臼骨折

一、解剖

　　髋臼呈半球形深凹，直径 3.5 cm，与股骨头相关节。髋臼关节软骨为约 2 mm 厚的透明软骨，呈半月形分布于髋臼的前、后、上壁。中央无关节软骨覆盖的髋臼窝由哈佛森腺充填，它可随关节内压力的改变而被挤出或吸入，从而可使髋臼加深加宽，并使臼口变小，使髋臼包容股骨头的一半以上。另外，髋关节周围有强大的韧带及丰厚的肌肉覆盖，因而稳定性较强。正常成人髋臼外展角为 40°～70°，前倾角为 4°～20°，该前倾角的存在使外展角在屈髋活动时减小得较缓慢，从而保证了髋臼对股骨头较好的覆盖。

　　Judet 等将髋臼邻近结构划分为前柱、后柱。前柱（即髂耻柱）由髂嵴前上方斜向前内下方，经耻骨支止于耻骨联合，分髂骨部、髋臼部、耻骨部三段。后柱（即髂坐柱）由坐骨大切迹经髋臼中心至坐骨结节，包括坐骨的垂直部分及坐骨上方的髂骨。后柱内侧面由坐骨体内侧的四边形区域构成，称方形区。髋臼前后两柱呈 60° 相交，形成一拱形结构，由髂骨下部构成，横跨于前后两柱之间，是髋臼主要负重区，称臼顶，又称负重顶。前后两柱之间的髋臼窝较薄弱，外伤时，股骨头可由此向内穿透进入盆腔。

　　在静息状态下，一侧髋关节承受的压力为体重的 20%～31%；单足静止站立时，承载侧髋关节承受的压力约为体重的 81%。在步态周期中站立相时髋关节有两个负重高峰，即足跟着地时（约为体重的 4 倍）和足尖离地前（可达体重的 7 倍）。摆动相时，伸髋肌的影响使大腿减速，髋关节反应力约与体重相等。步行速度越快，髋关节受力越大，当跑步或跳跃时，股骨头上所受的载荷约为体重的 10 倍。即使在不负重的状态下，如仰卧位直腿抬高或俯卧位伸髋时，肌肉的收缩亦可使受力大于体重。

　　在无负荷或低负荷情况下，髋关节轻度不对称，股骨头半径略大于髋臼半径。在高负荷作用下，通过关节软骨及骨松质骨小梁的微小形变，头臼才获得最大接触，从而降低单位面积的负荷。

二、生物力学

　　1. 臼顶负重区　臼顶部约占髋臼的 2/5，由髂骨构成。正常人体负重力线由骶髂关节下传，经坐骨大切迹前方到达臼顶。在直立行走时，将体重传达至股骨头；在坐位时，则经髋臼后下部经坐骨上支止于坐骨结节。同此种力学环境相适应，臼顶部厚而坚强，月状面透明软骨的上部和后部亦相应变宽变厚。髋臼月状软骨面越宽大，股骨头半径越大，承载面积也就越大。正常情况下，髋关节压力均匀分布在髋臼负重面上，压强较低，该压应力自髋臼关节软骨承载面中央向周围递减。在该应力分布区域内，髋臼软骨下骨硬化，在 X 线片上呈近水平的致密影，均匀分布于负载面，呈"眼眉"状。Domazet 对"眼眉"进行形态学测量，发现"眼眉"平均长度为（32.1±15.6）mm，女性为 24.8～31.5 mm，男性为 29.4～40.3 mm。男性的年龄与"眼眉"长度呈反比；女性的年龄与"眼眉"长度相关性较差。"眼眉"长度与股骨颈干角呈反比，与 Wiberg 角（即 CE 角）无关，但与下肢短缩程度有关。受损髋关节比正常髋关节的"眼眉"长度平均大 6.89 mm（女性平均大 8.79 mm）。若髋关节应力分布不均，该软骨下骨会形成三角形的骨硬化带，该骨硬化带可出现在臼顶的外侧及臼顶中央，位于臼顶外侧者对髋臼更为不利。因此，"眼眉"长度及形态的变化对于髋关节病损的诊治及随访有重要价值，可以直观地反映出髋臼应力分布的改变。Steven 等指出，髋臼骨折的移位有台阶状移位和裂缝状移位两种，或者二者联合出现。对于波及有关节面的横断骨折，两种移位均可引起髋臼上方最大压力的显著提高。在裂缝状移位时，髋臼上方的接触面积增大，而在台阶状移位中，接触面积减小，2~4 mm 的台阶状移位可使关节面压强由正常时的（9.55±2.62）mPa 升高至（21.35±11.75）mPa，故台阶状移位对髋臼的应力分布影响更大。Hay 等用尸体骨盆标本模拟经顶型及近顶型髋臼横断骨折，利用压敏片测量裂缝状移位及台阶状移位情况下关节面接触面积及压力，发现经顶型髋臼骨折台阶状移位使臼顶最大压力上升至20.5 mPa，而完整髋臼臼顶仅为 9.1 mPa。经顶型髋臼横断骨折裂缝状移位及近顶型髋臼压力大幅度增加。Konrath 等发现，台阶状移位导致臼顶最大压力显著提高，裂缝状移位次之，而解剖复位则不影响髋臼的应力分布。

目前，多数学者均认为髋臼骨折治疗的关键在于臼顶负重区的复位，该区的复位程度与预后显著相关。若负重顶受累且复位不良，髋关节因负重面积减小而发生应力集中，关节软骨变性而继发创伤性关节炎。对于那些未波及臼顶负重区的骨折可通过牵引等侵袭性小的措施治疗，而且预后好，较少发生创伤性关节炎。

2. 前柱与后柱　Harnroongroj 指出，在骨盆环稳定性中，前柱提供的平均最大力量为（2 015.40±352.31）N，刚度为（301.57±98.67）N/mm；后柱提供的平均最大力量为（759.43±229.15）N，其刚度平均为（113.19±22.40）N/mm，前柱所起作用约为后柱的 2.75 倍。这一发现对双柱骨折的处理有重要指导意义。Olson 等指出，将后壁关节面的 27% 切除，会使髋臼上方的关节面接触面积及压力显著上升，而髋臼前后壁骨折块解剖复位内固定后，这些变化仅能部分恢复正常。在完整的髋臼中，关节接触面积的 48% 分布于臼顶，28% 分布于前壁，24% 分布于后壁。为了进一步验证髋臼后壁骨折块大小对髋臼应力分布的影响，Olson 等将髋臼后壁 50°弧范围内的关节面分别作 1/3、2/3 和全部宽度的分级切除，结果发现臼顶关节面的相对接触面积均比完整髋臼显著提高，分别为 64%、71% 和 77%。分级切除后的关节面绝对接触面积均比完整髋臼显著减小。提示，后壁骨折可显著改变关节面的接触情况，即使是较小的缺损也可对关节接触面积有较大的影响。Steven 等指出，这种情况可能是关节面接触情况及负载的改变导致股骨头轻度脱位的缘故。

宋朝辉、张英泽等观察髋臼后壁骨折对髋臼与股骨头之间应力的影响。用 6 具完整骨盆和股骨上 1/3，用夹具固定于单足站立负重骨盆中立位，用压敏片依次测量完整髋臼，后壁 1/3、2/3、3/3 骨折时对髋臼前壁、后壁和负重顶区的应力和应力分布变化，结果表明后壁骨折使负重顶区的平均应力显著增加（P<0.01），使前壁的平均应力显著减少，在后壁完整时，臼顶负重区应力为（1.09±0.32）mPa，后壁 1/3 骨折时为（1.50±0.37）mPa，2/3 骨折时应力（1.67±0.21）mPa，3/3 骨折时为（1.72±0.32）mPa，是以对后壁骨折应尽量解剖复位。

三、致伤机制

髋臼骨折绝大多数由直接暴力引起，例如夜间突然地震，建筑物倒塌直接砸在侧卧人体髋部，暴力撞击股骨大粗隆，经股骨颈、头传达至髋臼发生骨折。如受伤时大腿处于轻度外展旋转中立位，暴力作用于臼中心，即发生髋臼横折、T/Y 形或粉碎性骨折；如受伤时大腿轻度外展并内旋或外旋，暴力沿股骨头作用于白后壁或前壁，则产生后柱或后壁骨折，或者前柱或前壁骨折。间接暴力所致损伤机制亦相似，视当时髋关节所处位置不同，可发生髋臼不同类型之骨折。如坐在汽车内髋、膝均屈曲90°，发生意外事故撞车，则暴力由膝传至股骨头，作用于髋臼后缘，则产生髋臼后缘骨折；如髋屈曲90°，大腿外旋内收时，可产生白顶负重区骨折。无论是直接暴力还是间接暴力，均系股骨头直接撞击髋臼的结果，故除髋臼骨折外，股骨头亦可发生骨折。

四、分型

对髋臼骨折，Austin，Watson Jonse，Tile 与 Judet 均曾提出过分类，现在多采用 Letournel 分类和 AO 分类。

1. Letournel 髋臼骨折分类　为10种，前5类为简单骨折，基本都有1条骨折线，后5类为复杂骨折，每例都有2条骨折线，前者为后壁、后柱、前壁、前柱、横行骨折，后者为T形骨折，前柱与后半横骨折，横行与后壁骨折，后柱与后壁骨折，前柱加后柱骨折。

（1）后壁骨折：系髋臼后壁或后缘的大块骨折，包括关节软骨，但不涉及后柱盆面的骨皮质，有时骨折向上延伸及白顶区骨折块向后上移位，股骨头向后脱位，其与髋关节后脱位加白后缘骨折，除骨折块有大小之分外，与后脱位基本相同。正位 X 线片示后唇线中断移位，闭孔斜位，显示骨折块。

（2）后柱骨折：骨折线由后柱经白底弯向下方，后柱比较坚实，引起骨折的暴力较大，故常伴有同侧耻骨下支或坐骨下支骨折，骨折块向内向上移位，股骨头呈中心脱位，至坐骨大孔变小，有时可损伤坐骨神经，在 X 线片上髂坐线中断。闭孔斜位示闭孔环和后唇线断离，髂骨斜位示后柱在坐骨大切迹处骨折。

（3）前壁骨折：白的前壁或前缘骨折，骨折线由髂前下棘分离向下通过髋臼窝，但不涉及前柱盆面骨皮质，常有股骨头向前下脱位。正位 X 线片见白前唇线和髂耻线中断，但闭孔环无骨折以与前柱骨折鉴别。

（4）前柱骨折：骨折线由髂骨前柱经白底弯向下方，至耻骨下支中部，向上可至髂峰，骨折块向盆腔移位，股骨头中心脱位，X 线片上髂耻线中断。髂耻线合并股骨头和泪滴内移闭孔斜位片示前柱线在髂峰或髂前上棘和耻骨支处断离。

（5）横行骨折：骨折线横贯髋臼的内壁与白顶的交界部，通过前柱与后柱，但非双柱骨折，因其白顶部或负重区仍连在髂骨上，前后柱亦未分开，但向内移位，股骨头向中心脱位，横骨折的平面可有高低之分，高位横骨折通过白的负重区，低位横骨折，经过前后柱低于负重区，在斜位片上可见双柱未分开，以与 T 形骨折或前后双柱骨折鉴别。在 X 线片正位，闭孔斜位，髂骨斜位上，髂耻线、髂坐线、白前后唇线均在髋臼同一平面被横断。

（6）T形骨折：T形骨折是横行骨折基础上，又有一个垂直的骨折线，通过后柱四边形面区和髋臼窝，向远侧累及闭孔环致后柱全游离，向内移位，股骨头中心脱位。

（7）后柱加后壁骨折：骨折线从坐骨大切迹延伸至髋臼窝，也可延伸到闭孔，后柱骨折块向内移位，股骨头中心脱位少数有后脱位，X 线片可见髂耻线连续，而髂坐线和后唇线中断并内移。坐骨结节骨折，闭孔斜位示后壁骨折块移位，髂骨斜位见后柱骨折移位。

（8）横行加后壁骨折：在前述横行骨折加上后壁骨折，股骨头向后内移位，髂骨斜位片上可见四边体骨折，髂骨翼完整，闭孔斜位可见后壁骨折，如骨块后移，则可见横行骨折线。

（9）前柱或前壁骨折加后半横骨折：骨折线由髂前下棘向下穿过髋臼窝止于耻骨上支联结处，后半部分为横行的后柱骨折。正位片和闭孔斜位示前柱骨折变位，髂骨斜位示后柱骨折变位。与双柱骨折不同点是一部分髂臼仍与髂骨翼相连，闭孔环的后柱完整，后柱无移位，而髂耻线移位，闭孔斜位可显示前柱或前壁骨折块的大小。

（10）双柱骨折：双柱均有骨折并彼此分离，后柱的骨折线从坐骨大切迹向下延伸至髂臼后方，前柱骨折线至髂骨翼，臼前壁骨折至耻骨支骨折，骨折块内移，股骨头中心脱位。正位 X 线片和闭孔、髂骨两斜位片分别显示前柱和后柱骨折的特征。

关于髂臼骨折的分型，在我们 60 例中，除按 Letournel 分型外，还见到两种情况：①髂骨翼骨折，即在髂翼前部的骨折线，并不与前柱骨折线相通，可至髂臼顶部，需将其复位，才能使髂臼骨折复位好，此型约 5 例。②髂臼顶骨折，常与横骨折同在，但髂臼顶形成粉碎骨折，需单独进行复位与固定，也有 5 例。

2. AO 分类　目前，文献中常用的髂臼骨折分类，除了 Letournel 分类外，还有 AO 分类。它也是以两柱理论为基础，其实质上是改良的 Letournel 分类。按照 AO 一贯的骨折分类习惯，也分成从轻到重的 A、B、C 三型，对于判断预后更有帮助。

AO 分类每一型里包括三个亚型，每个亚型还可以再细分为若干个组，对于骨折形态的描述更加详细。这样细分对于不同医疗单位比较髂臼骨折治疗结果更加科学。虽然 AO 分类尽量遵循由轻到重的分类顺序，但是由于髂臼结构的复杂性，在某些方面又无法完全顾及这一顺序。比如 T 型骨折虽然属于 B 型，但经常比 C 型骨折还要严重和难以处理。

3. 脱位程度　可分为 3 度。Ⅰ度脱位，股骨头向中心轻微脱位，头顶部仍在臼顶负重区之下，不论复位完全与否，髋关节活动功能可基本保持；Ⅱ度脱位，股骨头突入骨盆内壁。头顶部离开臼顶负重区，正在内壁与臼顶之间的骨折线内，如不复位，髋关节功能受到严重破坏；Ⅲ度脱位，股骨头大部或全部突入骨盆壁之内，如不复位，则髋关节功能完全丧失。

五、临床表现

髂臼的解剖结构非常复杂，对于骨折部位和类型做出准确诊断特别重要。仔细的临床检查可以明确患者的全身状况和受伤情况，可以初步判断有无髂臼骨折以及其他合并伤，也便于制定合理的诊治计划。有明确外伤史，前述损伤机制可提示本病，髋部疼痛及活动受限，主要依据 X 线片检查诊断，CT 有很大参考价值。髂臼后壁骨折股骨头后脱位，常见患肢呈内旋内收畸形并缩短，臀后可触及股骨头。另外还要从病史中了解受伤机制，对于判断有无髂臼骨折以及重要脏器的合并伤很有帮助。Porter 发现侧方应力导致的髂臼骨折容易合并腹膜后血肿，肝、脾、肾、膀胱破裂和大血管损伤。

六、辅助检查

对于髂臼骨折在临床检查的基础上要进一步了解，需要有影像学材料做出准确判断。

1. X 线检查　应拍摄骨盆的正位即前后位片和两斜位片，即髂骨斜位和闭孔斜位。

（1）前后位 X 线片：观察 5 条线和 U 形的改变。①髂耻线：为前柱的内缘线，如该线中断或错位，表示前柱骨折。②髂坐线：为后柱的后外缘线，如该线中断或错位，表示后柱骨折。③后唇线：在平片上位于最外侧，为臼后缘的游离缘形成，如该线中断或大部分缺如提示后唇或后壁骨折。④前唇线：位于后唇线之内侧，为臼前缘的游离缘构成，如该线中断或大部分缺如，提示臼前唇或前壁骨折。⑤臼顶线和臼内壁线：为臼顶和臼底构成，如该线中断，表示臼顶骨折，如臼顶线和后唇线均破坏，表示后壁骨折；如臼顶线和前唇线均破坏，表示前壁骨折；如臼底线中断，则表示臼中心骨折。⑥U形线系髋臼最下和最前面的部分边缘和髂骨四边形前面平坦部分相连而成，可判断髂坐线是否移位。

（2）闭孔斜位（3/4内旋斜位）：患者仰卧，伤侧髋部抬高向健侧倾斜45°，投照前后位，能清楚显示伤侧自耻骨联合到髂前下棘的整个前柱以及髋臼后缘。由于该位置髂骨处于垂直位，当发生双柱骨折时可以看到髋臼上方的"马刺征"。

（3）髂骨斜位（3/4外旋斜位），患者仰卧，健侧髋后抬高，向伤侧倾斜45°拍前后位片，可清楚显示从坐骨切迹到坐骨结节的整个后柱，后柱的后外缘和髋臼前缘。

（4）弧顶角测量：系Matta 1988年提出当髋臼骨折时，测量X线片正位，闭孔斜位，髂骨斜位3张片上髋臼前、中、后3个弧形关节面的角度，用以定量测定髋臼骨折移位后，髋臼负重区的剩余量，髋臼覆盖股骨头为保持稳定有一个最低值，用弧顶角可测出骨折是否累及了最低值。

在髋臼缘近骨折段的圆弧 m 与 n 线上，任选两点PP'，经过 P 与 P' 分别做圆弧 mn 的两条切线 AB 和 CD，再经过 P 与 P' 分别做切线 AB 和 CD 的垂直线，相交于 O 点，O 点即为圆弧 mn 的圆心，由此求弧顶角。即在前后位 X 线片上测得的称内顶弧角，正常为≥30°在闭孔斜位测得的为前顶弧角，正常为≥40°，在髂骨斜位测得的为后顶弧角，正常为≥50°，测量结果大于此值表示髋臼负重区完整，若测量结果小于正常值，则提示臼顶有骨折。通过臼顶的骨折移位＞3 mm应手术复位，此方法适用于除双柱骨折和后壁骨折以外的所有髋臼骨折。

2. CT　在 X 线片上臼顶部骨折，由于变位不大，前后重叠，可能显示不清，CT有助于显示臼顶骨折，臼后缘骨折、前后柱骨折和髋关节有无骨块等情况，臼顶部的横行骨折，还能了解骨折的粉碎程度和压缩骨折、股骨头的损伤、骨盆血肿、骶髂关节的损伤等。

七、治疗原则

髋臼骨折股骨头中心脱位是关节内骨折，因此治疗的关键是良好的复位。应当遵守 Letournel 三原则：①熟知髋臼部的解剖。②了解并能区分 Letournel 关于髋臼骨折的分型。③能做到对骨折良好的复位。

八、非手术治疗

Olson 和 Matta 制定的非手术适应证是：①通过关节上方10 mm CT 扫描显示关节面完整。②在不牵引情况下，X 线片前后位和斜位像显示股骨头和上方髋臼相容性良好。③后壁骨折，CT 显示至少保留50%臼壁完整。有研究认为对于全身情况较差的多发伤和系统性疾病患者，以及骨质疏松的患者也应该列入非手术适应证范畴。

九、手术治疗

1. 手术适应证　孙俊英、唐天驷等报道98例移位复杂型髋臼骨折的手术适应证为：①骨折移位＞3 mm。②合并股骨头脱位或半脱位。③合并关节内游离骨块。④CT 显示后壁骨折缺损＞40%。⑤移位骨折累及臼顶。⑥无骨质疏松。是否手术还应该考虑手术医师的经验和医疗条件，由没有经验的医师对适合手术的患者实施手术，有可能带来灾难性的后果。

2. 治疗时机　Letournel 与 Judet 将髋臼骨折的治疗分为3个时期：①伤后至21天。②21～120天。③120天以后。21天以内骨折线清晰可见，可以做到良好复位。21～120天者，虽然骨折已稳定并已愈合，但仍可见愈合时骨折线，按此骨折线以达到复位是有可能的，而 120 天以后骨折线已看不见，则复位就很困难了。因此我们建议手术在伤后 5~7 天为最佳时机，此时出血较少，骨折也相对容易复位。但对于有脱位、开放骨折、血管及神经损伤时，应该急诊手术。

3. 手术指征　根据 Letournel 3 原则，凡错位的髋臼骨折均应手术复位，以达 0~1 mm 错位的要求。只有对于错位较小在 1 mm 以内者，可以保守治疗。

4. 入路选择　对于单纯的髋臼前壁、前柱或后壁、后柱骨折，手术治疗相对简单，对于髋臼横行骨折、T 形骨折和双柱骨折这类复杂性髋臼骨折，选择恰当的手术入路有助于减少手术创伤，减少手术并发症，更有利于骨折的复位，相反，则不但使手术创伤加大，增加手术危险性，还有可能导致骨折复位困难甚至不能达到解剖复位而影响日后关节功能。在大多数情况下可以通过单一切口来处理髋臼骨折。为了达到良好复位，入路选择是重要问题，经验如下所述。

（1）髂腹股沟入路：Letournal 用此显露可处理几乎所有髋臼骨折股骨头中心脱位，包括前柱及前壁，前柱加后半横，但主要用于前柱与后柱。T 形与横骨折，可显露髂骨全部内面，骶髂关节与耻骨联合，在其 422 个髋臼骨折中用 IIA 者 116 例。

手术需通过几个窗口，外侧窗口显露髂内窝，其内界为髂腰肌，中间窗口进入骨盆缘，其外界为髂腰肌与股神经，内界为股血管，内侧窗口显露耻骨上支和耻骨后，在股血管内侧。

（2）髂后入路：Matta 治疗 422 髋臼骨折中，159（43%）采用 KLA，主要用于后柱与后壁骨折、横行骨折加后壁、横行骨折加后脱位以及某些 T 形骨折。

（3）扩大髂腹股沟入路：IIA 入路的缺点是不能显露髋关节内，扩大髂腹股沟入路，在 IIA 基础上，再剥离髂翼外侧肌肉，以显露髂骨内外板，必要时可显露髋关节内，利于骨折复位和关节内骨块的处理。

（4）扩大的髂股入路（EIA）：该入路外侧可达髋臼外侧面的无名骨，内侧可达内侧髂窝。优点是不必破坏股骨的血供。缺点是髋臼前路的显露非常有限，钢板只能用到近端区域，前柱远端只能靠螺钉固定，另外股神经的损伤经常不可避免。

（5）改良的 Stoppa 入路：比较容易显露髋臼内侧壁、四方体和骶髂关节。手术入路在髂外血管和股神经下通过。沿着骨盆缘锐性切开，分离和牵拉髂耻筋膜可完全达到骨盆内侧面。屈曲患髋松弛髂腰肌使内侧髂窝抬高，可增加上方的显露。通过避免切断臀大肌，改良的 Stoppa 入路异位骨化发生率低，与髂腹股沟入路相似。Ponsen 利用改良 Stoppa 入路治疗 25 例髋臼骨折，解剖复位率达到 95%。

上述前 3 种入路比较常用，且出血量以扩大 IIA 最多，其次为 KLA，最少为 IIA。

5. 临床经验　孙俊英等的经验是首先根据骨折类型选择理想的入路，前壁、前柱骨折、向前移位为主的横行骨折，应选髂腹股沟入路，后壁后柱、后壁或后柱加后壁以及向后移位为主的横行骨折，应选择后方 KLA 入路，双柱、T 形、前柱加后半横骨折，应选择髂腹股沟，延长髂股或内外双入路（扩大髂腹股沟）。骨折粉碎程度与入路选择亦有关系，对双柱骨折，T 形骨折前柱加后半横骨折等，如其后柱骨折粉碎严重，使复位后固定的难度加大，则经髂腹股沟入路固定较困难，宜选择髂内、外双入路。再者 3 周以后的陈旧骨折，仅显露髂骨内面，不显露髋臼内，难于做到良好复位，对此应选择扩大的髂腹股沟入路或髂内外双入路。

手术中切开髋关节囊，有助于髋臼软骨面的对合，骨折间隙的骨痂及纤维组织需去除并凿开，骨皮质处可能已看不出骨折线，但臼软骨面仍能看清错位，自臼软骨向骨皮质凿开并 V 形去除些骨质，有助于复位及恢复臼软骨的球形。横行骨折的前骨折线常畸形愈合而后骨折线常纤维愈合，联合切除后部瘢痕及前方畸形愈合，有助于复位，多次试行复位，才能达到解剖复位，术中 X 线检查是不可缺少的，最后复位好才固定。

股骨头脱位或半脱位伴后壁骨折者，特别难于分离活动，难于认出后壁之骨折线及其边界，需将骨痂去除但又要保留骨折块上的关节囊以保留骨折块血供，松解前面的关节囊与肌肉对向心性复位是必要的。

原北京军区总医院骨科手术治疗 72 例髋臼骨折手术入路选择的体会是：①能用单一入路不用双入路。②主要根据骨折移位程度确定，优先选择骨折移位大的前后柱，进行单一暴露复位。然后进行 X 线检查，了解前或后柱复位情况，如不满意，再作另一柱小切口，即前后联合切口。③能用髂腹股沟切口不用扩大的髂股切口，因为前者术后康复快，骨化肌炎发生率低。

十、复位与固定

髋臼是一个复杂几何体，并具有曲线与弧度，与一般四肢骨折的复位方法有所不同。具体包括如何采用器械配合牵引、复位顺序的方法与技巧，以及如何判断骨折复位程度等均十分关键。

1. 术中牵引及器械复位　由助手沿大腿方向牵引患侧下肢，要求适当保持屈膝位，以免损伤坐骨神经及股动、静脉。或采用 Schantz 钉牵引，将钉沿坐骨结节的中部插入，既可牵拉又可控制坐骨骨折块旋转。此方法仅能纠正部分骨折移位，需配特制复位器械配合。器械复位技术如 Farabeuf 钳及 Schantz 螺钉，双螺钉技术：在骨折线的两侧分别拧入两枚 3.5 mm 皮质螺丝钉，露出螺帽和长约 5 mm 的螺纹，用 Farabeuf 钳的两端分别卡在这两枚螺钉的螺帽上进行复位，如果骨折线两侧的骨面高低不等，可以提拉较低的一侧螺钉；如果对位不好，有相对移位，可以通过旋转 Farabeuf 钳纠正；如果骨折分离，直接加压即可。T 型手柄 Schantz 螺钉可以插入髂嵴内控制髂骨旋转，插入坐骨结节内可控制后柱旋转。如有嵌插骨折，用骨刀凿开关节面复位，基底缺损区给予填充植骨。

2. 复位顺序

（1）先复位髋臼区域外的髂骨骨折再复位髋臼骨折，如髂骨翼骨折、骶髂关节骨折。因为髂骨翼及骶髂关节系髋臼负重区的延伸，只能先纠正其旋转、分离和近侧移位，才能恢复髋臼窝的正常轮廓。

（2）髋臼前后柱骨折合并髋臼壁骨折时，先复位髋臼前或后柱骨折，再复位髋臼前或后壁骨折，因为只有柱的连续性恢复，粉碎壁才能正确复位。

（3）对累及前和后柱的 T 形、双柱骨折，应先复位前柱骨折，再复位后柱骨折。因多数后柱骨折常在前柱复位后自然恢复。

（4）髋臼合并股骨头骨折时，先行股骨头切开复位内固定，再行髋臼骨折复位。

（5）既有粉碎又有不粉碎，先固定不粉碎骨折。

3. 单－髂腹股沟入路复位双柱骨折法　Helfet 采用单－髂腹股沟入路或 K－L 入路治疗双柱髋臼骨折，解剖复位率高达 92%，认为无须延长手术入路或联合入路即可获得理想复位。本组 20 例双柱骨折中 16 例单一前或后入路，其中 11 例采用单－髂腹股沟入路，解剖复位率为 82%。漂浮体位，躯干不固定，患肢无菌包裹。术中允许骨盆在前后方向旋转至少 45°。行髂腹股沟入路时，患者仰卧位，行 K－L 入路时，俯卧位。先行髂腹股沟入路，显露第一窗口为外侧窗口即髂骨翼及髂窝内壁，第二窗口是位于髂腰肌股神经与髂血管之间的臼顶，髂耻线和方形区。如果无耻骨支骨折第三窗口不必显露。骨盆界限上的骨折线两边分别拧入两枚螺丝钉，采用双螺钉复位法，或者使用大复位持骨器，钳夹髂嵴及前柱使骨折复位，在从髂嵴的后侧中点，于髂嵴下的 4~5 cm 处斜向耻骨，用骨圆针暂时固定。后柱骨折常在前柱骨折后自然复位，必要时用骨膜剥离器插入第二窗口，显露方形体，如果发现后柱仍残留轻度移位，可用骨膜剥离器插入断端撬拨，然后采用球端弯钳及顶盘推压，使后柱间接复位。复位完成后，在X线透视下检查后柱骨折复位情况，如复位满意，可通过长拉力螺钉从前柱拉向后柱固定，如果后柱复位得不满意，可另作K-L入路，从后路复位固定后柱。

4. 术中复位效果判断　髂腹股沟入路虽然有可能复位固定前柱及后柱；不剥离臀肌术后功能恢复快；几乎无异位骨化，关节活动满意；不切开关节囊，手术创伤小等优点。但缺点是不能直视关节面，仅能借助前柱表面判定骨折复位，所以术中常需依靠C形臂X线机确定复位情况。K-L入路，可以切开关节囊并向远侧牵引股骨头，在直视下观察后方关节面复位的满意度，使判定复位效果更确切。

目前，所有的入路和技术都不能满足术中对整体髋臼关节面的了解，关节面的复位主要靠对齐髋臼外表面的来实现。当骨折块较碎或有压缩时，单纯对齐外表面不能使关节面解剖复位。将来应该开发一种在术中能检测或观察到完整关节面的新技术，以使髋臼关节复位更加满意。

十一、术后处理

负压引流24~48天，无外固定，3~4天后可练习坐位及被动活动关节，亦可用CPM，练习股骨肌肉收缩，3周可起床，用双拐下地，3个月骨折愈合后渐弃拐。

王钢等对复杂的髋臼骨折，需显露前面与后柱时，用改良的S-P（髂前外）切口。体位是患侧臀部垫起45°使之成半侧卧位，向前推患侧，可使之成90°侧卧位，先在半侧卧位：S-P切口显露骨盆内面和前柱，进行复位，然后改侧卧位，将后侧皮瓣游离至臀大肌与阔筋膜张肌之间，然后按K-L切口显露，不必常规显露坐骨神经，切断外旋诸肌，尽可能多保留股方肌，显出白后壁和后柱，向下显露，显出坐骨大切迹，前面显出白缘，将此2者做判断复位的标志进行复位。如此用一个切口可显露白的前、后柱，便于复位和固定。作者应用12例，认为暴露充分，便于固定，切口损伤较扩大的髂腹股沟或S-P为小，术后1周后即可用拐下地，术后发生异位骨化者也少。

关于手术入路，除前述经验外，凡有白顶粉碎骨折或前壁骨折者，于髂腹股沟显露时，还应显露髂翼外面，即扩大的髂腹股沟或S-P入路，切开髋关节囊，进行髋臼复位与固定，对前、后柱骨折和T形骨折，除髂腹股沟或S-P入路外，凡后柱骨折移位大者，需再加后入路KLA，以使后柱复位与固定满意。

髋臼骨折的内固定，有研究通过12具尸体伴骨盆髋臼骨折内固定生物力学测定，以髋臼横行骨折为例，前柱钢板固定后，承受最大负载为（489±71）N，后柱钢板为（252±92）N，而后柱双钢板为（1 040±143）N，前后柱相比，前柱单钢板固定的稳定性高于后柱单钢板固定，后柱双钢板固定优于前柱单钢板固定。

张春才等设计髋臼三维记忆内固定系统（ATMS），用于治疗髋臼骨折，分为前柱白、后柱白和弓齿固定器，分别用于前柱骨折、后柱骨折和髂翼骨折的复位固定，其手术显露途径，对后柱后壁骨折者，行后入路，将大粗隆后半劈开，臀肌向上翻开，术终将大粗隆复位，以粗隆行ATMS固定，前柱骨折经前入路固定。治疗41例年龄16~68岁，其中双柱骨折并有前壁或后壁骨折19例，前柱和前壁5例，后柱并后壁8例，后壁9例。按Matta标准，解剖复位38例，满意2例，不满意（移位4 mm）1例；38例手术后1.6个月骨性愈合，2.5个月关节功能恢复；其中异位骨化关节失用1例，骨化肌炎关节活动障碍2例。

十二、伴发伤处理

髋臼骨折常伴发有附近的骨或关节损伤，与髋臼骨折处理有关。

1. 同侧骶髂关节脱位　在复位时，应先将骶髂关节脱位复位并内固定，再整复髋臼骨折。

2. 髋臼骨折合并骨盆后环不稳定损伤　骨盆后环的满意复位是髋臼骨折准确复位的基础。当这两者都有损伤，影响远期疗效的主要因素是髋臼骨折的类型和复位质量。

3. 髋臼骨折加后脱位　应尽快将脱位股骨头闭合复位，迟复位则有可能增加股骨头缺血坏死的发生率。

4. 髋臼骨折加股骨头骨折　分（Ⅰ型）圆韧带以下头骨折和（Ⅱ型）圆韧带以上头骨折，对髋臼后柱骨折并后脱位，圆韧带以下头骨折者，选择后切口入路进行复位，而对圆韧带以上头骨折，后壁骨折块很小，复位后稳定者，用前切口显露处理，但如后壁骨折块很大，并有头圆韧带以上骨折者，则需后切口复位后壁骨折，前切口处理头部骨折。

5. 髋臼骨折加股骨颈骨折　对65岁以下者分别行复位内固定，对65岁以上者，臼骨折复位固定，股骨颈骨折可行人工关节置换或将头切除，二期全髋置换。

（刘　哲）

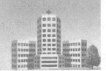

第六章 其他常见骨病

　　骨与关节感染是指病原菌侵入骨组织或关节造成的感染，可分为非特异性感染和特异性感染。非特异性感染主要有急、慢性化脓性骨髓炎、化脓性关节炎以及与植入物相关的感染，即人工关节感染和内固定植入物的感染。

第一节　化脓性骨髓炎

　　骨髓炎是指细菌感染骨髓、骨皮质和骨膜而引起的炎症，临床多见的是化脓性细菌感染，即化脓性骨髓炎。骨髓炎按病情的发展可分为急性和慢性骨髓炎。

　　急性化脓性骨髓炎常发生于儿童长管状骨干骺端，常见的致病菌是金黄色葡萄球菌。其次为乙型溶血性链球菌和白色葡萄球菌，偶有大肠埃希菌、铜绿假单胞杆菌、肺炎双球菌感染。儿童长管状骨生长活跃，干骺端毛细血管丰富，血流缓慢，血中细菌容易沉积于此。有时因外伤使干骺端血管网破裂出血，局部抵抗历程低下，易致感染，因身体其他部位活动性感染病灶的细菌进入血循环，引起菌血症并传播到骨内，在干骺端生长繁殖，形成感染灶。当骨内的感染灶形成后，其发展后果取决于患者的抗病能力、细菌的毒力和治疗的措施。身体抵抗力强，细菌毒力低，治疗及时，病变可能痊愈或形成局限性脓肿；身体抵抗力弱，细菌毒力强，治疗不及时则病灶迅速扩大而形成弥漫性骨髓炎。此时病灶的脓液首先在骨髓腔内蔓延，再到骨膜下形成骨膜下脓肿，脓肿穿破骨膜进入软组织，形成软组织脓肿，然后可穿透皮肤流出体外，形成窦道。此后急性症状逐渐消退，临床上转入慢性骨髓炎阶段。

一、急性化脓性骨髓炎

（一）概述

　　急性化脓性骨髓炎最常见于 3～15 岁的儿童和少年，即骨生长最活跃的时期，男多于女。胫骨和股骨发病率最高（约占 60%），其次为肱骨、桡骨及髂骨。其发病率近年来明显下降，从发病就呈现亚急性症状的患者有增加的趋势。本病发病形式：血源性感染；邻近化脓病灶波及；开放骨折细菌侵入骨引起直接感染。本病好发于幼儿、小儿，我国的病例有 1/3 发生于成年。小儿发病率男女接近，但总的来说，男性较高。从解剖学上看，小儿长骨干、短管状骨几乎均发生在干骺部，成人则发生在骨干部的较多。从上、下肢看，下肢占绝大多数，下肢发病是上肢的 2～6 倍，尤其是好发在膝上下。

（二）病因

　　本病的致病菌绝大多数为金黄色葡萄球菌，其次为乙型溶血性链球菌和白色葡萄球菌，偶有大肠埃希菌、铜绿假单胞杆菌和肺炎双球菌。急性血源性骨髓炎是化脓菌由某一部位的病灶进入血流而引起，常见的病灶多位于体表，如疖、痈、毛囊炎、以及扁桃体炎、中耳炎、上呼吸道感染等。但也有查不出原发病灶的。无论有无原发病灶，血流中有细菌，是造成骨髓炎的先决条件，但还必须具备诱发的条件，才能造成骨感染。其条件如下。

1. **机体抵抗力** 骨髓炎的发病决定于人体抵抗力的强弱，所以在临床上常看到有些患者很严重，有的就很轻。影响抵抗力的因素很多，如久病初愈、体弱、营养不良、过度疲劳、着凉等因素。

2. **局部抵抗力** 创伤不是引起骨髓炎的直接原因，但与发病可能有间接关系，在临床上患者常主诉有创伤史，可能由于损伤使局部抵抗力降低，有利于细菌繁殖。

3. **细菌的毒力** 毒力大者发病重；细菌数少，毒力小者则发病轻。

（三）病理

基本病理变化是骨组织急性化脓性炎症，引起骨质破坏、吸收、死骨形成；同时出现的修复反应是骨膜新生骨的形成。在早期以骨质破坏为主，晚期以修复性新生骨增生为主。急性血源性骨髓炎大多发生在长管状骨的干骺端，因是终末动脉，血流较慢，细菌栓子容易停留。细菌的繁殖和局部骨组织的变态反应引起一系列炎性病变，结果使骨组织坏死，形成一个小的骨脓肿。如细菌的毒力小，或者是机体的抵抗力强，则骨脓肿可限局化，形成局限性骨脓肿。但一般病灶继续扩大，侵及更多的骨组织，甚至波及整个骨干。可有以下几种形式。

1. **基本病理变化过程**

（1）脓肿形成：感染开始后48 h细菌毒素即可损害干骺端的毛细血管循环，在干骺端形成脓液，经过哈佛系统和伏克曼管进入骨膜下形成骨膜下脓肿，骨膜下脓肿逐渐增大而压力增高时，感染即经由骨小管系统侵入髓腔，也可穿破骨膜向软组织扩散。骨感染向髓腔的方向蔓延，脓肿直接进入髓腔，髓腔内脓液压力增高时又经骨小管系统向外蔓延到骨膜下，形成骨膜下脓肿。

（2）骨壳形成：感染蔓延到骨膜下，形成脓肿，同时被剥离的骨膜、由于反应形成新生骨，并逐渐增后，即形成骨壳。由于感染继续存在，骨壳本身也遭破坏，故骨壳是不规则的，常有许多穿孔，称骨瘘孔。

（3）骨坏死、死骨形成：当骨膜被脓肿剥离骨面时，该部骨皮质即失去来自骨膜的血液供应而发生骨坏死，当骨的营养血管同时因感染而栓塞时，坏死更为广泛。凡与周围组织未脱离者为骨坏死，如炎症被控制，侧支循环建立后有可能再生，如与周围组织游离者为死骨，大小不等，大的甚至包括整个骨干。

（4）修复：修复和炎症的控制，是由于肉芽组织的作用，将坏死骨包围，死骨游离，小的可吸收或被排出，大的多需手术摘除。形成的骨壳是维持骨干连续的唯一保证，因此取出大块死骨时，应该在骨壳形成后。婴儿修复快，死骨少，骨壳多，塑形好；成人修复慢，易形成窦道，且可引起混合感染，持续多年不愈，有时因长期溃破甚至发生癌变。临床上一般在发病后4周内，死骨未形成前为急性期；以后为慢性期。

2. **转归和并发症**

（1）急性血源性骨髓炎若能早期诊断，及时进行有效的抗生素局部和全身治疗，可获得痊愈。有研究指出及时有效的治疗可使急性血源性骨髓炎的治愈率达到92%。

（2）若在急性期未能进行及时有效的治疗，或细菌毒力强，可并发脓毒血症或败血症，严重者可危及患者生命。

（3）骨髓炎复发的危险性与感染的部位及发病后是否得到及时有效的治疗等因素有关：位于跗骨的骨髓炎复发率高达50%，涉及股骨近端，胫骨近端及远端的干骺端的骨髓炎复发率为20%～30%。而腓骨远端，上肢骨与脊柱的炎症感染预后较好，易于痊愈。儿童急性骨髓炎经治疗1年后的复发率为4%。

（4）儿童长骨骨髓炎可损害长骨体的生长部，导致患儿生长滞后，若前臂骨和下肢骨受累常可形成弓状畸形。

（5）在骨髓炎急性期由于骨质吸收，以及手术钻孔开窗引流，若未行2～3个月的支架外固定，易发生病理性骨折。

（四）临床表现

1. 全身症状　发病突然，开始即有明显的全身中毒症状如发冷、寒战、体温急剧上升，多有弛张热，高达39～40 ℃，脉搏加速，口干，食欲缺乏。可有头痛，呕吐等脑膜刺激症状，患者烦躁不安，严重者可有谵妄，昏迷等败血症表现，或发生中毒性休克，甚至有死亡者。外伤引起的急性骨髓炎，应警惕并发厌氧菌感染的危险。

2. 局部症状　早期有局部剧烈疼痛和搏动性疼痛，肌肉的保护性痉挛，局部皮温增高，深压痛，可无明显肿胀。骨膜下脓肿形成后，可有局部皮肤水肿，发红等表现。脓肿穿破骨膜进入软组织后，局部压力减轻，疼痛缓解，但红、肿、热、痛症状明显，并可出现波动感。脓液进入骨干骨髓腔后，整个肢体剧痛肿胀，骨质疏松，常可发生病理性骨折。

3. 根据病理变化的不同时间，临床表现有所区别　可分为以下3期。

（1）骨膜下脓肿前期：发病后2～3 d，骨髓腔内只有炎性充血、肿胀，或有极少量的脓血，未形成骨膜下脓肿，除全身感染症状外，患肢局部肿胀和压痛局限于病灶区，如在此期间确诊和及时治疗，预后甚佳。

（2）骨膜下脓肿期：发病3～4 d，骨髓腔脓液增多，压力较大，可将骨膜掀起，形成骨膜下脓肿。临床上表现肢体节段性肿胀，并有明显压痛，如在此期能得到及时而有效的处理，其预后仍较佳。

（3）骨膜破裂期：发病后7～12 d，骨膜下脓肿由于积脓更多，张力更大而破裂。脓液流到周围软组织内，此时由于骨膜下减压而疼痛反减轻。局部压痛加剧，整个肢体肿胀，皮肤红、热，可有波动。在这期间虽经切开引流，仍难免形成慢性骨髓炎的可能。

临床表现因年龄而不同。成人症状不典型，较轻，病程缓慢，容易误诊。儿童症状则较重。与之相反，婴幼儿全身症状大多较轻，易被忽视。

（五）辅助检查

1. 实验室检查　急性化脓性骨髓炎患者早期血液中白细胞计数及中性粒细胞均明显增高，血沉率增快。早期急性化脓性骨髓炎患者的病程中常伴有菌血症和败血症，抗生素使用前常规进行血培养阳性率为50%～75%，通常在感染后24 h即可获得血液阳性培养结果。局部骨穿刺抽出脓液，涂片找到细菌即可以确诊。在血液及脓液细菌培养的同时进行细菌药物敏感试验，以便选用有效的抗生素治疗。

2. X线检查　X线检查在早期常无骨质改变，一般在发病后2周才开始显示病变。但早期摄片可作为对照；早期是无骨质改变的X线征，并不能排除骨髓炎。应该以临床表现为根据，否则，会延误诊断和治疗。2～3周以后，X线表现骨质疏松，骨松质内可见微小的斑片状破坏区。一般在干骺端处有一模糊区和因骨膜被掀起，可有明显的骨膜反应及层状新骨形成，并可见到肿胀的软组织阴影。数周以后出现骨皮质内、外侧虫蚀样破坏现象，骨质脱钙及周围软组织肿胀阴影，有时出现病理性骨折。

3. CT 检查

（1）软组织肿胀：CT 图像上软组织因充血水肿，密度较正常略低，肌束间隙消失较平片观察更细致。

（2）软组织脓肿：在 CT 上表现典型，中心为低密度的脓腔，周围环状软组织影为脓肿壁，增强扫描脓肿壁因充血而呈环状强化。软组织内含气影是脓肿的重要表现，表现为多个散在的小气泡或融合成大的气泡，位于低密度网状组织和脓肿之间。

（3）骨质破坏：CT 表现为干骺端局限的骨密度减低区，边缘不规则，病灶内可见脓液低密度区。骨皮质破坏表现为骨皮质中断，轴位薄层易于确定。

（4）骨髓腔破坏：骨干髓腔密度增高，轴位扫描骨密度从正常骨髓腔的负值，到接近骨髓炎病灶变为正值。CT 上死骨为孤立的浓密骨块，被低密度的脓腔所包绕，窦道在 CT 上为细小的含气管道，增强扫描窦道壁强化。

（5）骨膜反应：CT 所显示的骨膜反应与平片大致相同，表现为环绕或部分附着骨皮质的弧线样钙质高密度影，略低于正常骨皮质密度，与皮质问可有狭细的软组织样低密度线，厚薄不一。但对于急性长骨骨髓炎早期所出现的薄层骨膜反应常难以发现。

CT 可清楚显示髓内及软组织脓肿内气体，能更早期显示骨质破坏，特别是一些解剖特殊部位：如骨盆、脊柱、下颌骨、锁骨等应用更多。CT 显示骨皮质侵蚀和破坏不仅优于 X 线平片，甚至优于 MRI 和核素扫描，尤其是显示死骨。

4. 磁共振成像（magnetic resanance imaging） 在骨髓炎早期 MRI 即可显示病变部位骨内和骨外的变化，包括病变部位的骨髓破坏、骨膜反应等。此种改变早于 X 线及 CT 检查。急性骨髓炎早期的 MRI 表现：骨松质内广泛分布的斑片不均匀亮 T_2 暗 T_1 水肿信号，境界不清楚，在脂肪抑制及 T_1 加权像上显示较普通 T_2 加权像更为敏感而直观。骨皮质周围的软组织内见弥漫分布的亮 T_2 暗 T_1 异常信号，在矢、冠状面呈半棱形，在横轴面上呈环形或"C"形。骨皮质多显示完整。

5. B 超 超声虽不能穿过骨骼，但能够探测到早期软组织的改变，可以弥补 X 线检查对软组织病变不易显示的不足。儿童骨膜附着比较松，故早期炎性液体或脓液就可以穿透骨皮质而在骨膜下蔓延。骨膜下脓肿在儿童骨髓炎早期较为常见，可为 B 超早期诊断提供病理依据。超声表现：骨膜下积脓表现为骨膜抬高，严重时可在骨膜和骨皮质之间探测到无回声区，骨膜增厚，骨周围软组织脓肿，软组织水肿等。超声检查安全方便无创，费用低廉，能早期显示骨髓炎的病变，特别是骨骺的早期病变。超声虽不能穿透骨皮质但能观察到早期骨髓炎引起的周围软组织的细微变化，为临床早期诊断提供重要的客观依据，并可进行脓肿定位并监视指导穿刺，可反复检查及进行随访，以观察疗效。但其分辨率较低，局限于诊断长骨干骺端骨髓炎，对于不规则骨骨髓炎诊断价值有限。

6. 放射核素骨显像 对早期诊断骨髓炎有重要价值。常用的骨显像剂为 ^{99m} 锝 – 亚甲基二磷酸盐（technetium ^{99m}Tc – methylene dio – phosphnate，^{99m}Tc – MDP），可用于鉴别骨髓炎和软组织病变。应用 ^{99m}Tc 扫描时应结合"血流相图像"（blood flow phase image）解释骨髓炎病变。血流相图像是指静脉注射放射性核素后 1 s 和 3 ~ 4 h 后获得的图像。^{99m}Tc 骨扫描显像出现骨髓炎的阳性征象早于 X 线检查。但其对骨髓炎的正确诊断率为 77%。由于各种原因引起的骨代谢性变化，也可出现假阳性，在手和足的部位也易出现假阳性，且对新生儿骨髓炎无诊断价值。而且有时阴性骨扫描并不能排除骨髓炎的诊断。

枸橼酸^{67}镓（67 gallium – citrate，^{67}Ga），由于其在炎症早期聚集在白细胞尤其是多形核白细胞的特性，可用于骨髓炎的早期诊断。通常在注射^{67}Tc 48 h后，应用^{67}Ga，如^{99m}Tc及^{67}Ga均聚集在骨的同一部位，应高度怀疑骨的炎性感染。而在蜂窝织炎者，在感染部位^{67}Ga的浓度异常高，而其他核素如^{99m}Tc则摄入很少，可用此鉴别。也有应用^{111}铟（111 indium，^{111}In）示踪白细胞扫描技术诊断急性骨髓炎，应用^{111}In扫描的优点为：可避免^{99m}Tc扫描在骨折、骨肿瘤、异位骨化（hetero – top – mossification）和关节炎等情况下出现的假阳性；也可避免^{67}Ga扫描在骨肿瘤和其他部位炎症情况下出现的假阳性。^{111}In对骨髓炎的诊断正确率可达到83%。

应用放射性核素检查与电子计算机断层照相（CT）相结合的方法，对早期准确诊断骨髓炎极有价值。CT用于急性骨髓炎可比常规X线摄片提前发现病灶，对骨内外膜新骨形成和病变的实际范围显示相当精确。

（六）诊断和鉴别诊断

1. 诊断　急性骨髓炎的诊断为综合性诊断，有下列表现均应考虑有急性骨髓炎的可能。

（1）急骤的高热与毒血症表现。

（2）长骨干骺端疼痛而不愿活动肢体。

（3）病变区有明显的压缩痛。

（4）白细胞计数和中性粒细胞数增高。

（5）局部分层穿刺具有重要的诊断价值，即在压痛明显处进行穿刺，边抽吸边深入，不要一次穿入骨内，抽出浑浊液体或血性液做涂片检查与细菌培养，涂片中发现大量脓细胞或菌，即可明确诊断。

（6）影像学表现：X线检查，由于急性骨髓炎起病后14 d内X线检查往往无异常发现，因此早期X线检查对诊断无大帮助。通常早期的X线表现为层状骨膜反应与干骺端骨质稀疏。2周后必须复查X线。CT检查可提前发现骨膜下脓肿，对细小的骨脓肿仍难以显示。核素骨显像一般与发病后48 h内即可有阳性结果，但不能做出定性诊断，只能定位，因此只有间接助诊价值。

有些急性血源性骨髓炎患者主诉有损伤史，而X线摄片又无骨折，常误诊为一般软组织损伤，严重影响预后，所以要常想到这种可能性。如有感染病灶（疖、痈等）、损伤史、高热、局部疼痛和压痛明显，患肢不敢活动，白细胞计数增高，血沉率增快者，应考虑有急性血源性骨髓炎的可能。因为治疗效果与发病后开始治疗的时间有密切的关系，所以要强调早期诊断。

局部穿刺对早期诊断具有重要价值，如有上述表现，可以在肿胀及压痛最明显处，以较粗的穿刺针进行软组织穿刺，做涂片和培养，其结果大部分是可靠的。

2. 鉴别诊断　早期应与下列疾病相鉴别。

（1）急性风湿热：患者多有慢性病容，心悸，心脏杂音，合并游走性关节肿胀、疼痛和活动受限，血沉、抗O等血液检查常呈阳性。白细胞计数增高以单核为主，总数少于骨髓炎。

（2）蜂窝织炎：肿胀及压痛虽较广泛，但常局限于患区一侧或以该侧最显著。周身症状较骨髓炎为轻。

（3）化脓性关节炎：全身症状与骨髓炎相似，局部肿胀、压痛多在关节处，肌肉痉挛，患肢轻度屈曲，关节活动明显受限，早期X线可表现关节间隙增宽，关节穿刺往往可明确诊断。测定血中C－反应性蛋白含量有助于判断急性血源性骨髓炎是否并发化脓性关节炎：合并化脓性关节炎时，C－反应性蛋白值较单纯骨髓炎为高，且起病后迅即出现此种差别；化脓性关节炎患者C－反应性蛋白恢复正常值也较迟。红细胞沉降率虽也具有鉴别诊断意义，但两组患者之差别出现较晚，恢复正常值也迟得多，不如 C−反应性蛋白之变化能准确反映临床状况。

（4）恶性骨肿瘤：特别是尤因肉瘤，常伴发热、白细胞增多、X 线示"葱皮样"骨膜下新骨形成等现象，须与骨髓炎鉴别。鉴别要点为：尤文肉瘤常发生于骨干，范围较广，全身症状不如急性骨髓炎重，但有明显夜间痛，表面可有怒张的血管。局部穿刺吸取活组织检查，可以确定诊断。

（七）治疗

急性骨髓炎治疗成功的关键是早期诊断、早期应用大剂量有效抗生素和适当的局部处理。一旦形成脓肿，应及早切开引流，防止死骨形成，使病变在早期治愈。否则易演变成慢性骨髓炎。

1. 全身支持治疗　包括充分休息与良好护理，注意水、电解质平衡，少量多次输血，预防发生褥疮及口腔感染等，给予易消化的富于蛋白质和维生素的饮食，使用镇痛药，使患者得到较好的休息。

2. 联合应用抗菌药物　及时采用足量而有效的抗菌药物，开始可选用广谱抗生素，常用两种以上联合应用，以后再依据细菌培养和药物敏感试验的结果及治疗效果进行调整。抗生素应继续使用至体温正常、症状消退后 2 周左右。大多可逐渐控制毒血症，少数可不用手术治疗。如经治疗后体温不退，或已形成脓肿，则药物应用需与手术治疗配合进行。

（1）抗菌药物的选择：任何一种骨与关节感染性疾病的治疗，都存在着抗菌药物的选择应用问题，当临床诊断明确并具有使用抗菌药物的适应证时，其选择可从以下几个方面考虑。

1）选择在骨和关节组织中可达到有效治疗浓度的抗菌药物。由于骨本身构造的特殊性，给药物的穿透带来许多困难，使大多数抗菌药物不易进入到骨组织中去，在骨组织中浓度很低，达不到治疗目的，因此在治疗骨感染疾病时，要特别注意抗菌药在骨组织中的分布情况。目前有资料证实的能在骨或关节组织中达到有效治疗药物浓度的抗菌药物有林可霉素、克林霉素、磷霉素、褐霉素、氟喹诺酮类、万古霉素，这些药物在骨组织中可达到杀灭病原菌的有效药物浓度，骨组织中药物浓度可达血浓度的 0.3～2 倍。青霉素类和头孢菌素类采用大剂量时在骨中也可达到一定浓度。而氨基糖苷类、红霉素等则渗入关节滑囊中的浓度较低。

2）选择对致病菌敏感且不易产生耐药的抗菌药物。以往认为骨科感染最常见的致病菌是金黄色葡萄球菌，占 76%～91%，其次是链球菌，占 4%～14%，表皮葡萄球菌约占 10%。近年来由于抗菌药的广泛应用，使得主要致病菌的种类发生了变化。对 1 055 例骨科感染性疾病的细菌培养结果发现，革兰阴性细菌感染率急剧上升达 78.02%，而革兰阳性细菌的感染率下降为 20.84%；致病菌排位铜绿假单胞菌占主导地位达 40.08%，大肠埃希菌达 14.12%，居第 2 位，金黄色葡萄球菌为 11.93%。另有文献报道骨科感染菌种由 20 世纪 60 年代 70%～75% 为革兰阳性细菌，发展至 90 年代 51.7%～78% 为革兰阴性菌。常见致病菌的改变相应导致了敏感抗菌药的变化。

耐药产生的一个重要原因，是抗菌药物的大量使用及不合理应用。因此，在骨科抗感染治疗中，针对敏感菌选择抗菌药是一个关键的环节，首先在致病菌明确时，要考虑致病菌的敏感性和药物在骨组织中的浓度，再针对感染的部位进行选择；当致病菌不明确时，要先做细菌学检查和药敏试验，在结果未报告前，可根据临床经验用药，待细菌学检查和药敏报告出来后，则主要选择骨组织浓度高，起效快的杀菌药。其次要考虑给药的剂量和方法。药物的杀菌效力与浓度在一定范围内成正比关系，特别是对抗菌药物难渗透进去的骨和关节组织，足够的、有效的杀菌浓度尤为重要，选择杀菌药比选择抑菌药抗感染效果要好得多。

3）选择不良反应小的抗菌药物。急性化脓性关节炎和急性血源性骨髓炎的抗菌药治疗一般为 3～4 周，而对于慢性骨与关节感染疗程可延长至 2～3 个月不等，骨与关节结核抗结核治疗最少要在 6 个月以上。由于骨科感染应用抗菌药时间较长，因此在用药时要根据患者全身功能的状态、年龄等选择不良反应小，安全范围大的抗菌药物。

（2）治疗骨髓炎常用的几种抗生素

1）青霉素类（penicillins）：青霉素对酿脓链球菌和肺炎球菌感染应列为首选，对厌氧菌感染也有良效。青霉素 G 对产气荚膜芽孢杆菌应为首选。氯唑西林（cloxacillin）和双氯西林（dicloxacillin）为首选口服剂型。氨基青霉素对肠球菌感染应为首选，对大肠埃希菌和奇异变形杆菌也有效。替卡西林（ticarcillin）是抗铜绿假单胞菌的青霉素，对铜绿假单胞菌和多数大肠埃希菌有效。

2）头孢菌素类（cephalosporins）：具有抗菌谱广，杀菌力强，对胃酸及 β-内酰胺酶稳定，过敏反应少等优点。第 1 代头孢菌素以头孢唑啉（cefazolin）在骨科使用最多，常用于治疗葡萄球菌感染，包括骨髓炎，其半衰期较长，血清浓度较高。第 2 代头孢菌素与第一代头孢菌素比较，其抗革兰阴性菌作用较强，但不如第 3 代。头孢噻吩对厌氧菌特别是脆弱杆菌之作用，比其他第 1、2 代产品都强。第 3 代头孢菌素除肠球菌外对革兰阳性菌均有作用，但抗革兰阳性菌之作用不如第一代，对大肠埃希菌的作用则远胜于后者；对除铜绿假单胞菌之外多数革兰阴性菌有作用；对 β-内酰胺酶有高度抵抗力。且对组织的穿透力强，能渗入到脑脊液中，对肾脏无毒性。

3）万古霉素（vancomycin）：万古霉素对金黄色葡萄球菌、表皮葡萄球菌和肠球菌有很强的作用，对于不能耐受青霉素和头孢菌素类之患者应列为首选抗生素。去甲万古霉素及万古霉素给药后可迅速分布到骨组织，因其耳毒性和肾毒性较大，一般不作为一线抗菌药物使用，仅用于严重的革兰阳性细菌感染，特别是对其他抗菌药物耐药或疗效差的耐甲氧西林金葡菌或表皮葡萄球菌、肠球菌所致的骨组织感染的治疗。

4）林可霉素（clindamycin）：林可霉素是对有临床意义的厌氧菌（特别是脆弱杆菌群）作用最强的抗生素之一，对金黄色葡萄球菌、表皮葡萄球菌和链球菌也有作用。林可霉素对包括骨在内的多数组织穿透力强，还可渗入脓肿。林可霉素体内分布较广，尤其在骨组织中的浓度高于其他抗菌药物，林可霉素在骨组织浓度可达 1.1～16.6 mg/kg。

5）利福平（rifampin）：利福平对多种革兰阳性和革兰阴性菌有作用，对凝固酶阳性和阴性的葡萄球菌和链球菌作用尤为强大，但对多数革兰阴性菌之作用不如氨基糖苷类抗生素。常合并应用利福平与一种半合成青霉素治疗葡萄球菌性骨髓炎。在体外协同作用和杀菌-时间的临床试验研究中，利福平与各种抗生素联用效果很好，特别是对关节感染或慢性骨髓炎可有效地根除黏附于修复材料的细菌。利福平抗葡萄球菌的活性良好并生物利用度高，能渗入白细胞杀死被吞噬的细菌，根除黏附于固定相中的微生物，对于骨感染是理想的抗生素，对修复关节感染或骨髓炎与口服环丙沙星联用特别有效。但由于快速发展的耐药性、不良反应及患者的耐受性，限制了利福平的使用。

6）喹诺酮类（quinolones）：是人工合成的含 4-喹诺酮基本结构，对细菌 DNA 螺旋酶具有选择性抑制作用的抗菌药。其主要特点为过敏反应少，对革兰阳性、阴性菌均有效，如流感嗜血杆菌、大肠埃希菌和奇异变形杆菌等均有良好的制菌作用。其代表药物有诺氟沙星、培氟沙星、环丙沙星、氧氟沙星等。喹诺酮可作为对敏感革兰阳性菌感染标准非肠道给药治疗的有效候选药物，必须考虑获得性耐药的可能性，作为治疗金黄色葡萄球菌感染的二线药物。喹诺酮类偶可发生严重的多系统的损害，以溶血表现为主，伴有肾功能不全，凝血异常或肝功能不全。当肾功能减退及高龄患者有生理性肾功能减退时，应用主要经肾排出的氧氟沙星、洛美沙星、氟罗沙星、依诺沙星等药物时，需根据肾功能减退程度减量。

7）磷霉素与褐霉素两药物均可口服，在骨中均可达到有效治疗浓度，磷霉素用于治疗革兰阳性菌所致的骨髓炎，褐霉素用于治疗葡萄球菌属所致的骨髓炎。

总之，骨与关节感染性疾病在选择抗菌药物时，主要应根据感染菌的种类、对药物的敏感性、药物对骨组织的穿透力，进入骨组织的浓度，维持时间和不良反应全面考虑，合理选用。

3. 切开减压引流　这是防止病灶扩散和死骨形成的有效措施。如联合应用大量抗生菌治疗不能控制炎症或已形成脓肿，应及早切开引流，以免脓液自行扩散，造成广泛骨质破坏。手术除切开软组织脓肿外，还需要在患骨处钻洞开窗，去除部分骨质，暴露髓腔感染部分，以求充分减压引流。早期可行闭式滴注引流，伤口愈合较快。

4. 局部固定　用适当夹板或石膏托限制活动，抬高患肢，以防止畸形，减少疼痛和避免病理骨折。

二、脊椎化脓性骨髓炎

（一）概述

脊椎化脓性骨髓炎（pyogenic osteomyelitis of the vertebra）主要是在全身抵抗力下降情况下血源性或邻近部位直接浸润感染所引起。多由菌血症所引起，其原发化脓病灶多见于生殖泌尿系、皮肤及呼吸道。在骨骼系统中，脊椎感染的发病率较低，占全身骨骼感染的 $1\% \sim 4\%$。

（二）病因

常见致病菌为金黄色葡萄球菌及表皮葡萄球菌。但由于近年来抗生素的泛用及耐药菌株出现，体质弱，免疫力低下者，加上同时患有其他疾病者，一般的条件致病菌都有可能引起发病，如大肠埃希菌感染、白色念珠菌感染等。

（三）临床表现

起病急骤，有持续寒战、高热等脓毒败血症症状。局部剧烈疼痛，椎旁肌痉挛，脊柱活动受限，棘突压痛，强迫患者卧床，惧怕移动身体，烦躁。椎骨骨髓炎常伴椎间盘炎症，椎旁软组织炎症，甚至椎旁脓肿，易向软组织蔓延是椎骨骨髓炎的一个显著特征。有时可合并脊髓炎，引起患者双下肢麻木无力等症状。可有放射状疼痛、叩击痛及一侧肢体不适，重者可引起双下肢麻木无力，甚至截瘫。

（四）辅助检查

起病数日至数周内 X 线平片可无改变，脊椎骨髓炎 X 线片可显示椎间隙狭窄，终板侵蚀及相邻椎体破坏。放射性核素检查对发现骨髓炎灵敏度较高，但特异性差，检查时间较长为其缺点。CT 扫描能分别显示骨与软组织改变，直至 1 周后骨髓才见模糊低密度等改变。MRI 使用脂肪抑制序列和顺磁性造影剂在显示炎症蔓延时具有更高的敏感性和准确性，这种敏感性主要体现在 MRI 可早期显示骨髓内病变，而骨髓内出现异常信号是诊断急性骨髓炎的最可靠指标。MRI 检出脊椎骨髓炎的能力相当于放射性核素，能做出早期诊断，其效果明显优于 X 线片及 CT 检查。

白细胞总数明显增高，血沉及 C 反应蛋白增高，血培养为阳性。

（五）诊断及鉴别

脊柱化脓性骨髓炎临床上典型病例常表现为局部剧痛，活动受限等症状，当累及脊髓或神经根时可出现神经功能障碍常能引起人们重视，做相应的检查而得到早期诊断。但由于部分患者没有高热，或者由于已应用抗生素治疗缺乏典型的临床表现，常常会导致误诊，延迟治疗，势必造成对人体更大的伤害。因此，对于反复出现的脊椎部位疼痛，尤其近期内有感染灶经治疗，但病情反复，不愈合者，以及体质弱、免疫力低下者应检查血象、ESR、C 反应蛋白、X 线片甚至 MRI。因为 MRI 能早期提供软组织、脓液骨成像的改变信息，对脊柱化脓性骨髓炎早期诊断更为敏感、特异。

本病须与脊椎结核鉴别，结核一般起病缓慢，为慢性、进行性，X 线片体表现有严重的骨质破坏，常出现"驼峰"畸形，虽也有骨刺形成，但不形成化脓性脊椎炎式骨桥。

（六）治疗

1. 脊柱化脓性骨髓炎的治疗方法目前仍存在较大争议　传统治疗主要是应用抗生素、制动、卧床，增加营养，提高体质，促进康复。但由于病灶未清除，吸收不彻底，常残留一定程度的病残。随着医疗条件的提高及人们对该病的不断认识，手术病灶清除植骨融合已成为常规治疗手段。手术可以加速愈合减少并发症及病残率。因为病灶清除切除了致病菌的生存环境，使病情得到扼制，植骨融合重建脊柱的稳定性有利于减轻不稳对脊髓及神经根的挤压，为神经功能的康复创造条件，足量联合应用敏感抗生素有利于杀菌、彻底治愈。因此早期诊断、病灶清除、植骨融合重建脊柱的稳定性、足量联合应用敏感抗生素治疗脊柱化脓性骨髓炎能取得良好的效果。

2. 脊柱化脓性骨髓炎手术指征

（1）由于严重下腰痛或背痛而不能行走超过 1 个月。

（2）尽管行保守治疗，椎体破坏仍进展迅速，血沉或 C 反应蛋白持续不降。

（3）严重的临床症状如高热及体重下降，保守治疗不能控制。

（4）出现硬膜外脓肿或肉芽组织压迫导致的神经症状。

三、髂骨化脓性骨髓炎

髂骨骨髓炎多由血行感染而来，常见于 20 岁以内的青年和儿童，病变起始于髋臼上缘，向整个髂骨蔓延，并可侵犯髋关节及骶髂关节，但后者较少见，在小儿全部关节感染中仅占 1.5%。

（一）X 线表现

X 线平片在 3 周内常无明显发现，但轴向计算机 X 线断层照相（axial computerized tomography，ACT）可早期查出病变。^{99m}锝（^{99m}Tc－MDP）骨闪烁扫描检查灵敏度高。骨内脓肿形成后，易穿破较薄的髂骨流向软组织，使破坏区逐渐局限化，破坏区周围骨质增生更为显著。此时，破坏区中脓液和坏死组织逐渐为肉芽组织代替，髂骨呈现圆形或卵圆形骨缺损，其边缘较光滑，周围有较宽的骨质增生硬化。因髂骨皮质薄，血运丰富，故无大块死骨形成，即使有小片死骨形成，易由窦道排出，故 X 线片上死骨不多见。在痊愈期骨再生能力低下，骨缺损可终生存在。

（二）治疗

1. 全身治疗　同急性血源性骨髓炎。

2. 局部治疗　经抗生素治疗后，全身或局部情况不见好转或已有脓肿形成者，应行手术治疗。手术以切开引流为主，如病情允许，可在引流脓肿的同时清除髂骨病灶，冲洗后置入抗生素缝合切口，另做低位切口引流。对慢性髂骨骨髓炎，应彻底切除病变及窦道，消灭无效腔，缝合切口，行滴注引流术。

四、慢性骨髓炎

（一）病因

急性骨髓炎治疗不彻底，引流不畅，在骨内遗留脓肿或死骨时，即转为慢性骨髓炎。如急性骨髓炎的致病菌毒力较低，或患者抵抗力较强，也可能起病伊始即为亚急性或慢性，并无明显急性期症状。

在急性期中，经过及时、积极的治疗，多数病例可获得治愈，但仍有不少患者发生慢性骨髓炎。形成慢性骨髓炎常见的原因如下。

（1）在急性期未能及时和适当治疗，有大量死骨形成。

（2）有死骨或弹片等异物和无效腔的存在。

（3）局部广泛瘢痕组织及窦道形成，循环不佳，利于细菌生长，而抗菌药物又不能达到。

（4）其他诱因有糖尿病、服用激素、免疫缺陷及营养不良等。

本病致病菌最常见为葡萄球菌，以金黄色葡萄球菌为主。有报道对 96 例骨髓炎病原菌调查发现 66 株病原菌，其中革兰阳性菌占 51.52%，在革兰阴性菌中铜绿假单胞菌已占首位，说明化脓性骨髓炎的感染类型已发生较大变化，球菌感染率下降，革兰阴性杆菌感染率明显上升。梅毒螺旋体，真菌以及细菌 "L" 型感染致病的也屡有报道。在人工关节置换或其他异物存留引起的慢性骨髓炎者，其致病菌多为凝固酶阴性葡萄球菌（coagulase – negative staphylococcus，CNS）。

（二）病理

从急性骨髓炎到慢性骨髓炎，是同一个疾病发展过程的两个阶段，但在时间上没有明确的界限。急性骨髓炎炎症消退后，反应性新生骨形成、死骨分离，病灶区域存留的死骨、无效腔和窦道是慢性骨髓炎的基本病理变化。骨质因感染破坏吸收，或死骨排除后，局部形成无效腔，脓液和坏死组织积聚于无效腔内，而导致慢性感染。如引流通畅，小的死骨排除，窦道可暂时愈合，但无效腔不能消灭，脓液不能彻底引流。当患者抵抗力下降时，急性炎症又复发。炎症反复发作，由于分泌物的刺激，使窦道周围软组织产生大量瘢痕，皮肤有色素沉着，局部血运循环差，抵抗力低，愈合就更困难。个别患者因为窦道的长期存在，刺激局部上皮过度增生，最后发展为鳞状上皮细胞癌。

（三）临床表现

临床上进入慢性炎症期时，有局部肿胀，骨质增厚，表面粗糙，有压痛。如有窦道，伤口长期不愈，偶有小块死骨排出。有时伤口暂时愈合，但由于存在感染病灶，炎症扩散，可引起急性发作，有全身发冷发热，局部红肿，经切开引流，或自行穿破，或药物控制后，全身症状消失，局部炎症也逐渐消退，伤口愈合，如此反复发作。全身健康较差时，也易引起发作。

由于炎症反复发作，多处窦道，对肢体功能影响较大，有肌萎缩；如发生病理骨折，可有肢体短缩或成角畸形；如发病接近关节，多有关节挛缩或僵硬。

（四）辅助检查

（1）X 线平片可提供有价值的诊断信息，若出现骨质减少、虫蚀样改变及周围软组织肿胀，则强烈提示存在骨髓炎。CT 表现为软组织肿胀广泛，不仅见于骨病变相邻的肌肉、肌间隙或皮下组织，还可累及远隔部位；脓肿样囊腔及骨膜下脓肿形成；软组织内出现气体、脂液平面和窦道等，这些均是骨髓炎的可靠征象。MRI 上骨髓病灶表现为 T_1WI 上信号强度减低，T_2WI 或 STIR 上信号强度增高；不均匀增厚的骨皮质表现为 T_1WI、T_2WI 均为低信号；脓肿的表现则与液体相似，即在 T_1WI 上呈低信号，

在 T_2WI 上呈高信号，增强后腔壁呈环状，而脓腔无明确强化。

（2）绝大多数患者血沉（ESR）和 C 反应蛋白（CRP）升高，但实验室检查无特异性，必要时可行同位素骨扫描。诊断的金标准是通过活检取死骨进行组织学和微生物学检查。

（3）窦道造影。经久不愈的窦道，须清除病骨无效腔或死骨后才能愈合，因此，临床上必须先了解窦道的深度、经路、分布范围及其与无效腔的关系。一般采用窦道造影，即将造影剂（12.5% 碘化钠溶液、碘油或硫酸钡胶浆）注入窦道内，进行透视和摄片观察，可充分显示窦道，以便做到彻底清除无效腔和窦道，促使其早日痊愈。

（五）诊断

根据既往病史、体征和 X 线表现，诊断多无困难。

（1）有急性炎症反复发作史、患肢变形畸形、功能障碍、窦道瘘管、少部患者晚期恶变。

（2）X 线片显示有破坏、死骨、无效腔等。X 线拍片可显示死骨及大量较致密的新骨形成，有时有空腔，如系战伤，可有弹片存在。X 线拍片显示长骨干骺端有圆形稀疏区，脓肿周围骨质致密。

（六）特殊类型的慢性化脓性骨髓炎

1. 慢性局限性骨脓肿（布劳代脓肿，Brodie's abscess）　　Brodie 于 1836 年首先描述，多见于儿童和青年，胫骨上端和下端，股骨、肱骨和桡骨下端为好发部位，偶可见于椎体等扁平骨。一般认为系低毒力细菌感染所致，或因身体对病菌抵抗力强而使化脓性骨髓炎局限于骨髓的一部分。脓液病菌培养常为阴性。在脓腔内，脓液逐渐为肉芽组织代替，肉芽组织周围因胶原化而形成纤维囊壁。X 线检查可见长骨干骺端或骨干皮质显示圆形或椭圆形低密度骨质破坏区，边缘较整齐，周围密度增高为骨质硬化反应，硬化带与正常骨质间无明确分界。

Gledhill 根据病变部位及 X 线检查所见，将 Brodie 脓肿分为以下 4 型：Ⅰ型为孤立性干骺端空洞性病变，并与骨骺相通，空洞周围有一圈反应性硬化性新骨（sclerotic reactive newbone）；Ⅱ型是 X 线能穿透的位于干骺端的病变，但周围无反应性硬化性新骨形成，可伴有附近骨皮质的丧失；Ⅲ型是伴有骨皮质肥厚的胫骨局限性骨脓肿骨干部位的病变，CT 可显示骨皮质肥厚性改变，此型易与骨样瘤（osteoid osteoma）相混淆；Ⅳ型是伴有骨膜下新骨形成的病变，在 X 线可显示类似早期尤因肉瘤的"洋葱状改变"，是由于骨皮质肥厚所致，仔细的 X 线检查可显示骨髓内病变。

2. 慢性硬化性骨髓炎（chronic sclerosingos – teomyelitis）　　1893 年 Carre 首先描述了本病，故又称 Carre 骨髓炎，其特征为病变部位骨膜显著增生，致骨质沉淀、硬化，无坏死及脓性渗出物，肉芽组织也很少。导致硬化性骨髓炎的致病菌仍不清楚，普通的细菌培养常为阴性。现认为其病原体为厌氧的丙酸杆菌属（propi – onibacterium）。本病多见于儿童及青少年，平均发病年龄为 16 岁，多发生于长骨干，如胫骨、腓骨和尺骨等，也有报道下颌骨发病者，是一种缓慢进行性病变，病程可长达数年。症状较为隐匿，病变部位有酸胀痛及触痛，系由于骨质增生，骨内张力增加所致。X 线检查显示骨质硬化现象，骨皮质增厚，骨髓腔变窄甚至消失，骨质密度增加，可伴有小的空泡区。本病应与尤因肉瘤、骨样瘤、成骨细胞瘤和 Paget 病相鉴别。

（七）治疗

慢性化脓性骨髓炎的治疗，一般采用手术、药物的综合疗法，即改善全身情况，控制感染与手术处理。由于重病长期卧床，尤其在血源性急性发作后，极需改善全身情况。除用抗菌药物控制感染外，应增进营养，必要时输血，手术引流及其他治疗。如有急性复发，宜先按急性骨髓炎处理，加强支持疗法与抗菌药物的应用，必要时切开引流，使急性炎症得以控制。无明显死骨，症状只偶然发作，而局部无脓肿或窦道者，宜用药物治疗及热敷理疗，全身休息，一般1~2周症状可消失，无须手术。

1. 全身抗生素应用　药物应用宜根据细菌培养及药物敏感试验，采用有效的抗菌药物。应在伤口或窦道附近多次取标本，作细菌包括厌氧菌的培养，以便选用有效的抗生素治疗。抗生素的作用在于杀灭致病菌，防止感染的扩散。临床应根据致病菌种类和药敏试验结果，联合应用抗菌药物。但单纯抗生素内治往往疗效不佳，其主要原因如下。

（1）病灶内适合致病菌生长，而不利于致病菌及代谢产物的排除。

（2）因入骨血流少，而且药物经过了体内许多降解机制的破坏，即使大剂量使用抗生素，也难以进入骨内病灶形成局部高浓度。

（3）骨内局部炎症不断发展恶化进一步破坏患骨结构，并导致患骨质疏松和增生硬化及附近组织受损，使软组织形成区域性致密而成为瘢痕性增生，影响抗生素的吸收，久之还容易诱导致病菌耐药和"L"形菌的产生。

（4）死骨、感染性无效腔附着大量细菌不断进入血流，而机体对无血供之处免疫力及药力均难到达。

（5）骨髓炎慢性期，难以筛选出有效的抗菌药物。对慢性骨髓炎的"L"形菌，王炳庚用利福平和几丁糖治疗，因利福平对金黄色葡萄球菌"L"形细菌具有双重杀灭作用，几丁糖与利福平联合应用能增强抗菌效力，减少利福平对肝损害和强化肝功能以及提高机体免疫力。

应用林可霉素可获得高比例的骨/血浆药物浓度，建议在林可霉素之后，再选用万古霉素、萘夫西林、妥布霉素、头孢唑啉和头孢菌素等可获得良好的疗效。

2. 局部抗生素的应用　置入浸润庆大霉素的聚甲基丙烯酸甲酯（polymethyl methacrylate，PMMA）进行局部抗生素治疗，是处理慢性骨髓炎的一种新方法。在彻底清创清除死骨异物后，将浸润庆大霉素之PMMA串珠植入感染部位，一期缝合伤口。药效学研究表明，局部庆大霉素浓度为全身用药时的200倍，药效可维持较长时间，对敏感试验中检出之耐药菌株也可杀灭。同时，血清与尿中之浓度则低于全身用药时，对肾功能不全患者也无禁忌。采用有效载体局部应用抗生素是目前最受关注的治疗方法。通过合适的载体将抗生素释入局部不但可大大增加感染区抗生素浓度，还可避免全身用药带来的不良反应。载体材料需具有良好的生物相容性、不干扰骨再生、无毒性及抗生素可持续释放等优点，一般要求载体为多孔结构以便为成骨细胞的长入提供支架，同时需有可塑性以适合不同形状的骨缺损。但目前已有的载体均存在不少缺点，例如，PMMA生物相容性差、释放率低，自固化磷酸钙人工骨（calcium phosphate cement，CPC）载入的抗生素少、为爆发式释放、释放时间过短，且PMMA和CPC在体内均不能降解，须二次手术取出，给患者增加了痛苦。因此，可吸附抗生素或抗菌药且有良好缓释性能、优良生物活性和成骨活性的新一代可吸收材料，具有良好应用前景和重要临床意义。

3. 手术治疗　如有死骨、窦道及空洞、异物等，则除药物治疗外，应手术根治。手术应在全身及局部情况好转，死骨分离，包壳已形成，有足够的新骨，可支持肢体重力时进行。手术原则是彻底清除病灶，包括死骨、异物、窦道、感染肉芽组织、瘢痕等，术后适当引流，才能完全治愈骨髓炎。骨髓炎手术一般渗血多，要求尽量在止血带下进行，做好输血准备。

（1）病灶清除术：目的在清除病灶，消除无效腔，充分引流，以利愈合。即彻底去除窦道、瘢痕组织、死骨、异物，刮除无效腔中的肉芽组织，刮除不健康的骨质及无效腔边缘，使之呈碟形。但应注意不可去除过多骨质，以免发生骨折。并注意少剥离骨周围软组织如骨膜等，以免进一步影响循环妨碍愈合，伤口不予缝合，用油纱布填充，外用石膏固定。2 周后更换敷料，以后每 4 ~6 周更换 1 次，直至愈合。

（2）带蒂肌皮瓣转移术：股骨、胫骨慢性化脓性骨髓炎，在病灶清除术后如无效腔很大，可用带蒂肌瓣充填无效腔。勿损伤该肌瓣的血管神经，肌瓣不宜太大，避免蒂部扭转。

（3）骨移植术：①开放性网状骨移植术（open cancellous bone grafting）适用于小于 4 cm 的骨缺损。如大于 4 cm 的骨缺损，尤其是骨干处缺损不适用于本法。通常取自体骨髂骨充填骨缺损，若骨移植处稳定性差，可用外固定架固定，以利移植骨长入。②带血管的游离骨移植术（vascularized free bone grafting）适用于伴有软组织损失，大于 6 cm 的大块骨缺损。其优点为植入后即可提供充分的血运，有利于增加局部抗生素的浓度。最常用的取骨部位是腓骨和髂骨嵴，一般在彻底清创后 1 ~2 周即可行带血管的游离骨移植术。

（4）病骨切除术：有些慢性骨髓炎，如肋骨、腓骨上端或中分、髂骨等。可考虑采用手术切除病变部分。

（5）截肢：在感染不能控制，患肢功能完全丧失，甚至危及患者生命时，经慎重考虑后，方可采用。

4. 闭式灌洗法　这是目前临床应用最多的方法。采用闭式灌洗装置，将抗生素滴注于局部病灶，容易控制抗生素的剂量，按需要及时更换药物。在临床应用中，也发现其有不足之处。易发生引流管堵塞、外渗或脱落，灌注时间一般为 2 ~4 周，患者卧床时间较长；对大面积深部病灶，尚难取得预期的治疗作用等。此外，有学者应用碘伏灌洗治疗慢性骨髓炎，据报道疗效优于抗生素组。

5. 介入疗法　有研究采用 Seldinger 技术经股动脉穿刺，选择性血管插管，根据造影，导管插入炎症骨段主要供血动脉，经导管缓慢注入敏感抗生素、导管留置并接在微泵上，肝素盐水保持其畅通，间歇给药，治疗 33 例，有 31 例一次性治愈。

6. 高压氧治疗　氧气作为一种特殊的抗生素，可应用于治疗慢性骨髓炎，有研究认为利用高压氧治疗具有提高局部组织氧张力、直接抑制厌氧菌、提高白细胞的吞噬功能、增强抗生素的活性、加快骨愈合等作用。

7. 特殊类型的慢性骨髓炎处理

（1）局限性骨脓肿：须凿开脓肿腔液，彻底刮除腔壁肉芽组织，缝合伤口滴注引流。

（2）硬化性骨髓炎：常有骨髓腔闭合，腔内压力较高。凿开骨皮质，显露及贯通骨髓腔，可解除髓腔内张力并引流，疼痛即可解除。如骨硬化区内 X 线显示有小透光区，须手术凿除，并清除肉芽组织或脓液，疼痛即渐解除，骨增生亦可停止。

（封　海）

第二节　化脓性关节炎

一、概述

化脓性关节炎多发生在小儿。最常受侵犯的关节是髋关节和膝关节，其次为肘、肩、踝关节。多为单个关节，也有几个关节同时受侵犯的病例。发病率较化脓性骨髓炎低，一般预后较好，但如延误诊断或治疗不当，同样可造成残废或其他严重后果。感染途径与骨髓炎相似，可有以下几种。

1. 血源性 身体其他部位表浅的病灶，如疖、痈、毛囊炎、口腔感染、扁桃体感染，上呼吸道感染等，经血行而来，但也有找不到原发病灶者。

2. 开放创伤 如枪弹伤或进入关节的开放性骨折等。

3. 附近感染病灶扩张到关节内 如股骨颈部和髂骨骨髓炎可侵犯髋关节。

4. 关节内穿刺 有时可以直接将细菌带入关节内引起感染。

二、病因

最常见的致病菌为金黄色葡萄球菌，其次为溶血性链球菌、肺炎双球菌、脑膜炎球菌和大肠埃希菌等。

三、病理

关节受感染后，首先引起滑膜炎，有滑膜水肿、充血、产生渗出液。渗出液的多少和性质，决定于细菌毒性大小和患者抵抗力的强弱，根据不同程度和不同阶段的滑膜炎，表现不同的关节渗出液，一般可分以下三种。

（1）浆液性渗出期：也称单纯滑膜炎期。滑膜肿胀、充血、白细胞浸润和渗出液增多，关节液呈清晰的浆液状。如患者抵抗力强，细菌毒性小，并得到及时的治疗、渗出液逐渐减少而获痊愈，关节功能可恢复正常。治疗不当，虽有时表现暂时性的好转，而后再复发，或进一步恶化，形成浆液纤维蛋白性或脓性渗出液。

（2）浆液纤维蛋白性渗出期：滑膜炎程度加剧，滑膜不仅充血，且有更明显的炎症，滑膜面上形成若干纤维蛋白，但关节软骨面仍不受累。关节液呈絮状，含有大量粒性白细胞及少量单核细胞，细菌培养多呈阳性。关节周围也有炎症。在此期虽能得以控制，但容易引起关节粘连，使关节功能有一定程度的损失。

（3）脓性渗出期：是急性关节炎中最严重的类型和阶段。感染很快就波及整个关节及周围组织，关节内有多量脓液。关节囊及滑膜肿胀、肥厚、白细胞浸润，并有局部坏死。关节软骨不久即被溶解，这是由于脓液内有死亡的白细胞所释出的蛋白分解酶的作用，将关节软骨面溶解所致。关节内积脓而压力增加，可以破坏韧带及关节囊引起穿孔，使关节周围软组织发生蜂窝织炎或形成脓肿，甚至穿破皮肤、形成窦道。治疗困难，可经久不愈。即使愈合，关节常发生纤维性成骨性强直。

四、临床表现

化脓性关节炎症状的轻重，根据关节滑膜炎的病理变化而有所不同。如渗出液为浆液性时，关节肿胀仅中等度，疼痛也不甚显著，局部稍有灼热感，表浅关节可有波动感。关节多不能完全伸直，其他方向也有不同程度的活动受限。全身反应不大。当渗出液属浆液纤维蛋白性时，则一切症状加剧。脓性渗出液时，全身呈中毒性反应，寒战、高热达 40～41 ℃，脉搏加速，白细胞计数可增高到 2 000/mm³ 以上，血沉率增快。关节疼痛剧烈，不能活动。局部有红、肿、热和压痛。由于关节内积脓较多，且周围软组织炎症反应引起保护性的肌痉挛，使关节处于畸形位置，不久即发生挛缩，使关节发生病理性半脱位或全脱位，尤其在髋关节和膝关节更容易发生。如脓液穿破关节囊到软组织，因关节内张力的减低，疼痛稍为减轻。但如未得到引流，仍不能改善局部及全身情况。

如穿破皮肤，则形成窦道，经久不愈，演变成慢性化脓性关节炎。化脓性关节炎在婴幼儿早期诊断较困难。髋关节为主要发病部位，一般有高热、髋痛、局部肿胀和肢体功能受限等症状。但新生儿症状多不明显，如在新生儿躁动不安，无原因啼哭和患肢肌痉挛不活动，应予以高度怀疑。

五、辅助检查

1. X 线表现　早期见关节肿胀、积液，关节间隙增宽。以后关节间隙变窄，软骨下骨质疏松破坏，晚期有增生和硬化。关节间隙消失，发生纤维性或骨性强直，有时尚可见骨骺滑脱或病理性关节脱位。

2. CT、MRI 及超声检查　可及早发现关节腔渗液，较之 X 线摄片更为敏感。

3. 关节穿刺　关节穿刺和关节液检查是确定诊断和选择治疗方法的重要依据。依病变不同阶段，关节液可为浆液性、黏稠浑浊或脓性，白细胞计数若超过 5 000/mm³，中性多形核白细胞占 90%，即使涂片未找到细菌，或穿刺液培养为阴性，也应高度怀疑化脓性关节炎。若涂片检查可发现大量白细胞、脓细胞和细菌，即可确诊，细菌培养可鉴别菌种以便选择敏感的抗生素。

六、诊断与鉴别诊断

1. 急性血源性骨髓炎　主要病变及压痛在干骺端，不在关节处。关节活动早期影响不大。关节液穿刺和分层穿刺可以明确诊断。

2. 关节结核　起病缓慢，常有午后低热、夜间盗汗、面颊潮红等全身症状，局部皮温略高，但关节肿而不红。

3. 风湿性关节炎　常为多关节发病，手足小关节受累。游走性疼痛，关节肿胀，不红。患病时间较长者，可有关节畸形和功能障碍。类风湿因子试验常为阳性，血清抗"O"呈阳性。关节液无脓细胞及致病菌，可资鉴别。

4. 创伤性关节炎　年龄多较大，可有创伤史，发展缓慢，负重或活动多时疼痛加重，可有积液，关节活动有响声，休息后缓解，一般无剧烈疼痛。骨端骨质增生。多发于负重关节如膝关节和髋关节。

七、治疗

治疗原则是早期诊断，及时正确处理，以保全生命与肢体，尽量保持关节功能。

1. 早期足量应用有效抗生素　然后根据关节液细菌培养和药物敏感试验的结果调整抗生素。

2. 局部固定　用皮肤牵引或石膏托将患肢固定于功能位。局部固定可使患肢得到休息减轻疼痛、防止关节面受压变形和关节畸形。

3. 关节内抗生素治疗　先关节穿刺，尽量将渗出液抽吸干净，用生理盐水冲洗后注入抗生素。多用于较小而表浅的关节。对肩、膝等较大的关节，可用关节闭式冲洗吸引术。关节腔灌洗，适用于表浅的大关节，如膝部在膝关节的两侧穿刺，经穿刺套管插入 2 根塑料管或硅胶管留置在关节腔内。退出套管，用缝线固定两根管子在穿刺孔皮缘以防脱落。一根为灌注管，另一根为引流管。每日经灌注管滴入抗生素溶液 2 000~3 000 mL。引流液转清，经培养无细菌生长后可停止灌洗，但引流管仍继续吸引数天，如引流量逐渐减少至无引流液可吸出，而局部症状和体征都已消退，可以将管子拔出。

4. 病灶清除术　按关节手术标准切口切开关节囊，吸尽脓性渗出液，用刮匙刮尽黏附在关节滑膜和软骨面上的纤维蛋白素和坏死组织，关节腔内用含抗生素的生理盐水冲洗干净。

5. 关节切开引流术　适用于较深的大关节，穿刺插管难以成功的部位，如髋关节，应该及时做切开引流术。切开关节囊，放出关节内液体，用盐水冲洗后，在关节腔内留置 2 根管子后缝合切口，按上法做关节腔持续灌洗。关节切开后以凡士林油布或碘仿纱条填塞引流往往引流不畅而成瘘管，目前已很少用。

6. 功能锻炼 为防止关节内粘连尽可能保留关节功能可做持续性关节被动活动。在对病变关节进行了局部治疗后即可将肢体置于下（上）肢功能锻炼器上做24 h持续性被动运动，开始时有疼痛感，很快便会适应。至急性炎症消退时，一般在3周后即可鼓励患者做主动运动。没有下（上）肢功能锻炼器时应将局部适当固定，用石膏托固定或用皮肤牵引以防止或纠正关节挛缩。3周后开始锻炼，关节功能恢复往往不甚满意。

7. 后遗症处理 后期病例如关节强直于非功能位或有陈旧性病理性脱位者，须行矫形手术，以关节融合术或截骨术最常采用。为防止感染复发、术前、术中和术后都须使用抗生素。此类患者做人工全膝关节置换术感染率高，须慎重考虑。

（封　海）

第三节　尤文肉瘤

一、概述

尤文肉瘤（ES）因由Ewing于1921年首先报道而得名。尤文肉瘤是骨最常见的未分化肿瘤，也可发生在软组织，称为骨外尤文肉瘤。传统观念中，尤文肉瘤起源于骨髓间充质结缔组织，现在认为它是起源于神经外胚层的骨或软组织小圆细胞肿瘤。近年来逐渐将起源于原始神经组织的包括骨尤文肉瘤、骨外尤文肉、瘤、周围原始神经外胚层肿瘤以及Askin瘤统称为尤文肉瘤家族。这些肿瘤均属于低分化的小圆细胞肿瘤，与大多数其他恶性骨肿瘤的区别在于此类肿瘤为纯细胞的生长而不产生肿瘤基质。

尤文肉瘤临床较为常见，WHO统计，其发生率占原发骨肿瘤的5.0%，占恶性骨肿瘤的9.17%。尤文肉瘤多发于男性，男女之比为（1.5~2）∶1。儿童和青少年多见，约90%的患者在5~25岁发病；以10~20岁发病率最高，约占所有患者的60%。尤文肉瘤的发病年龄较其他骨肿瘤患者更为年轻。白种人多见，西方国家发病率略高于东方。

二、生物学

95%的尤文家族肿瘤具有t（11；22）或t（21；22）的易位。基因的重组包含了22号染色体上EWS基因的N端区和11号染色体或21号染色体上两个密切相关的基因（FLI1和职G）中的一个基因的C端区。FLI1和ERG都是转录活化因子Ets的家族成员。大部分这些易位都涉及EWS、FLI1和t（11；22），进而影响到细胞的生长和转化。目前，EWS-FLI1引起肿瘤发生的机制还不清楚，但已认为EWS-FLI1融合基因是尤文肉瘤家族诊断、治疗及预后的标志物。在关于EWS-FLI1的研究中证实，在重排基因中存在多种基因断裂点。融合转录的差异被认为导致了尤文肉瘤临床表现的不同。最常见的是Ⅰ型重排，是EWS的前7个外显子和FLI1的第6到9个外显子的融合，这种融合基因约占所有病例的2/3。另外，Ⅱ型重排是EWS与FLI1的外显子5融合，Ⅱ型重排所产生的融合产物似乎与预后差相关。

三、病理

（一）大体病理学

肿瘤源自管状骨的髓腔，并向周围浸润。肉眼观初期为髓腔灰色的肿瘤结节病灶，以后结节灶逐渐融合成片。肿瘤组织富于细胞而极少间质，因此质地极柔软，呈典型的脑髓样、灰白色。以后随着髓腔扩大，侵蚀骨皮质并穿破之，进一步侵及软组织，从而形成肿块。肿瘤内常可见出血、坏死，在其出血区域组织呈灰紫色。肿瘤周围可有不完整的假膜。

（二）镜下特征

尤文肉瘤的组织病理学以其具有相当多的细胞，非常少的基质为特征。光镜下典型的尤文肉瘤细胞为小圆细胞，呈卵圆形，致密而弥漫；大小约为淋巴细胞的 2～3 倍，排列成假菊花团状。瘤细胞包膜界限不清，细胞质少、淡染；细胞核圆形或卵圆形，核染色质成簇，核仁不明显，常见有丝分裂。瘤细胞富含糖原，PAS 染色阳性。在光镜下尤文肉瘤细胞需要与神经母细胞瘤、横纹肌肉瘤和非霍奇金淋巴瘤等鉴别。应用荧光原位杂交法可以迅速发现冷冻切片组织的 EWS 基因重排，从而鉴别尤文肉瘤与其他小圆细胞肿瘤。免疫组化方面，尤文肉瘤细胞突触素、神经元特异性烯醇化酶、S-100 蛋白等神经标记多为阴性，但细胞膜上高表达 CD99（MIC2 基因产物）。

四、临床表现

（一）好发部位

一般来说任何部位骨骼均可发病，管状骨较为常见，管状骨中好发于股骨、胫骨、肱骨、腓骨，其中股骨是尤文肉瘤最常见的原发部位，占所有病例的 20%～25%。在管状骨，肿瘤最好发的部位在骨的干骺端或骨干，很少累及骨骺部。盆腔是尤文肉瘤第 2 常见的原发部位，占新发病例的 20% 盆腔尤文肉瘤可以发生在髂骨、坐骨、耻骨或骶骨。另外，尤文肉瘤还可发生于椎骨、肩胛骨、肋骨、锁骨、下颌骨和颅骨等。文献报道，有约 67% 的尤文肉瘤发生在下肢或骨盆。

（二）症状和体征

疼痛和肿胀是主要的临床症状，其中局限性骨痛是最常见的首发症状，可见于 90% 的患者。开始时疼痛常呈间歇性，活动时加剧，病程中症状逐渐加重变为持续性疼痛。约有 60% 患者的局部可发现肿胀，肿胀部位有一定张力和弹性，病变处有压痛及皮温升高，局部血管怒张，肢体活动受限。严重时全身情况较差，常伴有发热、贫血、白细胞计数增高、血沉加快、体重下降等，这些症状的出现提示患者预后不佳。

根据肿瘤所在部位的不同，患者还可以出现相关的临床表现。发生在脊柱者常伴有剧烈的神经根性疼痛，可以出现脊髓压迫症状甚至截瘫；发生在骨盆者有腹股沟、腰骶部疼痛和神经源性膀胱症状。

（三）转移

尤文肉瘤的转移大多为血行转移，早期即可发生全身广泛转移，诊断时即有 20%～25% 的患者出现远地转移。最常见的转移部位是双肺和骨，软组织、内脏和中枢神经系统转移少见。淋巴结转移不常见。

五、辅助检查

（一）实验室检查

实验室检查包括全血细胞计数、血沉、肝肾功能和骨髓检查等。白细胞增多提示肿瘤负荷大或者病变广泛。另外，白细胞增多时肿瘤复发的危险性可能增加。治疗前基线水平的血清乳酸脱氢酶（LDH）是判断预后的指标之一，LDH 的升高程度与肿瘤负荷有关。在影像学检查没有发现骨转移的尤文肉瘤患者中仍有可能出现骨髓的侵犯，因此需进行骨髓检查。

（二）影像学检查

1. X 线平片　尤文肉瘤在 X 线平片上表现差异很大，最常见的 X 线表现为受累骨的溶骨性改变，边界欠清。发生在长骨者可在骨干、干骺端，或两者同时受累。发生在长骨干骺端者，早期受侵的干骺端松质骨中有小斑点状密度减低区，骨小梁不清晰，骨皮质的髓腔面模糊，呈虫蚀样或筛孔样破坏。继之骨皮质出现同样改变，边缘模糊不清，骨皮质不同程度变薄。骨质破坏的同时，骨膜新生骨越加明显广泛，可见葱皮样或放射状骨膜新生骨或增生骨膜被突破后形成的 Codman 三角，并可在肿瘤突破骨皮质处出现梭形软组织肿胀或软组织肿块。发生在扁骨的尤文肉瘤的 X 线表现以溶骨性破坏、不规则骨硬化或骨破坏和硬化混合存在为特点，有时也可出现放射状骨针。发生在椎体的尤文肉瘤，其特征性的变化是发生病理性骨折所致的楔形变形。椎体的破坏常不对称，进展迅速，可侵及附件和邻近椎体，但椎间隙正常，可出现椎旁软组织影。

2. CT 与 MRI　CT、MRI 检查可以清晰地显示原发肿瘤的特征、周围软组织肿物的范围以及肿瘤与周围血管、神经和器官的关系。因此，CT 或 MRI 检查对于大多数患者是必需的。CT 扫描可显示骨髓腔或骨松质内灶性的骨破坏伴有软组织肿瘤形成，髓腔内脂肪密度被肿瘤取代，软组织肿瘤的密度和肌肉差不多，造影呈中等密度，无钙化。病变部位的骨髓呈均一性，比脂肪密度高。CT 也可以清晰地显示早期的骨皮质断裂或侵蚀。MRI 可明确显示肿瘤对骨内和骨外侵犯的范围，其显示髓内浸润的范围明显优于 X 线平片。在 X 线平片出现皮质破坏、骨膜反应之前 MRI 即可出现异常。另外，MRI 有助于显示尤文肉瘤中的跳跃性转移，在骨髓内跳跃性转移的信号强度与原发病灶相同。

3. 放射性核素检查　放射性核素^{99m}Tc – MDP 扫描显示：反应性成骨和病理性骨折一般显示出中等、轻度不规则浓聚；病变骨骼周围软组织肿瘤常无核素浓聚；骨膜反应区可显示核素浓聚。另外，还可显示骨内多发病灶或骨转移。

六、诊断和鉴别诊断

（一）诊断

尤文肉瘤早期诊断比较困难，需要在临床症状、体征，以及影像学表现的基础上，结合活组织检查、免疫组织化学、分子病理、电镜等方法，才能明确诊断。有时因活组织检查取材不准确或不足，可能导致误诊或漏诊。免疫组化检查可见多数瘤细胞 PAS 染色呈阳性。在基因诊断方面，应用反转录聚合酶链反应、荧光原位杂交等方法可检测出 90% 的尤文肉瘤有 EWS – FLI1 融合基因，这对诊断有重要意义。

（二）鉴别诊断

尤文肉瘤需与多种良性病变，以及恶性肿瘤进行鉴别。若从临床和影像学方面考虑，其诊断需排除骨关节结核、骨髓炎、嗜酸性肉芽肿、骨肉瘤等疾病；若仅根据组织病理学结果进行诊断，则需与神经母细胞瘤、小细胞骨肉瘤、间充质软骨肉瘤，转移性成神经细胞瘤以及转移性胚胎性横纹肌肉瘤等进行鉴别。

七、治疗

尤文肉瘤是一种全身性疾病，恶性程度高，病程短，转移快。其治疗目标是提高生存率和局部控制率，尽可能保全功能和减少治疗相关并发症。既往单纯手术、放疗和化疗疗效均很不理想，5年生存率低于10%。近年来，化疗药物、方案的改进以及综合治疗原则在临床的广泛应用，使局限期的尤文肉瘤的5年无瘤生存率超过了75%。临床实践证实，全身化疗与局部手术或放疗相结合的综合治疗是目前最佳的治疗选择。

（一）放射治疗

尤文氏肉瘤对放射线极为敏感，因此既往放射治疗曾一度作为治疗本病的唯一手段。小剂量照射就能使肿瘤迅速缩小，局部疼痛症状明显减轻或消失，但单独应用放疗的远期疗效很差。尤文氏肉瘤的单纯放疗局部控制率为50%~73%，远期生存率仅有9%，治疗失败的主要原因是肺和骨转移。目前放射治疗的适应证是：手术不能切除的肿瘤，手术切除不彻底、切缘阳性或近切缘的肿瘤。

既往的临床实践提示，靶区范围要包括受累骨的全部骨髓腔以及肿瘤邻近的软组织，且在此基础上再对原发肿瘤局部进行缩野加量。为了降低放疗引起的并发症，小儿肿瘤组前瞻性地比较了全骨照射和受累野照射的疗效，结果两种射野放疗后的无疾病生存率没有差异。因此，不再考虑全骨照射。根据现有的文献，放疗靶区的确定原则是：手术或化疗前MRI中所见的肿瘤病灶与软组织肿块作为大体肿瘤靶区（GTV），外放1.5~2.0 cm包括亚临床病灶形成临床靶区（CTV），再根据摆位误差和患者的移动度进一步确定计划靶区（PTV）。术后外放疗放射范围包括瘤床并外放足够的边界。肿瘤切除不彻底者射野包括整个手术切口是必要的。

早期的放射治疗采用缩野的方式进行，全骨照射45 Gy后缩野到肿瘤（包括软组织肿块，）外放5 cm和1 cm各加量5 Gy，总量给予55 Gy。目前，根据现在的研究结果，推荐的处方剂量：肉眼可见肿瘤55 Gy，显微镜下残留病灶50 Gy，常规分割1.8~2.0 Gy/d。即使对于体积较小的肿瘤病灶也不推荐降低放疗剂量。

放疗技术的应用原则是，根据原发肿瘤所在部位和大小选择不同的治疗技术，要求在最大限度地控制肿瘤的同时尽量减少与治疗相关的并发症。对于肿瘤位于四肢者，常采用前后对穿照射，必要时也可以采用斜野对穿或应用楔形板补偿技术。射野设计时注意保护肢体的皮肤，避免全周性照射，以便淋巴回流，否则会出现严重的肢体水肿和功能障碍。如果肿瘤位于长骨骨端或接近骨端时，另一端的干骺板应受到保护而在照射野外，目的是减少放疗对骨生长的抑制。对于原发于表浅部位的肿瘤，如手足部肿瘤，可采用高能X线和电子线混合照射。对于原发于盆腔的肿瘤，可采用适形调强放疗技术，以保护直肠、膀胱等正常组织。对于原发于椎体的肿瘤，则需着重保护脊髓。此外，还需要应用适形或调强技术使整个椎体的照射剂量尽可能均匀，以减少畸形的发生。

应用术中置管术后放疗的方法进行治疗，步骤和骨肉瘤一样，但是治疗的剂量需要减少一些，单纯应用近距离放疗的总量给予30~35 Gy。联合外放疗时，近距离放疗的剂量需要相应地降低。

（二）手术治疗

尤文肉瘤的局部控制通过放疗或手术切除来达到。过去的观点认为手术治疗尤文肉瘤的指征是手术不会导致严重的功能障碍以及术后不需特别的重建者。在功能保护方面手术与放疗似时，对于较小的、发生在四肢便于手术的、腓骨、肋骨等非重要部位的，以及患者年龄较小的，局部治疗手段推荐手术。目前认为肿瘤能够切除的均应实施手术。其原因首先是手术技术的进步以及化学治疗的介入，尤其是化疗的进展，使保留肢体和器官的功能成为可能；其次，放射治疗后的局部失败率介于9%～25%，而且放疗还可引起生长时期肢体短缩、关节僵硬畸形、第二原发恶性肿瘤等不良反应。

（三）化学治疗

多数尤文肉瘤患者最终的死亡原因是远地转移，这提示在尤文肉瘤的治疗中应包括全身化疗。临床实践也证实，由于全身化疗的介入，尤文肉瘤的疗效有了显著地提高。单药化疗最早出现在20世纪60年代，单药有效率较高的药物包括：环磷酰胺、异环磷酰胺、依托泊苷、大剂量的美法仑等。文献报道，大剂量美法仑单药有效率可达80%。肿瘤的异质性和耐药性的存在，使单药化疗疗效低于联合化疗。因此，目前临床常用联合化疗方案。早期常用联合化疗方案为VAC方案（长春新碱、放线菌素D、环磷酰胺）；而后在此方案基础上加上阿霉素构成VACA方案。IESS-1临床试验证实VACA方案将VAC方案24%的5年无瘤生存率提升到60%，其总生存率达到75%。因此，VACA方案成为目前最常用的方案。有研究证实在VACA基础上加入异环磷酰胺可进一步提高疗效。

（四）综合治疗

1. 术前新辅助化疗　新辅助化疗可通过使原发肿瘤体积缩小；杀灭亚临床转移灶；减少处于增殖期的肿瘤细胞数目，降低术中播散概率，从而使减少局部放疗的面积和剂量，或手术保留患肢成为可能。主要应用依托泊苷（VP16）和异环磷酰胺。

2. 手术加术后辅助放化疗　手术切除原发肿瘤后，给予原发肿瘤所在骨的放疗，再辅以化疗。但出于尤文肉瘤早期就可能出现转移这一临床特性的考虑，以及保留患肢功能的要求，目前有学者主张术前给予新辅助化疗，待肿瘤明显缩小后给予保留患肢功能的手术，而后再行放化疗。

3. 放疗加化疗　主要用于晚期患者或并发症多且重，不能耐受手术的患者。根据患者的一般情况，以及肿瘤负荷大小，放化疗可同步或序贯进行。对于已播散的患者，可在支持治疗的同时，给予原发灶和转移灶进行放化疗。肺部单发转移灶多采用手术方式，放射治疗也有一定的疗效。

八、预后

尤文肉瘤预后与多种因素有关。目前认为，患者年龄>14岁、肿瘤体积较大（直径>8cm或体积>100mL）、原发肿瘤位于盆腔、原发肿瘤周围软组织受累以及确诊时即有远地转移和血清乳酸脱氢酶增高的均是预后不良因素；发热、失血性贫血等全身情况越差者，预后也越差。有研究证实，肿瘤对术前新辅助化疗的反应能够预测患者预后。肿瘤完全缓解或接近完全缓解者的预后明显好于部分缓解者，其5年无瘤生存率为84%～95%。

（王谦军）

第四节　骨巨细胞瘤

一、概述

　　骨巨细胞瘤（GCT）传统上是骨的良性肿瘤，但具有明显的局部侵袭性。由于此疾病病理切片常见肿瘤细胞含有多核巨细胞及瘤样改变，因而被称为骨巨细胞瘤或破骨细胞瘤。1940 年，Jaffe 等使用光学显微镜将这些富含巨细胞的肿瘤或者瘤样病变明确分类，其中包括真正良性的骨巨细胞瘤、成骨细胞瘤、成软骨细胞瘤和动脉瘤样骨囊肿。1961 年，Schajowicz 应用组织化学染色法来区分所有的巨细胞病变，包括肿瘤和非瘤性病变。经过多年的研究，目前对骨巨细胞瘤的病理学特点已有了相当的了解，其临床表现与病理组织学形态之间有同一般肿瘤很不一样的关系。多数学者认为本疾病有潜在恶性，手术切除后局部复发率高，并有远地转移的恶性行为。

二、病理

（一）大体病理学

　　骨巨细胞瘤常在骨干骺端的中心见到，并可侵袭穿透周围的骨皮质；它常常会掀起周围的骨膜。它总是与相邻关节的软骨下骨联系密切，常导致关节内骨折。因常伴有出血性囊性变，骨巨细胞瘤大体标本常常呈质地松软的灰红色或红褐色外观；在一些侵袭能力较弱的肿瘤中，常有纤维结构组织和胆固醇沉积，这时肿瘤大体观为黄色的斑块状。

（二）镜下特征

　　显微镜下显示肿瘤由一群稠密的、大小不一的单核基质细胞组成，大量的多核巨细胞散布其中。单核基质细胞呈圆形、卵圆形或梭形，大小不一。细胞核呈圆形、卵圆形，核染色质少，可见 1～2 个核仁。多核巨细胞含有丰富的胞质，边缘不规则，内含空泡。大量的细胞核聚集在细胞中央，常常有 50～100 个细胞核。在肿瘤组织中，可以看见小的骨样组织形成，特别是在发生病理性骨折和进行穿刺活检后，当肿瘤累及软组织或者转移到肺时，其组织学特征与原发病灶类似，肿瘤周围常常存在反应骨。在大约 1/3 的患者标本中，可以看到肿瘤累及血管，特别是在肿瘤周围。肿瘤中存在坏死病变组织很常见，特别是在大的病灶中。

三、临床表现

　　骨巨细胞瘤是临床常见骨肿瘤，发病率较高。大多数患者的发病年龄在 20～45 岁，10%～15% 的病例发生在 10～20 岁，10 岁以下的儿童罕见，约有 10% 的患者超过 65 岁以上。国内统计资料显示男性患者略多于女性患者，国外资料则是女性多于男性。

　　骨巨细胞瘤以四肢长骨为最常见的发生部位，依次是股骨远端、胫骨近端、股骨近端，桡骨远端。此外，腓骨近端、骨盆也常发生。脊柱骨巨细胞瘤临床少见，一般见于椎体。多中心骨巨细胞瘤常出现在手部和足部。

　　在骨巨细胞瘤的早期，疼痛是常见症状。病程数月后则可观察到受累关节的肿胀、活动受限。浅表部位患者局部触诊可有捏乒乓球感。如果没有早期诊断，邻近关节的病理性骨折常不可避免。

四、诊断和鉴别诊断

临床表现与放射线检查对骨巨细胞瘤的诊断具有重要意义，尤其是患者的发病年龄和肿瘤所在部位。虽然如此，明确诊断仍需结合组织病理学检查。

如果对骨巨细胞瘤仅进行影像学诊断时，需与多种溶骨性病变相鉴别。如成软骨细胞瘤、软骨肉瘤、溶骨性骨肉瘤、慢性骨脓肿、纤维肉瘤等。鉴别方法多依靠组织病理学检查和临床特点的差异。组织病理学诊断时需注意与甲状旁腺功能亢进症所致的棕色瘤相鉴别，后者的 X 线平片常可见在肿瘤周围的骨骼表现为典型的腔隙性骨质疏松。

五、治疗

骨巨细胞瘤治疗应以彻底手术为主或病灶广泛刮除与术后放疗。肿瘤在髓腔内可蔓延 1 ~ 5 cm，清除应达到这个范围。另外，被侵犯的软组织也应彻底清除。1989 年之前，骨巨细胞瘤的手术治疗主要采取病灶刮除和植骨。随着骨水泥和苯酚、过氧化氢等辅助治疗因素的使用，其局部复发率大大降低。目前，广泛性病灶刮除和骨水泥的应用已成为骨巨细胞瘤治疗的标准治疗手段。也有一些研究者在病灶刮除后局部应用液氮进行冷冻治疗，取得了一定的临床效果。病灶刮除加局部化疗药物的具体方式则还有待进一步完善，其疗效还有待长期随访。

单纯的瘤段切除主要应用于那些手术影响功能轻微部位的肿瘤，如髂骨翼、腓骨等。整块截除术主要应用于局部破坏广泛，侵及关节、韧带、关节腔等结构者或有局部软组织复发者。它可显著降低局部复发率，但必须施行复杂的重建术，以修复严重的功能缺陷。若肿瘤累及主要神经、血管时，应考虑截肢术的可能。

放射治疗对骨巨细胞瘤可产生抑制作用，具有中度敏感性。既往侵袭性骨巨细胞瘤的治疗主要依靠放射治疗，但有 15% 的患者出现局部继发性肿瘤或恶性变。因此，现在放疗主要应用于因解剖位置复杂，肿瘤切除不彻底或不能手术者，以及手术后复发患者。照射范围应包括肿瘤外 2 cm 与邻近肿胀的软组织、皮肤以及经皮闭合的穿刺点。照射总量 45 ~ 55 Gy，疗效评价以症状缓解及肿瘤消退为主。目前，临床不提倡常规应用外照射作为骨巨细胞瘤的辅助治疗方法。

化疗对于骨巨细胞瘤的疗效不理想。

六、预后

骨巨细胞瘤具有显著的局部侵袭性，并且偶尔会发生远地转移。在对病灶进行刮除术后，复发率可达 40%。在手术的基础上辅以骨水泥、骨移植、局部冷冻等疗法，局部复发率在 25% 左右。复发多在术后 3 年内，很少在 3 年以上。文献报道约 2% 患者中可见肺转移，一般在原发灶诊断明确后 3 ~ 4 年出现。转移灶可以是单发的，也可以是多发的，转移瘤的组织学表现和原发肿瘤相似。转移瘤一般进展很慢，部分还会自发地消退，很少一部分会侵袭性发展并最终致患者死亡。

（王谦军）

参考文献

[1] 曾炳芳. OTC 中国创伤骨科教程 [M]. 2 版. 上海：上海科学技术出版社，2021.

[2] 托马斯·亨德里克森. 骨科疾病评估与手法治疗 [M]. 张志杰，刘春龙，译. 北京：北京科学技术出版社，2019.

[3] Fridun Kerschbaumer, Kuno Weise, Carl Joachim Wirth, 等. 骨科手术入路图解 [M]. 张伟，王新伟，译. 上海：上海科学技术出版社，2019.

[4] 丰健民. 骨科石膏绷带外固定技术 [M]. 上海：上海世界图书出版公司，2019.

[5] 冯华，张辉. 膝关节运动损伤与下肢力线不良 [M]. 北京：人民卫生出版社，2021.

[6] 彼得·M. 沃特斯，丹尼尔·J. 黑德奎斯特. 波士顿儿童骨科骨折手术技巧 [M]. 刘万林，译. 沈阳：辽宁科学技术出版社，2021.

[7] 邱贵兴. 骨科学高级教程 [M]. 北京：中华医学电子音像出版社，2019.

[8] 维克多·瓦尔德拉巴诺，马克·伊斯利. 足踝运动骨科学 [M]. 秦晓东，译. 沈阳：辽宁科学技术出版社，2019.

[9] Richard E Buckley, Christopher G Moran, Theerachai Apivatthakakul. 骨折治疗的 AO 原则 [M]. 危杰，刘璠，吴新宝，等译. 上海：上海科学技术出版社，2019.

[10] George Bentley. 欧洲骨科和创伤 [M]. 张英泽，译. 北京：中华医学电子音像出版社，2020.

[11] 郝跃峰. 骨科住院医师规范化培训实用手册 [M]. 北京：科学出版社，2019.

[12] 田伟. 积水潭骨科教程 [M]. 2 版. 北京：北京大学医学出版社，2018.

[13] 保罗·法拉斯基，戴维·R. 马什. 老年骨科学 [M]. 吴新宝，陈辉，芮云峰，译. 南京：东南大学出版社，2019.

[14] 杨述华. 数字关节外科学 [M]. 济南：山东科学技术出版社，2019.

[15] 陈世益，冯华. 现代骨科运动医学 [M]. 上海：复旦大学出版社，2020.

[16] 王一民，刘黎军，邓雪峰. 实用创伤骨科学 [M]. 北京：科学技术文献出版社，2020.

[17] 刘杰，杨舒. 实用图解骨科学 [M]. 北京：北京大学医学出版社，2019.

[18] Surena Namdari, Stephan G. Pill, Samir Mehta. 骨科核心知识 [M]. 张群，张卓，译. 北京：科学出版社，2019.

[19] 鲁雪梅，高小雁. 积水潭骨科术后常见并发症的护理 [M]. 北京：北京大学医学出版社，2020.

[20] 安德鲁·格林，罗曼·海达，安德鲁·C. 赫特. AAOS 骨科术后康复 [M]. 王雪强，王于，译. 北京：北京科学技术出版社，2020.